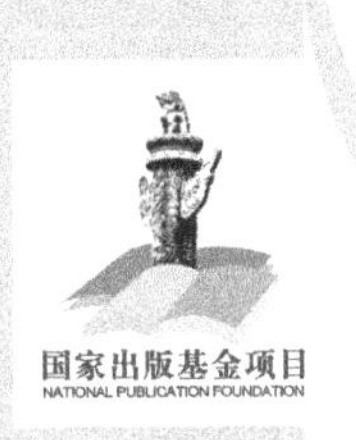

新中国地方中草药文献研究（1949—1979年）

单验方卷 3（上）

“十三五”国家重点出版物出版规划项目

国家出版基金资助项目

张瑞贤 张卫 刘更生 蒋力生 主编

SPM 南方出版传媒 广东科技出版社

北京科学技术出版社

图书在版编目（CIP）数据

新中国地方中草药文献研究：1949—1979年. 土单验方卷. 3：全3册 / 张瑞贤等主编. —广州：广东科技出版社；北京：北京科学技术出版社，2020.10

ISBN 978-7-5359-7363-4

Ⅰ. ①新… Ⅱ. ①张… Ⅲ. ①中草药—地方文献—研究—中国—现代 ②土方—汇编 ③验方—汇编 Ⅳ. ①R28

中国版本图书馆CIP数据核字（2019）第249722号

新中国地方中草药文献研究（1949—1979年）· 土单验方卷3：全3册

Xinzhongguo Difang Zhongcaoyao Wenxian Yanjiu（1949—1979 Nian） Tudan Yanfang Juan 3 Quan 3 Ce

出 版 人：朱文清

责任编辑：赵雅雅 莫志坚 侍 伟 尤竟爽

责任校对：贾 荣

责任印制：彭海波 张 良

封面设计：蒋宏工作室

出版发行：广东科技出版社 http://www.gdstp.com.cn

（广州市环市东路水荫路11号 邮政编码：510075 电子信箱：gdkjzbb@gdstp.com.cn）

北京科学技术出版社 http://www.bkydw.cn

（北京市西直门南大街16号 邮政编码：100035 电子信箱：bjkj@bjkjpress.com）

销售热线：0086-10-66113227（发行部） 0086-10-66161952（发行部传真）

经 销：新华书店

印 刷：北京虎彩文化传播有限公司

（河北省廊坊市固安县工业区南区通达道临7号 邮政编码：065500）

规 格：787mm × 1 092mm 1/16 印张127.25 字数1 018千

版 次：2020年10月第1版

2020年10月第1次印刷

定 价：2670.00元（全3册）

目　录

银川中草药验方新医疗法手册

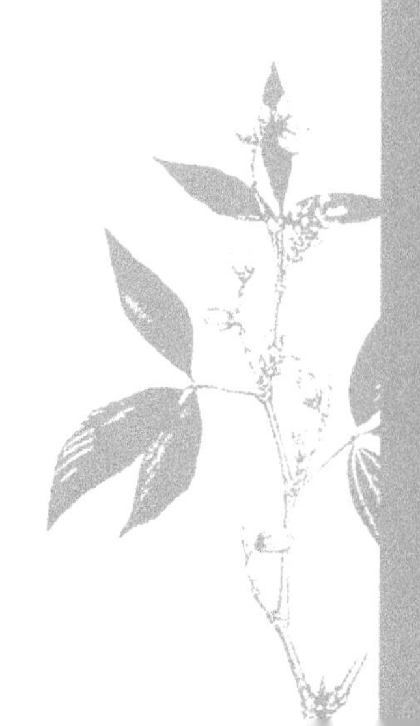

提　要

银川市科卫局编。

1971 年 3 月第 1 版第 1 次印刷。内部发行。64 开本。定价 1.30 元。共 713 页，其中文前文章 35 页，编写说明、目录共 23 页，正文 638 页，插页 5 页，索引 12 页。药物绘图 125 幅，其中黑白绘图 124 幅，彩色绘图 1 幅。精装本，红色塑料套封。

编者调查并收集银川地区野生或栽培的常用中草药 164 种，并绘出其自然状态，且将以上资料汇编成册。本书资料除取自银川地区外，还选用了兄弟省市的部分经验及中国人民解放军某部新医疗法学习班教材的部分内容。在编写过程中，得到了中国人民解放军总后“五七”劳动学校、宁夏药品检验所、宁夏中医学校、中建部七局八公司等单位的大力协助。

本书共分中草药、验方、针灸、新医疗法 4 部分。开篇转载了《人民日报》1970 年 3 月 4 日署名“侯勤文”的文章——“毛泽东思想照亮了我国医学发展的道路”。中草药部分收载常用中草药 164 种，按药物功效排列，分为解表药，清热药，化痰、止咳、平喘药，健脾开胃、消食药，止血、活血、祛瘀药，理气止痛药，祛风湿、通筋活络药，利尿药，通大便药，消肿排脓药，止汗、收敛、止泻药，安神、镇静、解痉药，补养药和外用药共 14 大类。每药下包括别名、识别、生长环境、采集加工、性味功能、主治应用、常用量等内容。附有药物黑白绘图，只有枸杞 1 图为彩绘，可能与该药是宁夏特产有关。图下标明其科属及拉丁学名。验方部分包括传染病篇、寄生虫篇、内科篇、肿瘤篇、伤科篇、外科篇、妇科篇、儿科篇、五官篇、皮肤篇及中毒急救篇。每篇下列出疾病若干。每病下先介绍症状，后列验方若干个。针灸部分介绍了经络、穴位、常用经穴奇穴、新穴位、艾灸疗法、梅花针疗法、拔火罐疗法等内容。新医疗法部分包括新针疗法、耳针疗法、经络疗法、割治疗法、穴位刺激疗法、挑治疗法治疗翳状胬肉、内痔结扎法、埋线疗法、穴位注射疗法等内容。

书末附有药物正、别名，动植物名索引。

本书药物剂量以中药药制为准，即1斤等于16两，1两等于10钱，1钱等于10分。除注明鲜品用量外，余均为干燥生药用量。

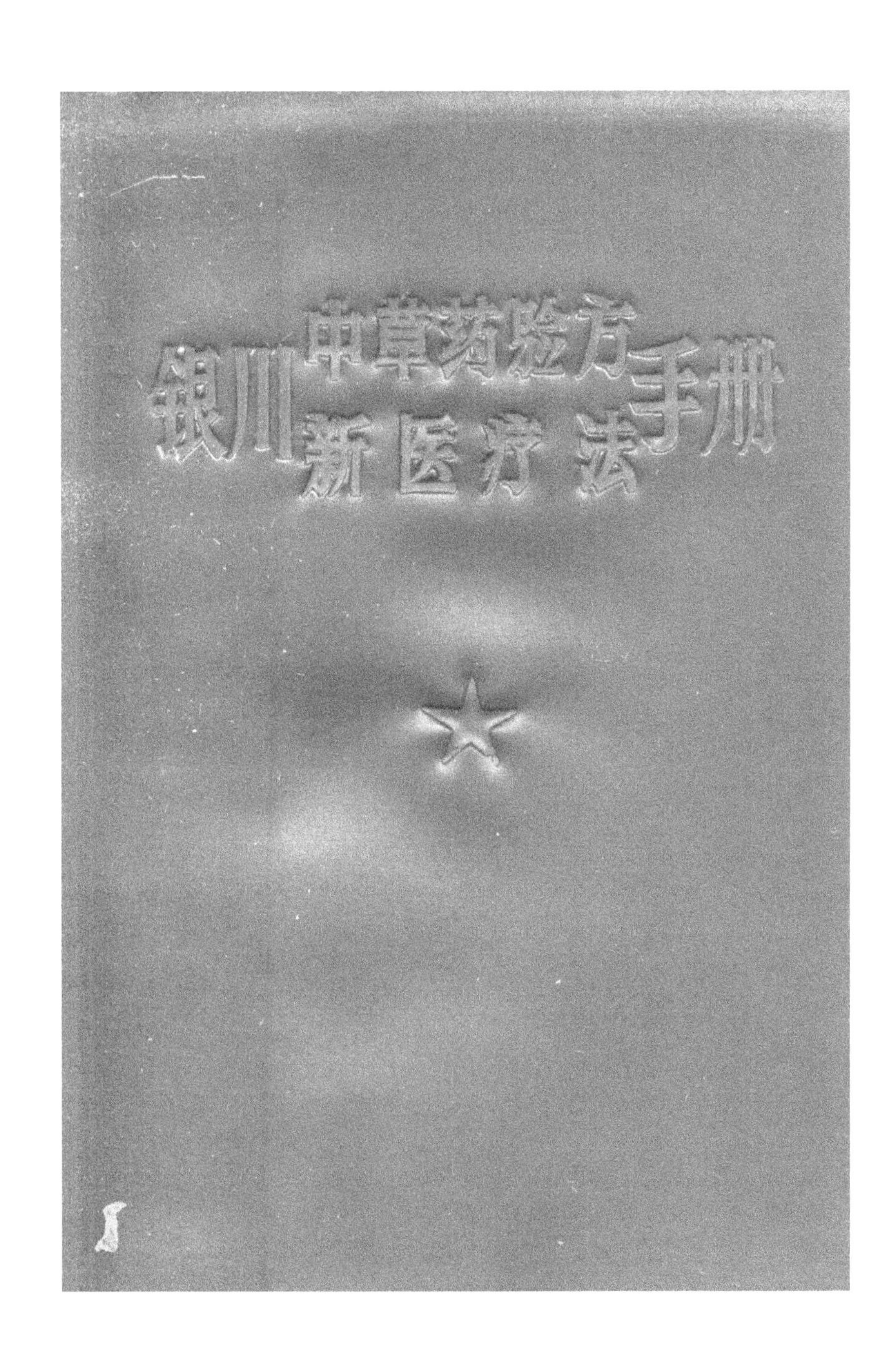
银川中草药验方新医疗法手册

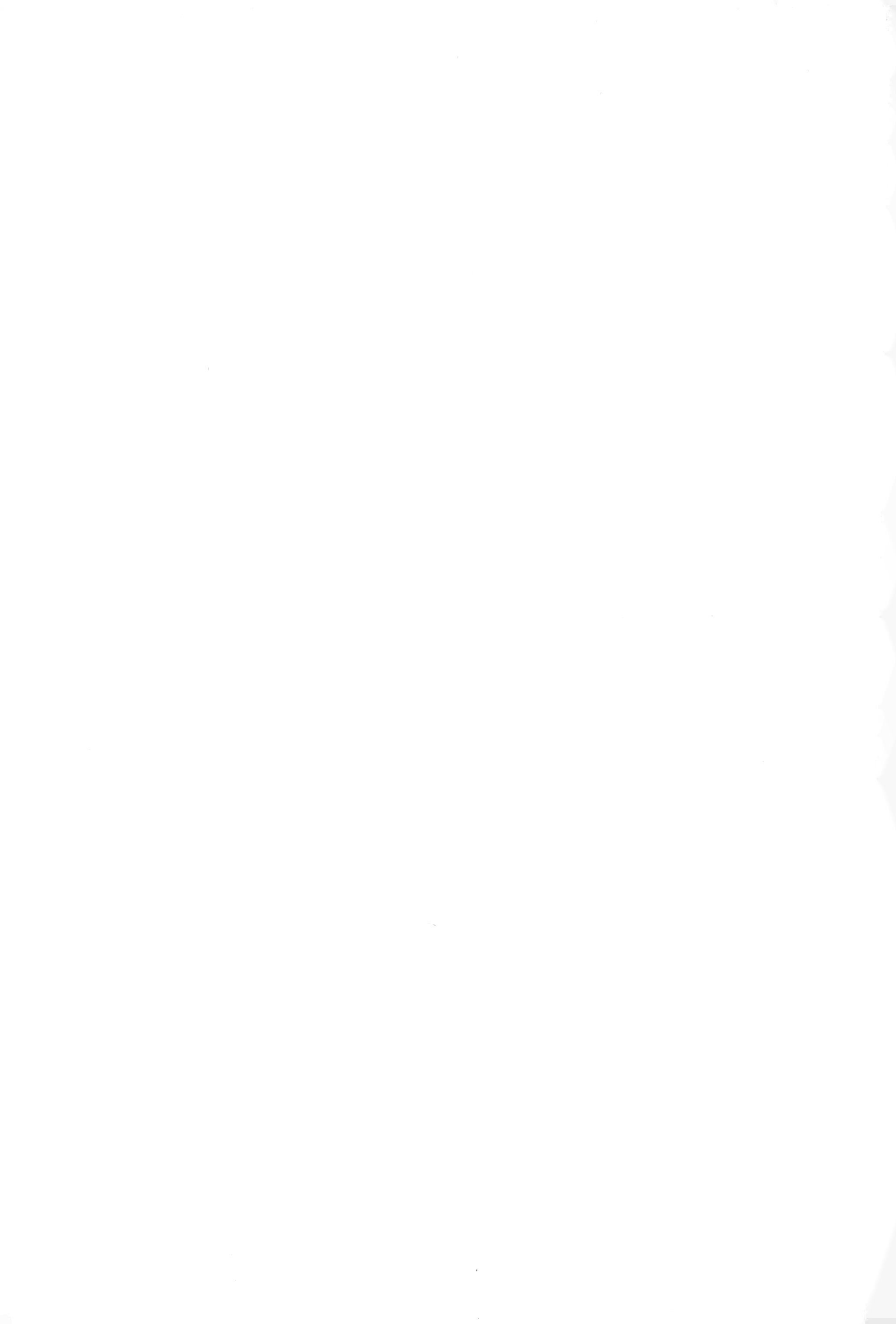

目　录

一　中草药篇

解 表 药

清热药

化痰、止咳、平喘药

健脾开胃、消食药

止血、活血、去淤药

（一）止血药

去风湿，通筋活络药

（一）去风湿药

（二）通筋活络药

利尿药

通大便药

消肿排脓药

止汗、收敛、止泻药

安神、镇静、解痉药

补养药

外　用　药

二　传染病篇

三　寄生虫篇

四　内科篇

五　肿瘤篇

六　伤科篇

七　外科篇

八　妇科篇

九　儿科篇

十　五官篇

十一　皮肤篇

十二　中毒急救篇

十三　针灸疗法篇

十四　新医疗法篇

附　录：

中草药部份

·白页·

一、中草药篇

解表药

（一）辛温解表药

麻黄

识别：多年生草本状小灌木，高50～70厘米。根木质，粗壮，黄褐色。短小，匍匐地下，上生草质茎，灰绿色，有纵纹及节，节上生有鳞片状小叶，膜质，对生，上端三角形，下部联合成鞘，花雌雄异株，雄花序淡黄色，雌花序生于枝顶。果肉质，红色，近球形，内有种子2粒。

生长环境：生于山坡，沙滩。贺兰山有野生。

采集加工：药用全草。秋季白露后，割下全草，晒干备用。

性味功能：性温，味辛苦。能发汗，平喘，利水。

主治应用：（1）风寒感冒，咳嗽，无汗：麻黄，炙甘草各一钱，杏仁二钱，水煎服。（2）慢性支气管炎：麻黄一钱，干姜、细辛各五钱，姜半夏三钱，水煎服。

常用量：全草：五分～一钱五分。

附注：另种木贼麻黄 Ephedra equisetina Bge 同样入药。

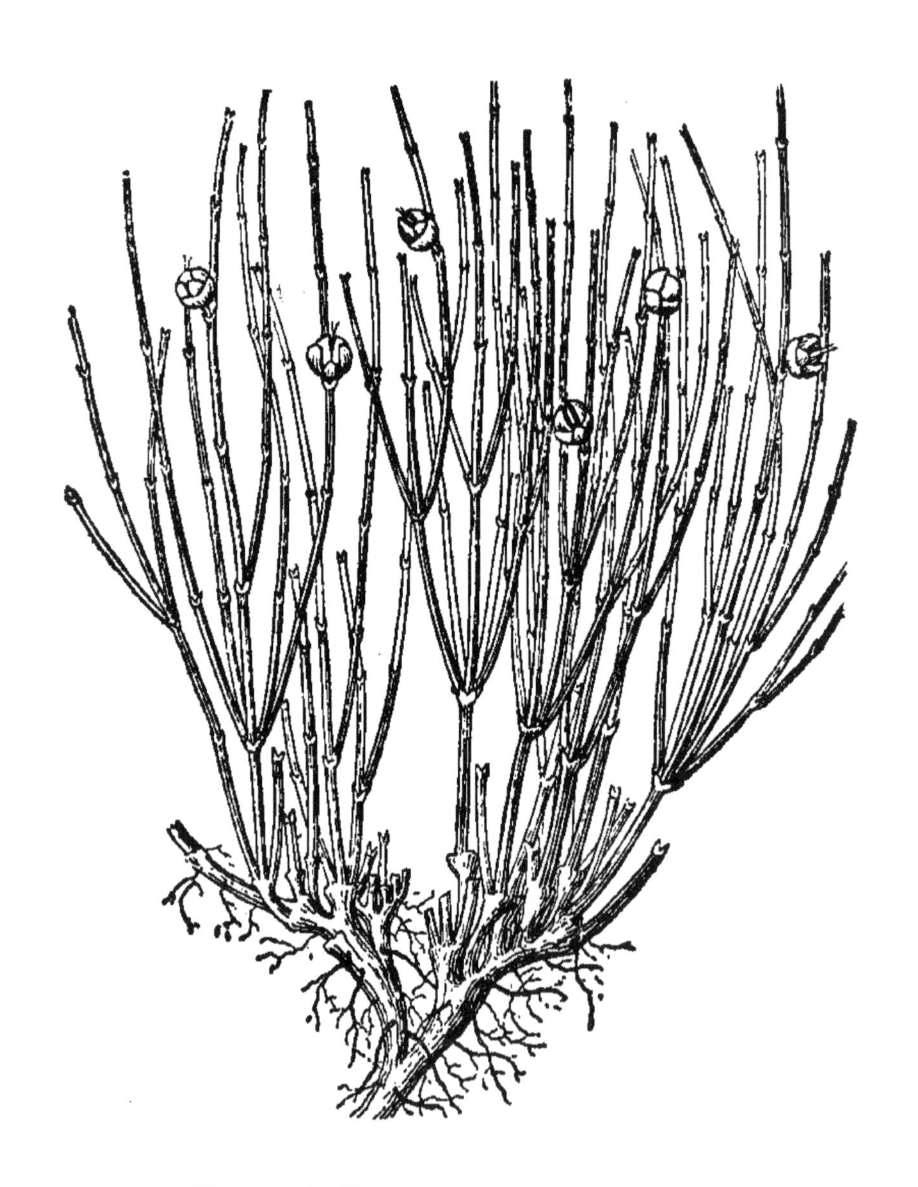

图1 麻黄（麻黄科，麻黄属）

Ephdra sinica stapf

— 2 —

紫苏叶（附：苏子、苏梗）

别名：紫苏，赤苏。

识别：一年生直立草本，有特殊香气，高一米左右，茎四棱形，有毛，多分枝。叶对生，有叶柄，叶片卵圆形，边缘有锯齿，两面紫色。总状花序顶生或腋生，花红色或淡红色。小坚果倒卵形，灰棕色。

生长环境：栽培植物，生于田边、地头。市郊有种植。

采集加工：药用叶、种子、茎枝（苏梗）。叶：夏季花未开前摘取，阴干。种子：秋季果实成熟时，割取全株，打下种子，晒干。苏梗一般与苏叶同时采下，晒干。

性味功能：性温，味辛。叶能发汗散寒，行气解毒。子能降气平喘，消痰止咳。梗能顺气安胎。

主治应用：（1）风寒感冒、头痛：苏叶二钱，生姜一钱五分，水煎服。或配杏仁三钱，陈皮一钱五分，水煎服。（2）支气管炎，咳嗽多痰：苏子、莱菔子、葶苈子各二钱，水煎服。（3）孕妇胎气不和，胸闷恶心：苏梗二钱，姜半夏三钱，陈皮一钱五分，水煎服。

常用量：二至三钱。

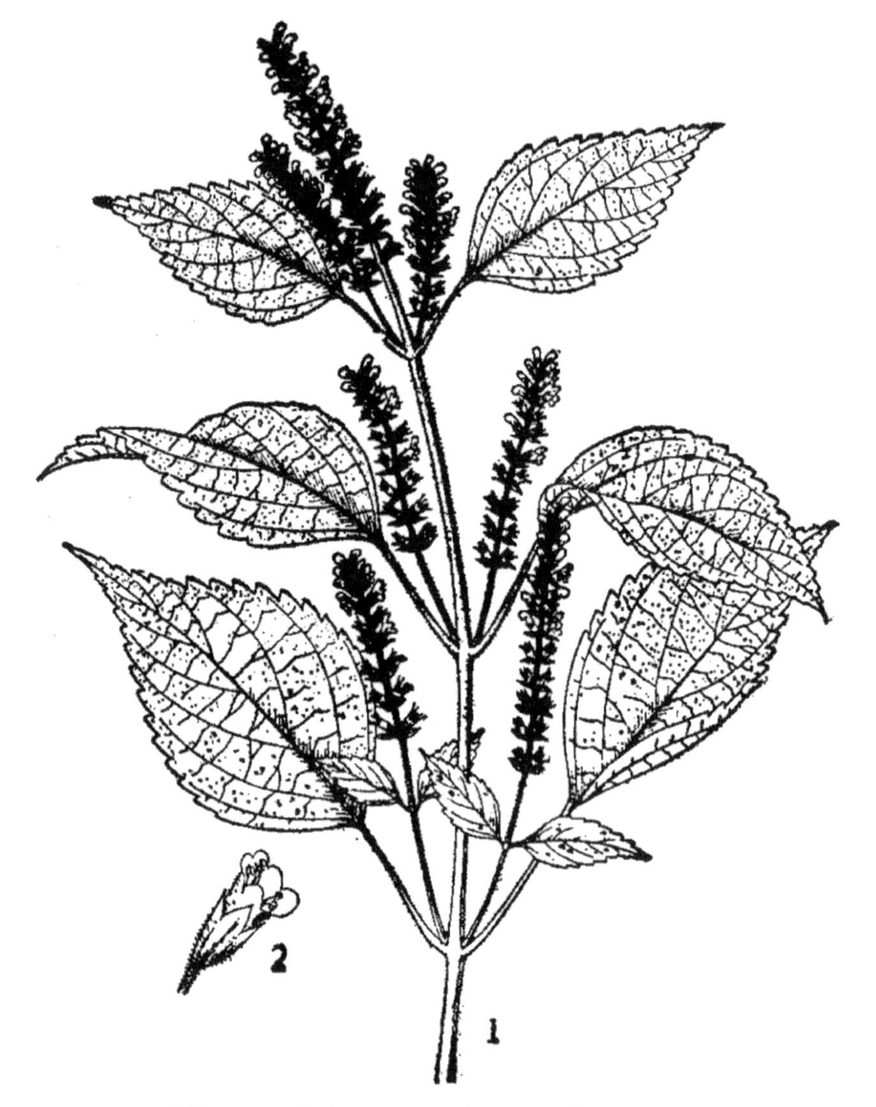

图2 紫苏（唇形科，紫苏属）
Perilla frutescens var. crispa Dcne.
1.茎上部，文花序 2.花。

— 4 —

葱白（附：葱子）

别名：大葱，葱。

识别：本品为蔬菜大葱的种子。

生长环境：栽培植物。市郊各地均有种植。

采集加工：药用种子和新鲜鳞茎。夏季果实成熟时，采集果序，晒干，搓取种子。

性味功能：葱白性温，味辛。能散寒，通鼻塞，消肿。子性大温，味辛。能强壮。

主治应用：（1）感冒，怕冷，发烧，头痛，鼻塞，流涕：鲜葱白三钱，切碎水煎服。外治鼻塞流涕可用鲜葱白五钱，洗净捣汁，点鼻。（2）体虚遗精，妇女白带：葱子三两，研末，每服一钱，开水送服，每天二次。

葱（百合科，葱属。）

Allium minor Mill

芫荽（附：芫荽子）

别名：香菜。

药物来源：本品为栽培蔬菜芫荽。市郊有大量栽培。

采集加工：药用全草和果实。全草：夏秋间割取全草，晒干。果实：果实成熟时，割下，打下果实，晒干。

性味功能：性温，味辛。能透疹，健胃。治麻疹不透，消化不良。

主治应用：（1）麻疹，疹出不透：芫荽一至三钱煎服；或配蝉衣一钱，西河柳二钱，水煎服。外用鲜芫荽四两，加水煎汤趁热熏洗；或用酒煎汁擦洗。（擦洗时不要受凉）。(2)健胃消食：鲜芫荽做蔬菜食用。

常用量：二至三钱。

附注：果实（香菜子）性味功能，用量与芫荽全草相似。

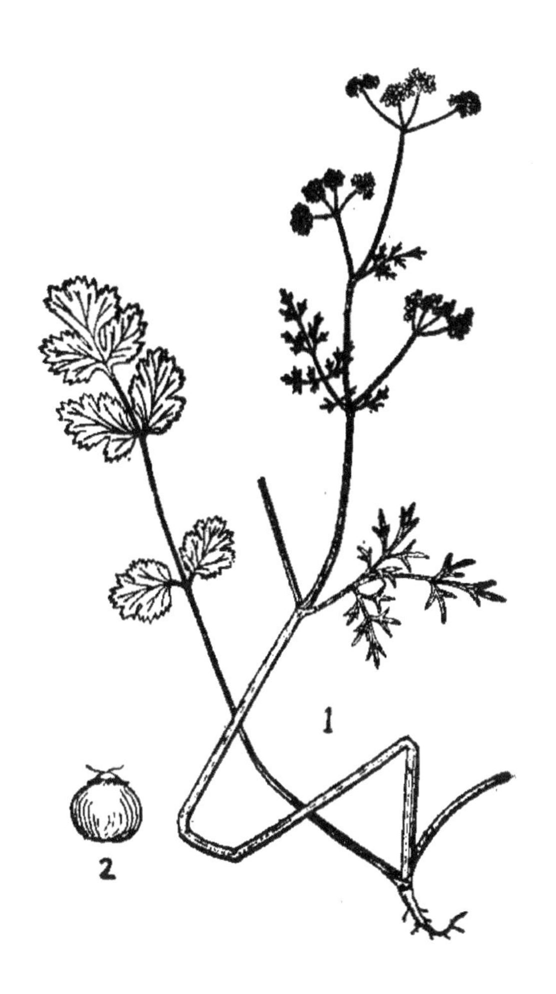

图3　芫荽（伞形科，芫荽属）

Coriandrum sativum L.

1.植株；　　2.果。

防　风

别名：贺兰山防风。

识别：多年生草本。茎具纵肋，多分枝。根粗壮，长圆柱形，密生棕黄色纤维状叶柄残迹。叶互生，2～3回羽状裂，有长柄，基部膨大成鞘，稍抱茎；茎生叶与基生叶相似，但较细小。复伞形花序排列疏松，总梗细长；小伞花序有花5～10朵；花小，白色。双悬果椭圆形，嫩时有疣状凸起；悬果有明显的背棱，侧棱狭翅状。

生长环境：生于山坡，丛林中。贺兰山生长较多。

采集加工：药用根。春秋两季挖取，去净泥土，晒干。

性味功能：性温，味辛，甘。能发散，去风，解湿止痛。治感冒头痛，脊痛项强。

主治应用：(1)受风头痛：防风三钱，白芷二钱，水煎服。(2)风湿性关节炎：防风，木瓜各三钱，水煎服。(3)荨麻疹，受风着凉即发：防风、荆芥各三钱，生甘草二钱，水煎服。(4)皮肤瘙痒：防风，蝉蜕各二钱，苦参、地肤子各三钱，水煎服。

常用量：二至三钱。

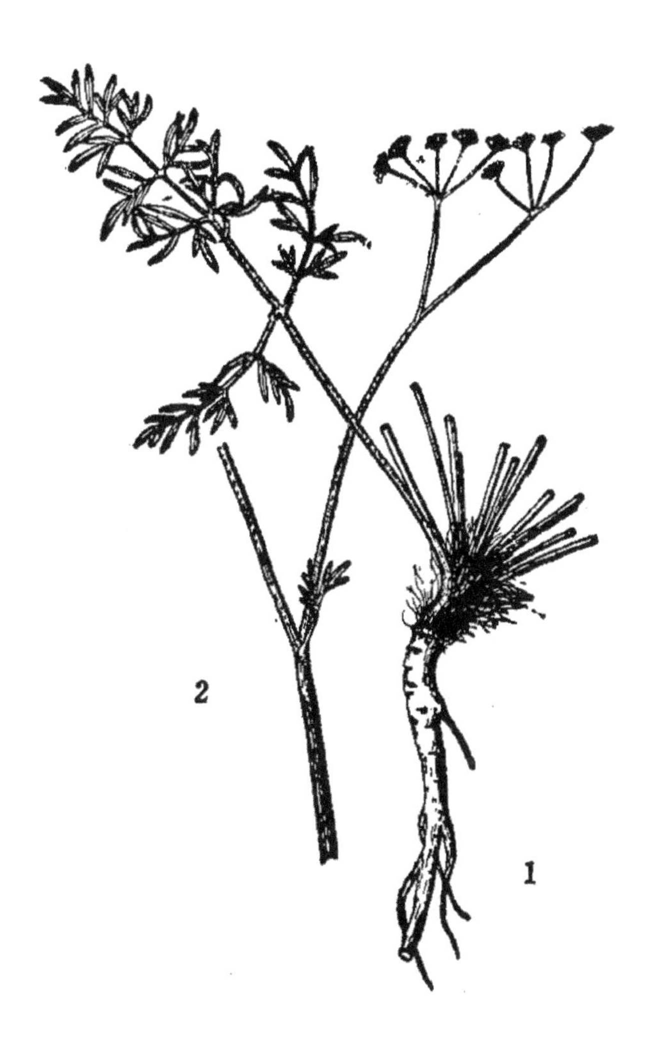

图4　贺兰山防风（伞形科）

1.叶、根。　　2.花枝。

(二)辛凉解表药

柴　胡

别名： 北柴胡。

识别： 多年生草本。茎直立，有分枝，高30～60厘米。根直立，上粗下细，外皮红褐色。茎上部多作“之”字形弯曲。单叶互生，根生叶有长柄，叶片披针形或线状披针形。茎生叶及上部叶较小，无柄，线形，全缘，有明显的平行叶脉5～7条。多数小花生于茎顶，形成复伞形花序，花黄色。果实长椭圆形，带褐色。

生长环境： 生于山坡，林下草丛中。贺兰山野生较多。

采集加工： 药用根。春秋两季挖取，去净秧苗及泥土，晒干。

性味功能： 性微寒，味苦。能解热，疏肝止痛。治发热烦燥，头痛，胸腹胀痛。

主治应用：（1）感冒，寒热阵发，疟疾：柴胡、黄芩、姜半夏各三钱，水煎服。（2）慢性肝炎，胁痛或肋间神经痛：柴胡、枳壳、白芍各三钱，生甘草二钱，水煎服。（8）月经不调，经来小腹胀痛：柴胡，当归，白芍、炒白术各三钱，水煎服。

常用量： 一至三钱。

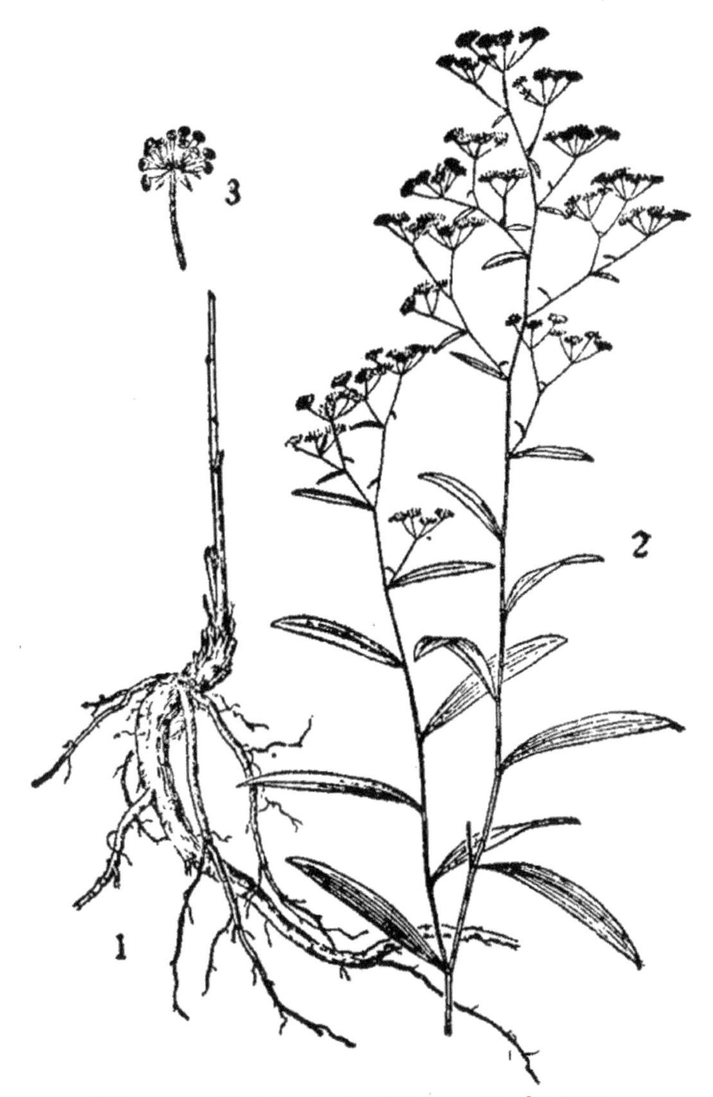

图5　柴胡（伞形科，柴胡属）

Bupleurum chinensis Dc.

1.根和茎基；2.茎的中上部，示叶与花序；3.小伞。

银柴胡

别名：狭叶歧繁缕。

识别：多年生草本。多分枝，地下有粗而长的主根，圆柱形。茎被短毛，具明显的节。叶对生，呈广披针形，先端锐尖，全缘，基部抱茎，茎下部叶较大，叶面绿色，背面淡绿色。花单生于叶腋，白色，排列成聚伞花序。果实为蒴果，种子紫棕色，长圆球形。

生长环境：生于山坡沙质土壤中。贺兰山有野生。

采集加工：药用根。秋季挖取根，洗净，晒干。

性味功能：性寒，味微甘。能清热凉血，和胃生津。治骨蒸劳热，盗汗，小儿疳积，消瘦，心烦口渴。

主治应用：（1）肺结核发烧：银柴胡二钱，秦艽一钱五分，鳖甲四钱，地骨皮、青蒿、知母各三钱，甘草二钱，水煎服。

常用量：一至三钱。

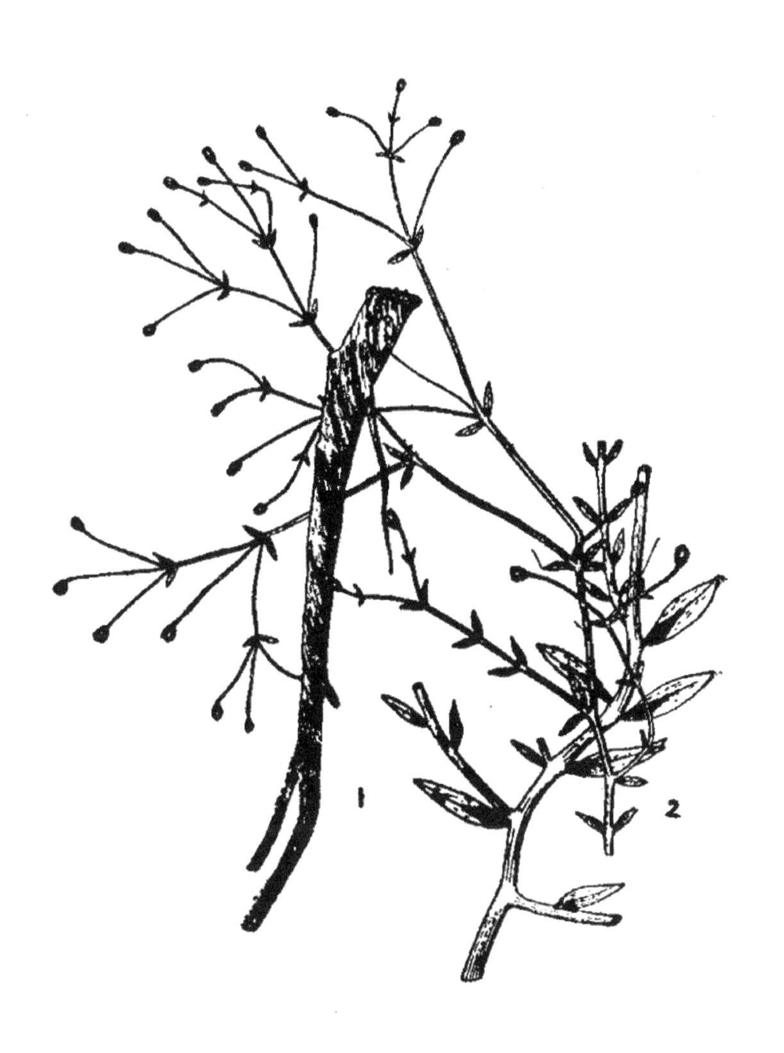

图 6　狭叶歧繁缕（石竹科，繁缕属）

Stellaria dichotoma L.

1. 植株上部；　　2. 根

山银柴胡

别名：尖叶丝石竹。

识别：多年生草本，高20～40厘米，全株被粉不明显。叶狭细而尖，长1～2厘米，三脉不明显。6～7月开白色、粉红色或淡紫色小花，排列呈聚伞花序，花梗短，很少长于萼，萼五齿，花瓣五裂，全缘。蒴果球形。

生长分布：生于贺兰山山坡。

本品与银柴胡相近，亦可入药用，

— 14 —

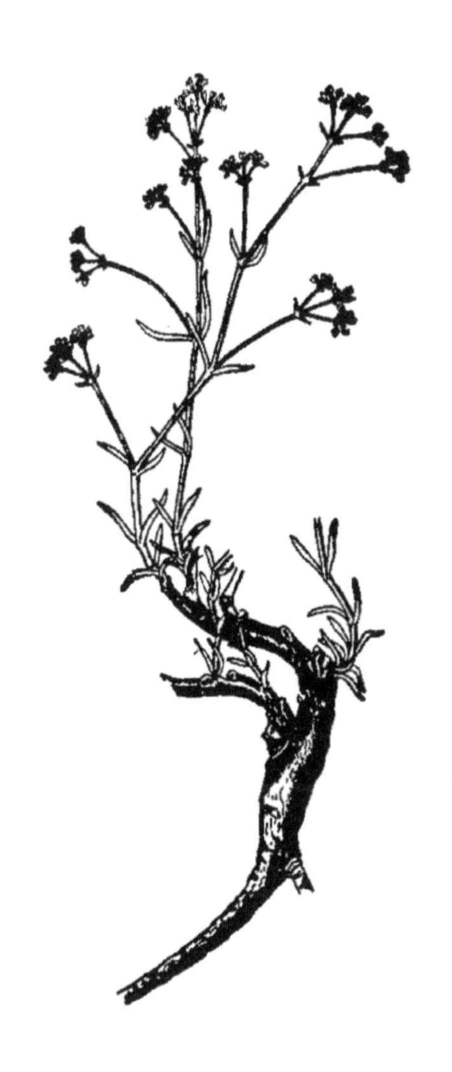

图7　山银柴胡（尖叶丝石竹）
（石竹科，丝石竹属）
Cypsophila licentiana Hana.—Mzt.

— 15 —

薄 荷

别名：野薄荷。

识别：多年生草本，高20～50厘米，茎四棱。全草有清凉味。根茎细长，白色。叶对生，叶长卵形至椭圆形，两面有柔毛，边缘有锯齿。花序轮生于叶腋，花小，花冠唇形，淡红紫色。小坚果长卵形。

生长环境：生于渠边、湖旁湿地。市郊野生较多。

采集加工：药用全草。夏季花开放时，割取地上部分，阴干。

性味功能：性凉，味辛。能解表，散风热，止痛。

主治应用：（1）风热感冒，发热，头痛，咽喉肿痛：薄荷二钱，桔梗、甘草各二钱，水煎服。（2）麻疹初期，疹透不快：薄荷一钱，连翘、牛蒡子各三钱，蝉蜕一钱，荆芥一钱五分，水煎服。（3）皮肤搔痒，疥疮：单味煎，水洗患处。（4）鼻炎，感冒鼻塞：薄荷三钱，硼砂一钱，冰片四分，共研细末，取少许吹鼻孔内，每天三次。

常用量：一至二钱。

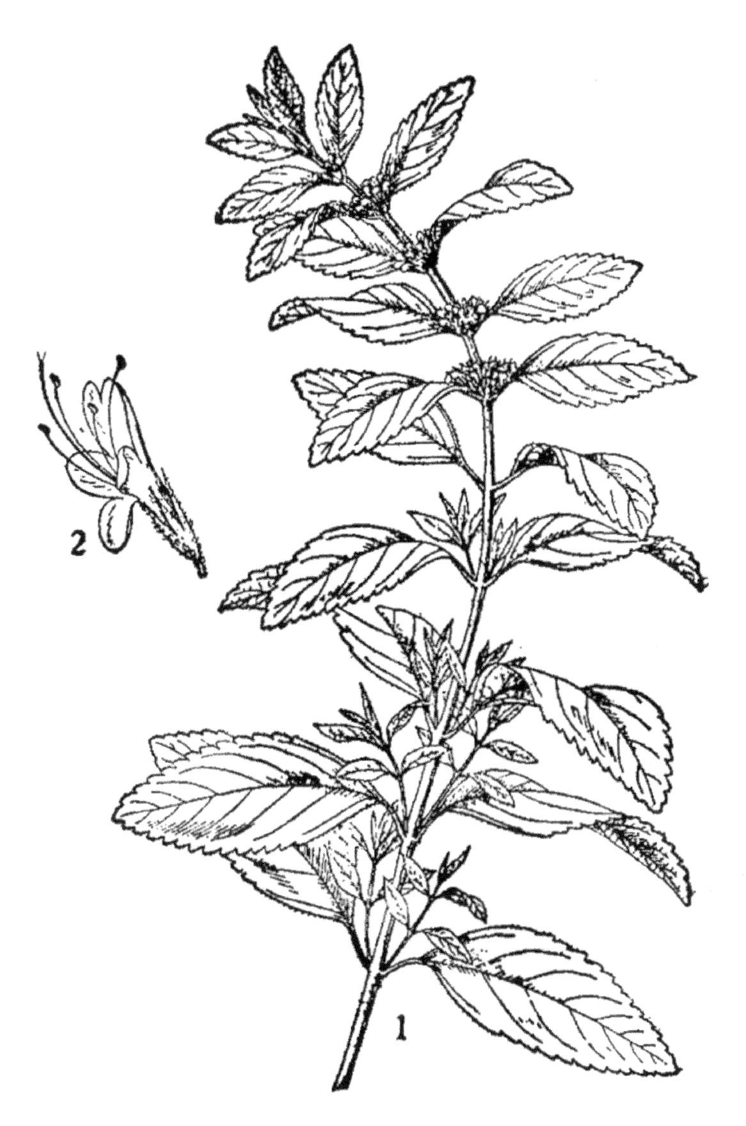

图 8　薄荷（唇形科，薄荷属）
Mentha arvensis L.
1、植株；2花。

桑叶（附：桑椹、桑枝、桑皮）

别名：桑、冬桑叶。

识别：落叶乔木，高10米左右，树皮灰褐色，小枝有短毛，叶互生，卵形至广卵形，边缘有不规则的粗锯齿，先端突尖，基部圆形或心脏形，背面沿叶脉有短柔毛。花单性，雌雄异株，成腋生柔荑花序。瘦果外有肉质花被，多数密集成卵圆形或长圆形聚合果(桑椹)，熟时淡红色至黑紫色。

生长环境：市郊有栽培，贺兰山有野生。

采集加工：药用桑叶、桑枝、桑椹、桑白皮。叶：秋季经霜后摘下，晒干。枝：春季割取嫩枝，晒干。椹：夏季稍红时采摘，晒干。皮：春秋两季挖桑树根，去净泥土，趁鲜刮去外层黄褐色老皮，除去木质心，晒干。

性味功能：叶性寒，味甘，苦。能清热，散风。枝性平，味苦，能去风湿，通络。椹性温，味甘、酸。能滋朴。皮性寒，味甘。能清肺，利小便。

主治应用：（1）感冒、发烧、头痛、咳嗽：桑叶，菊花各三钱，薄荷一钱。水煎服。（2）风湿肩臂痛：桑枝一两，片姜黄三钱，水煎服。（3）神经衰弱、失眠、贫血、便秘：桑椹、干地黄各五钱，水煎服。（4）慢性气管炎，咳嗽气喘：桑白皮五钱，紫苏子三钱，生甘草二钱，水煎服。（5）体虚、面部或下肢浮肿，小便少：桑白皮五钱，赤小豆一两，水煎服。

常用量：二至五钱。

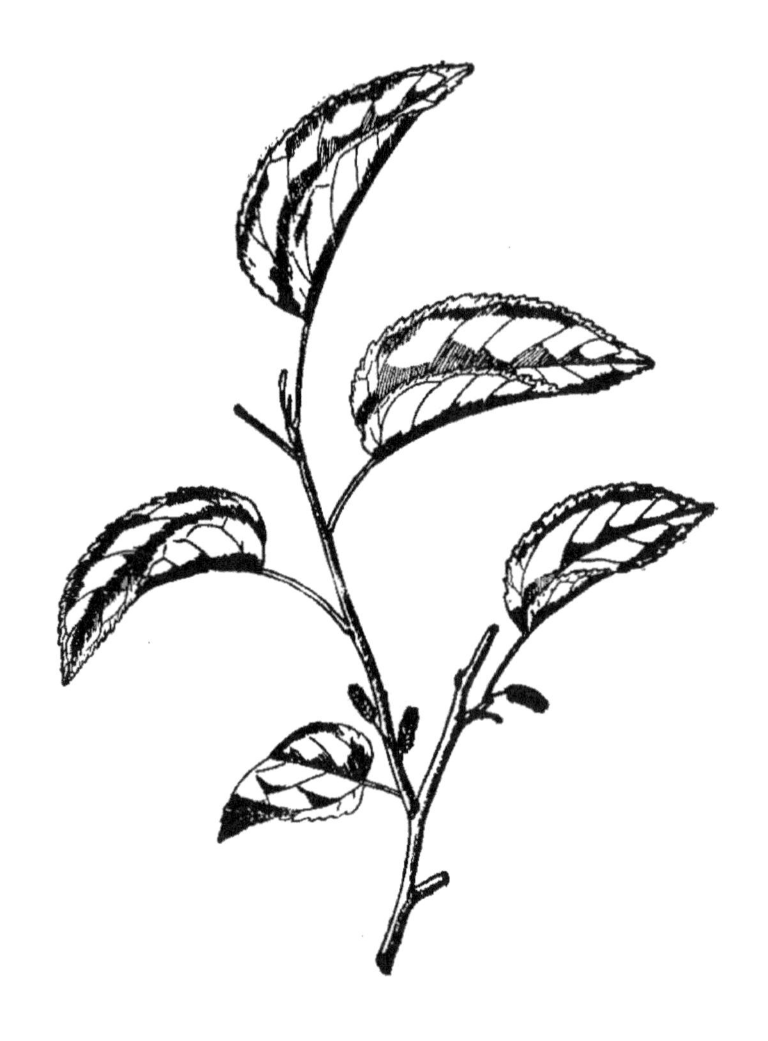

图9 桑(桑科，桑属)
Morus alba L.

— 20 —

西 河 柳

别名：红柳条，山川柳，柽柳

识别：落叶灌木或小乔木，高2公尺左右。枝条红褐色，小枝细长，常下垂。叶互生，细小，鳞片状，紧密排列在小枝上。由多数总状花序合成大的圆锥花序，生于当年新生的枝条上，下垂，夏秋开粉红色小花。蒴果含多数有密毛的小种子。

生长环境：生长于潮湿的碱地及河边。市郊渠边有大量生长。

采集加工：药用枝叶。夏秋间花未开放时，割取细嫩枝条，阴干。

性味功能：性平，味甘、咸。能疏风，解表，发汗，透疹，解酒毒。治慢性风湿症，皮肤病。

主治应用：（1）感冒头痛，发热：西河柳四钱，桑叶、薄荷各三钱，水煎服。（2）麻疹，疹出不透：西河柳三钱，水煎服；或西河柳二至三两，煎汤，趁热轻擦全身，擦时防止受凉。（3）风湿痛：西河柳五钱至一两，水煎服。

常用量：一至二钱。

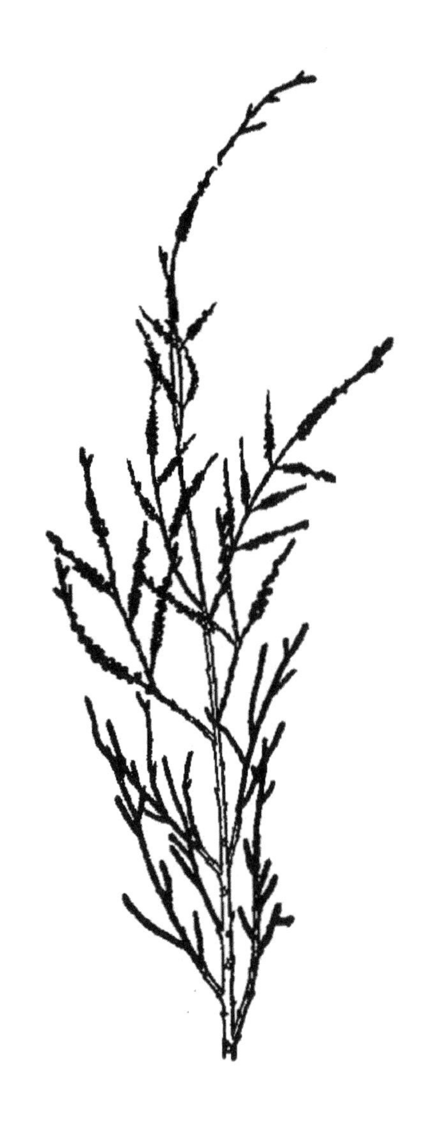

图10　柽柳（柽柳科，柽柳属）
Tamarix chinensis Lour.

— 22 —

蝉　　蜕

别名：蝉衣，知了皮，蝉退。

识别：本品为昆虫类蝉脱出的外壳，有多数足爪相抱，呈弯曲状。内空，外呈黄棕色，半透明，有光泽。头部横生两眼，胸部腹面有足三对，臀部稍钝尖。体轻，膜质，易碎。

生长环境：蝉喜栖于杨、桑、柳、槐、榆等树上。贺兰山较多。

采集加工：药用蝉壳。夏秋收集，去净杂质，晒干。

性味功能：性寒，味甘、咸。能散风透疹，清热明目。

主治应用：（1）麻疹初起，疹出不透：蝉蜕一钱，藕根、薄荷各一钱五分，连翘、牛蒡子各三钱，水煎服。（2）急性喉炎，嗓子痒，干痛，声音嘶哑，咳嗽：蝉蜕、牛蒡子、生甘草各二钱，水煎服。

常用量：一至二钱。

附注：孕妇慎服。

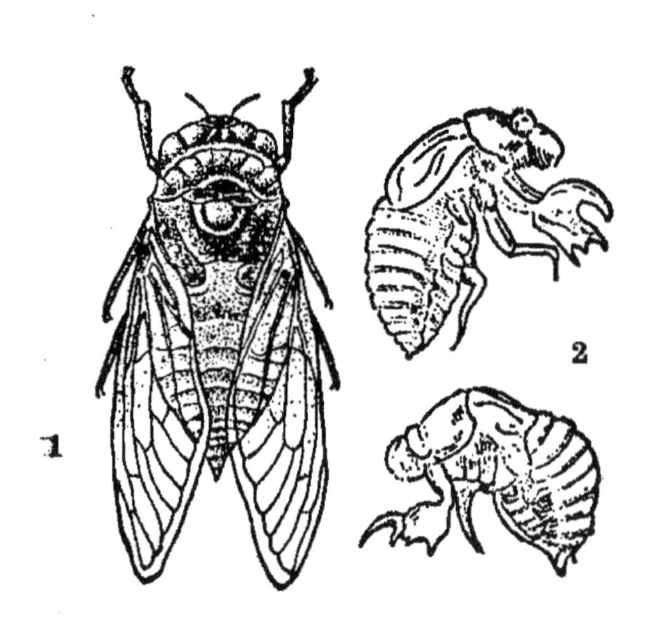

图11 蝉（蝉科）

1.蝉； 2.蝉蜕。

牛蒡子

别名： 大力子，牛子。鼠粘子，牛蒡

识别： 二年生草本，茎高1～2米，带淡紫色，有纵条纹，微具毛。

根生叶丛生，宽大，有长柄，三角状卵形或稍呈心形。边缘牙齿呈波浪状，背面有白绵毛，表面及边缘疏生短刺毛；茎生叶具柄短，叶片广卵形。

头状花序，在枝顶集合成伞房状；苞片针形，具钩；花均为管状，红紫色。果实长圆状，黑色，有短刚毛状的冠毛。

生长环境： 生于田野、山坡、路旁、渠边。市郊有野生。

采集加工： 药用果实。8～9月果实成熟时采集，晒干，打下果实，去净杂质。

性味功能： 性寒，味苦、辛。能疏散风热，宣肺透疹，清热解毒。治感冒咳嗽，咽喉肿痛，疹出不透，痈疽疮毒。

主治应用： （1）麻疹初起，疹出不透，喉痛，音哑：牛蒡子二钱，薄荷、蝉蜕各一钱，连翘三钱，水煎服。

常用量： 一钱五分至三钱。

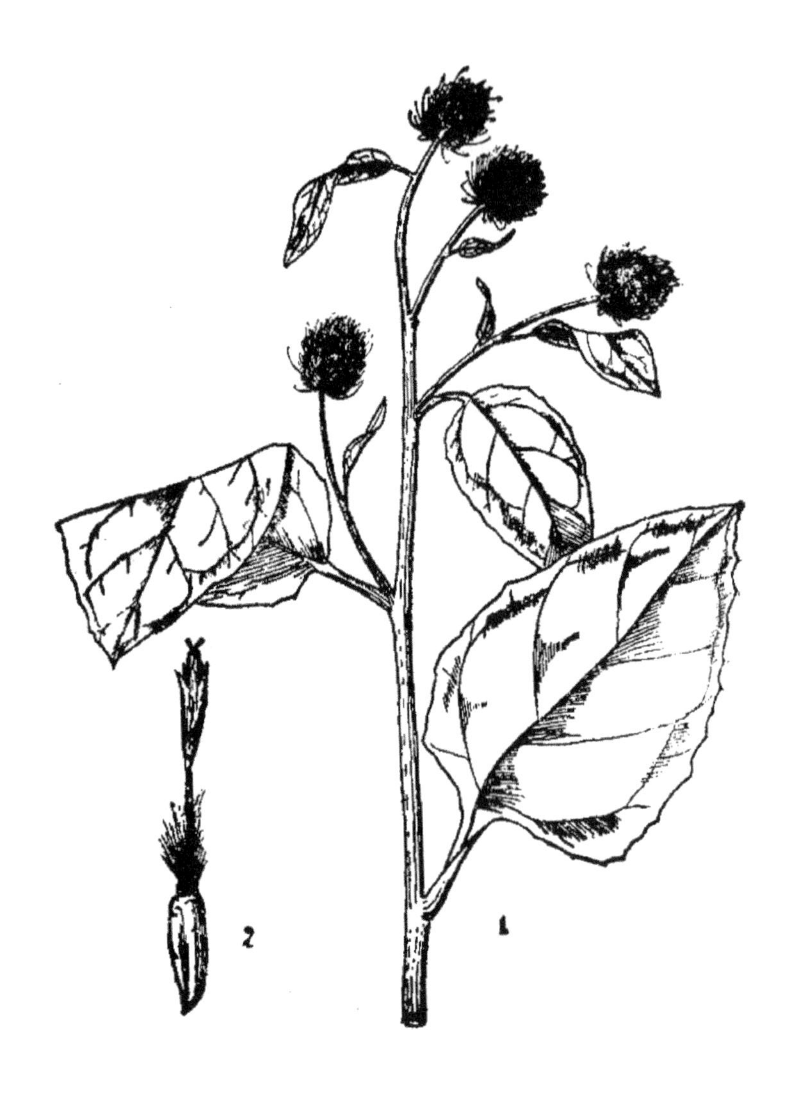

图12 牛蒡（菊科，牛蒡属）

Arctium lappa L.

1.花枝； 2.果。

— 26 —

清热葯

（一）清热去火葯

黄　芩

别名：黄金茶。

识别：多年生直立草本，高30～60厘米。茎四棱形，基部多分枝。主根粗短，略呈圆锥形，外皮棕褐色，折断面鲜黄色。叶对生披针形，略向下卷，全缘，背面有黑色腺点。花在枝顶集成总状偏向花序，苞片叶状；萼2唇形。上唇背部有盾状附属物；花冠2唇形，紫色，筒近基部作膝状弯曲，小坚果黑褐色。

生长环境：生于向阳山坡。贺兰山野生较多。

采集加工：药用根。春、秋刨挖根，去掉秧苗及须根，晒干。

性味功能：性寒，味苦。能清湿热，泻肺火。治上呼吸道感染，肺热咳嗽，鼻出血。

主治应用：（1）急性肠炎，急性细菌性痢疾：黄芩四钱，赤芍三钱，生甘草二钱，水煎服；如高热口渴，可加葛根二钱。（2）发烧引起的胎动不安：黄芩二钱，白术三钱，水煎服。（3）热病发烧，肺热咳嗽：黄芩五钱，水煎服。

常用量：一至三钱。

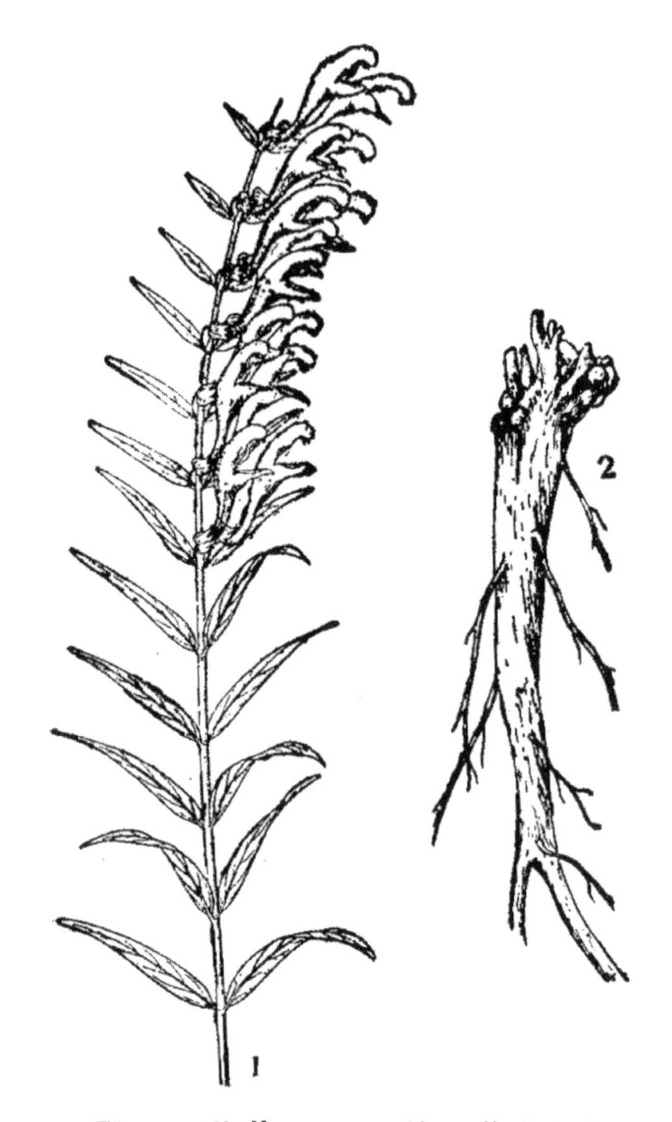

图13 黄芩（唇形科，黄芩属）
Scutellaris baicalensis Georgj
1.茎上部； 2.根。

— 28 —

芦　根

别名：芦苇、芦草根。

识别：多年生草本。根茎匍匐，长而粗壮，节间中空，节上生少数须根。茎高，中空，圆柱形，光滑无毛，节下常有白粉。叶互生，宽披针形，排成二列，质地坚硬，粗糙。圆锥花序顶生，大而稠密，成毛帚状；小穗轴密生长丝状毛。颖果长圆形。

生长环境：生于湖沼，沟旁。市郊有野生。

采集加工：药用根茎。春、秋挖取根，去掉鳞片及须根，晒干。

性味功能：性寒，味甘。能清热，利尿，生津止渴。治热病烦渴，胃热呕吐，小儿疹出不透，肺痈。

主治应用：（1）胃热呕吐：鲜芦根捣汁二钱，竹茹二钱，姜汁、粳米五钱，水煎服。（2）麻疹初起，咳嗽，发烧，心烦，口渴：鲜芦根一两，水煎服。（3）急性传染病后，口干，恶心：鲜芦根，鲜白茅根各一两，水煎当茶饮。（4）肺脓肿（肺痈），支气管扩张，咳嗽，痰多或带脓血：芦根五钱，薏苡仁，冬瓜子各四钱，桃仁三钱，水煎服。

常用量：四至六钱，鲜品一至二两。

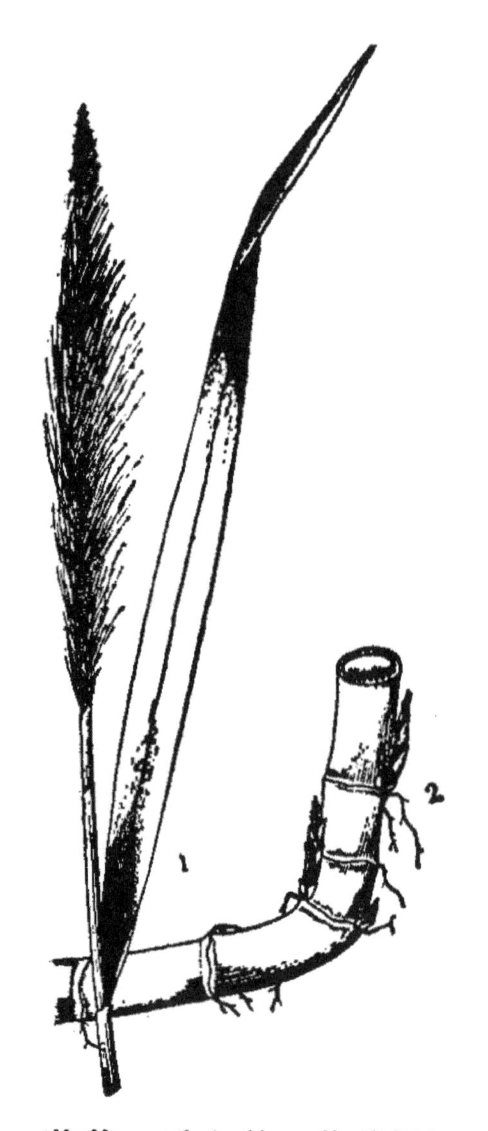

图14 芦苇（禾本科，芦苇属）

Phragmites Communis (L.) Trin.

1.花枝及叶； 2.根茎。

— 30 —

猪　毛　菜

别名：扎蓬棵。

识别：一年生草本。高50～80厘米，茎多数由基部分枝，绿色或灰绿色。叶肉质，互生，线状圆柱形，先端有小刺尖，穗状花序顶生，少数单生叶脉，花小，多数，苞片2，花萼5片，透明，锥形或长圆形。胞果通常圆形，果皮干膜质，种子倒卵形。

生长环境：生于荒地、路边或盐碱地。市郊、贺兰山均有野生。

采集加工：药用全草。夏秋花开放时割取，晒干。

性味功能：性凉，味淡。能降低血压。治高血压。

主治应用：（1）高血压，头痛：猪毛菜煎汤代茶饮。或猪毛菜六钱至一两三钱，水煎服。1～2周后，如有效，可逐渐加量，连服5～6个月。早期患者效果较显著。

常用量：五钱至一两。

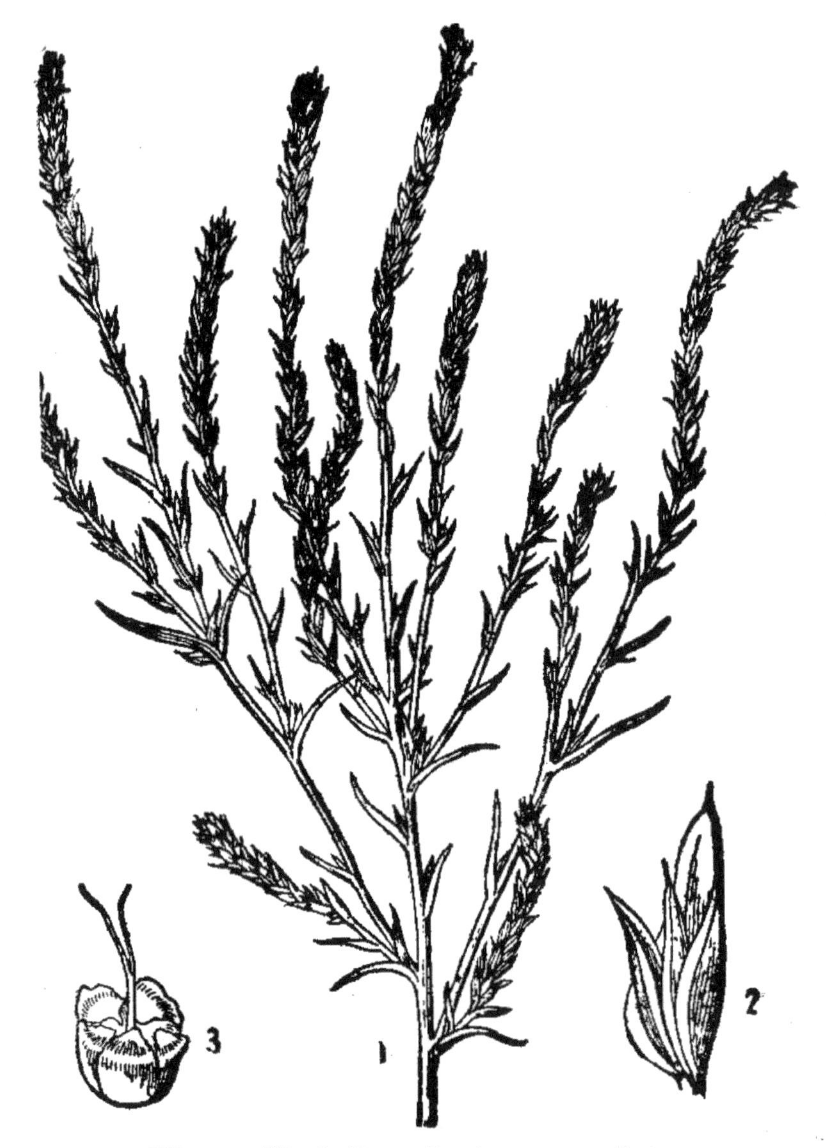

图15 猪毛菜（藜科、猪毛菜属）
Salsola collina Pall.
1.生花的枝；2.花的苞片与小苞片；3.果实。

刺　　蘖

别名：小蘖，三棵针。

识别：落叶灌木，丛生，节部有三叉针刺，根较长，内皮黄色，味极苦。叶倒卵形，丛生，全缘或有刺状疏齿。花小，黄色，总状花序；浆果长圆形，红色，味酸甜。

生长环境：生于山坡，山沟灌木丛中。

采集加工：药用根。春、秋采挖，洗净，晒干。

性味功能：性寒，味苦。能清热燥湿，泻火解毒。治痢疾、肠炎等。

主治应用：（1）痢疾、肠炎：单味水煎服；或配黄芩三钱，水煎服。（2）角膜炎，口疮：单味水煎服或外用洗患处。（3）疮疖，湿疹：单味水煎，洗患处。

常用量：三至五钱。

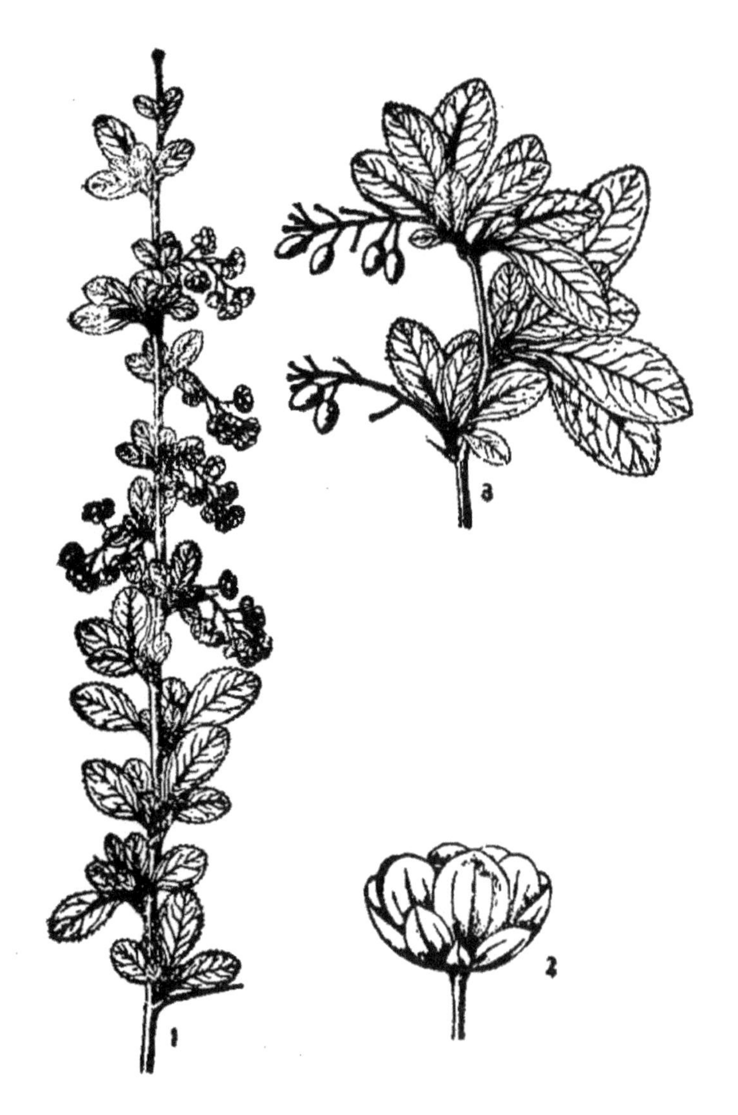

图16 小蘗（小蘗科，小蘗属）

Berberis vulgaris L.

1.花枝； 2.花； 3.果枝。

— 34 —

马 尾 黄 连

别名：唐松草，瓣蕊唐松草。

识别：多年生草本，高25～60厘米。须根密而长，淡黄色。茎圆筒形，多纵直条纹。叶互生，略似菱形或倒卵形，三至五回三出复叶，叶柄基部扩大，具鞘。伞房状圆锥花序，顶生，花柄细长。瘦果椭圆状或圆筒状。无柄，

生长环境：生于阴山坡。贺兰山有大量野生。

采集加工：药用根。春秋挖取根，晒干。

性味功能：性寒，味苦。能清热解毒。

主治应用：（1）肿毒：鲜根捣烂，摊布上包敷患处，日换一次，连敷二至三次即愈。（2）渗出性皮炎：全草焙干研末，取适量撒患处；或与松花粉各等分同用。

常用量：一至三钱。

附注：贺兰山还野生一种贝加尔唐松草，叶较大。其根亦可入药，功效同瓣蕊唐松草。

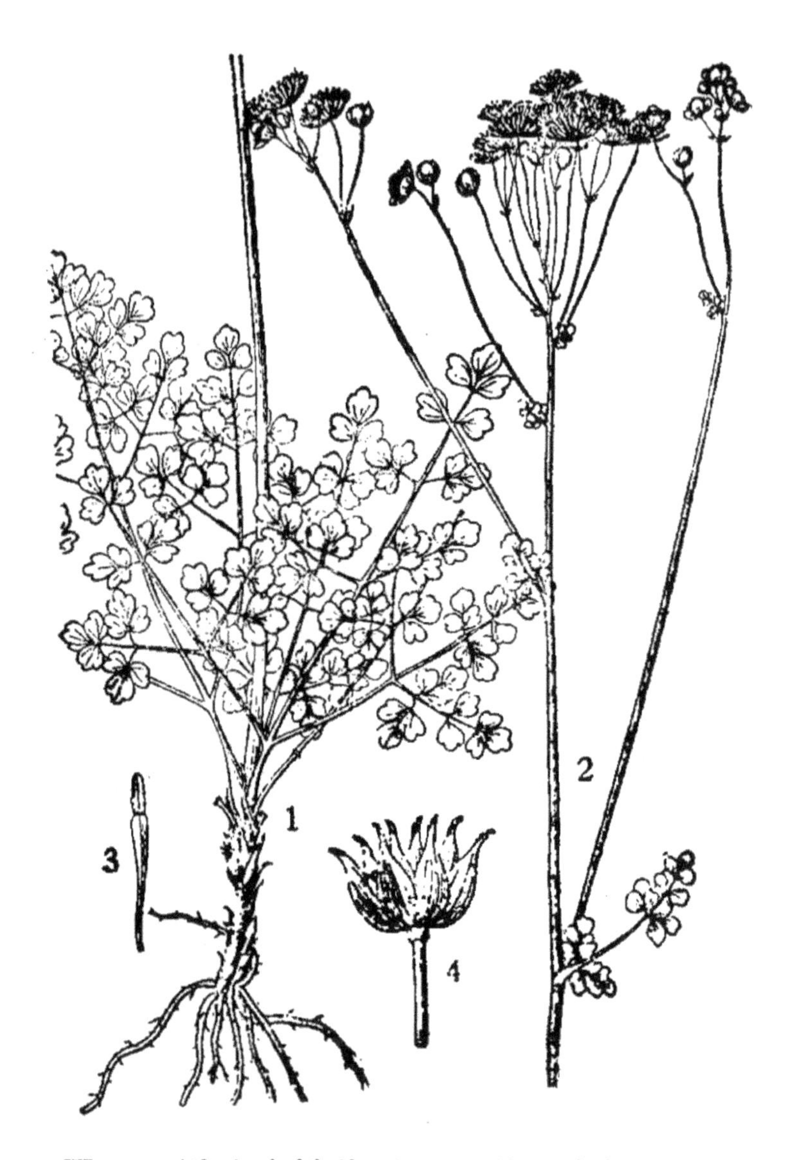

图17　瓣蕊唐松草（毛茛科，唐松草属）
Thalictrum Petaloideum L.
1.植株下部；2.植株上部；3.雄蕊；4.果

— 36 —

茵　　陈

别名：茵陈蒿。

识别：多年生草本，高 30～100 厘米，有香味。茎直立，多分枝，茎叶都有灰白色细柔毛。基生叶有长柄，叶片呈不规则羽状深裂。茎生叶无柄，1～2 回羽状全裂，裂片线形。头状花序小而多，排列成圆锥状，花为管状，黄绿色。瘦果倒卵形。

生长环境：生于荒坡、路旁、田边。市郊各地均有野生。

采集加工：药用全草。春季幼苗高 6～10厘米时，割取全草，去净杂质，晒干。

性味功能：性微寒，味苦、辛。能清湿热、利尿、退黄。治黄疸，小便黄。

主治应用：（1）黄疸型肝炎，小便少、尿色深黄：茵陈六钱，栀子三钱，大黄二钱，水煎服。（2）疥疮发痒：茵陈适量，煎汤外洗。

常用量：三至六钱。

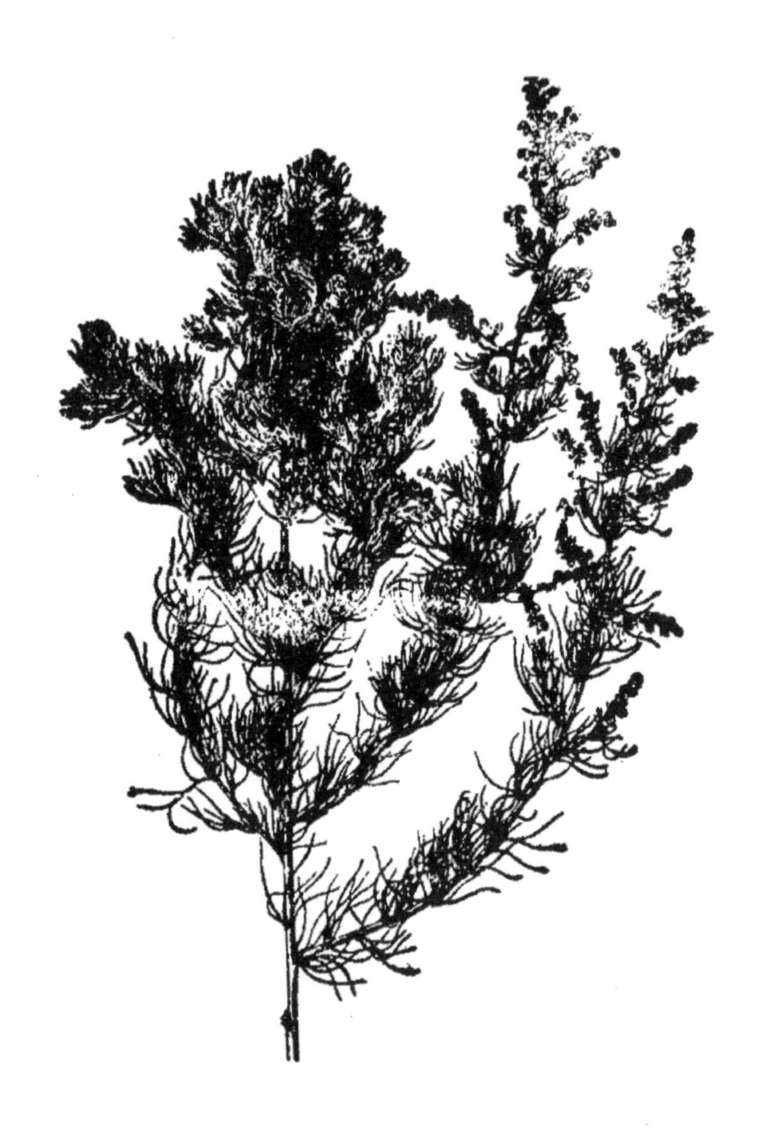

图18 茵陈（菊科，艾属）
Artemisia capillaris Thunb.

— 38 —

石　膏

原矿务： 石膏为钙石类结晶属白色单斜系矿石。是沉积岩中的典型矿物。多为纤维状，其主要成分为硫酸钙（$CaSO_4 \cdot 2H_2O$）。

识别： 呈不规则的块状，厚薄不一，色白，纵断面可见淡紫红色的光泽。用手搓揉时，有亮晶的针状屑脱落。混藏于贺兰山矿石中。

采集加工： 四季均可采集，挖后除去泥砂及杂石。

性味功能： 性寒，味辛、甘。能清热降火，止渴解烦。治自汗烦渴，肺热喘急，发斑发疹，牙龈肿痛。

主治应用： （1）肺热咳嗽：石膏五钱，麻黄、甘草各一钱，杏仁三钱，水煎服。（2）胃热口臭，牙龈肿痛：石膏五钱，熟地黄、怀牛夕、麦冬、知母各三钱，水煎服。

常用量： 三钱至一两。

附注： 内服多用生石膏，煅石膏常与其他药同研末外敷用。亦可作石膏绷带。

石　膏（矿物类）

Gypsum Fibrosum

— 39 —

牛、羊、猪、鸡胆汁

药物来源：本品为饲养家畜牛、羊、猪、鸡的胆汁。

采集加工：在屠宰牛、羊、猪、鸡时收集胆汁，分别装入瓶或桶内。成品汁纯净无水，极苦而腥。

性味功能：性寒，味苦。能清热，去火。

主治应用：(1)儿童百日咳：鸡胆汁一个，加白糖或蜂蜜调成糊状，内服：患儿周岁以下，分三天服完；一至二岁，分二天服完；二岁以上，一天服完；每天分二至三次服。(2)皮肤湿疹，有渗出物，日久不愈：可用猪胆汁拌黄柏末，晒干，再研细，外敷患处。(3)急慢性结膜炎：羊胆汁与蜂蜜同熬成膏，每服一汤匙（约10毫升），开水冲服。每天二次。(4)黄疸型传染性肝炎：苦参三两，龙胆一两，研末，加牛胆汁一个，做蜜丸，每服二至三钱，开水或姜汤送服，每天二次。

牛　黄

药物来源：本品为病牛胆囊、胆管、肝管的结石。呈不规则块或颗粒状，色黄，质脆，断面有层，味先苦而后甜，放舌上有清凉感觉。

采集加工：全年都可收集。屠宰病牛时，在胆囊等处如有硬块即剖开取出，以针刺之，针上不带黄色者即为牛黄。取出牛黄后用棉花包裹，再用线稍缠，挂在阴凉处晾干，即为成品。

性味功能：性凉，味苦，甘。能清火，解热毒。

主治应用：急性传染病，发高烧，出现脑症状（如说胡话，神志昏迷，抽风等）：可选用牛黄上清丸，安宫牛黄丸，局方至宝丹。

注意：孕妇忌服。

（二）清热解毒药

连　翘

识别：落叶灌木，高六至七尺，叶对生，卵形或长卵形，边缘有锯齿；早春开花，后出叶，花萼4裂，与花冠筒等长，花冠4裂，黄色；蒴果木质，狭卵圆形，稍扁，秋季成熟，裂为两瓣；种子有翅。

生长分布：适生于排水良好，土质较深的地里，我市郊有栽培。

采集加工：药用果皮，秋后果实成熟变黄时采下，晒干备用。

性味功能：性微寒，味苦，能清热解毒。

主治应用：（1）感冒初起，发热：连翘四钱，豆豉、牛蒡子、薄荷、甘草各三钱，水煎服。（2）红肿热痛：连翘、蒲公英、地丁、甘草各三钱，水煎服。（3）颈淋巴腺结核（瘰疬）：连翘、黑芝麻各四两，研末，每服二钱，开水送服，每天两次。

常用量：三至四钱。

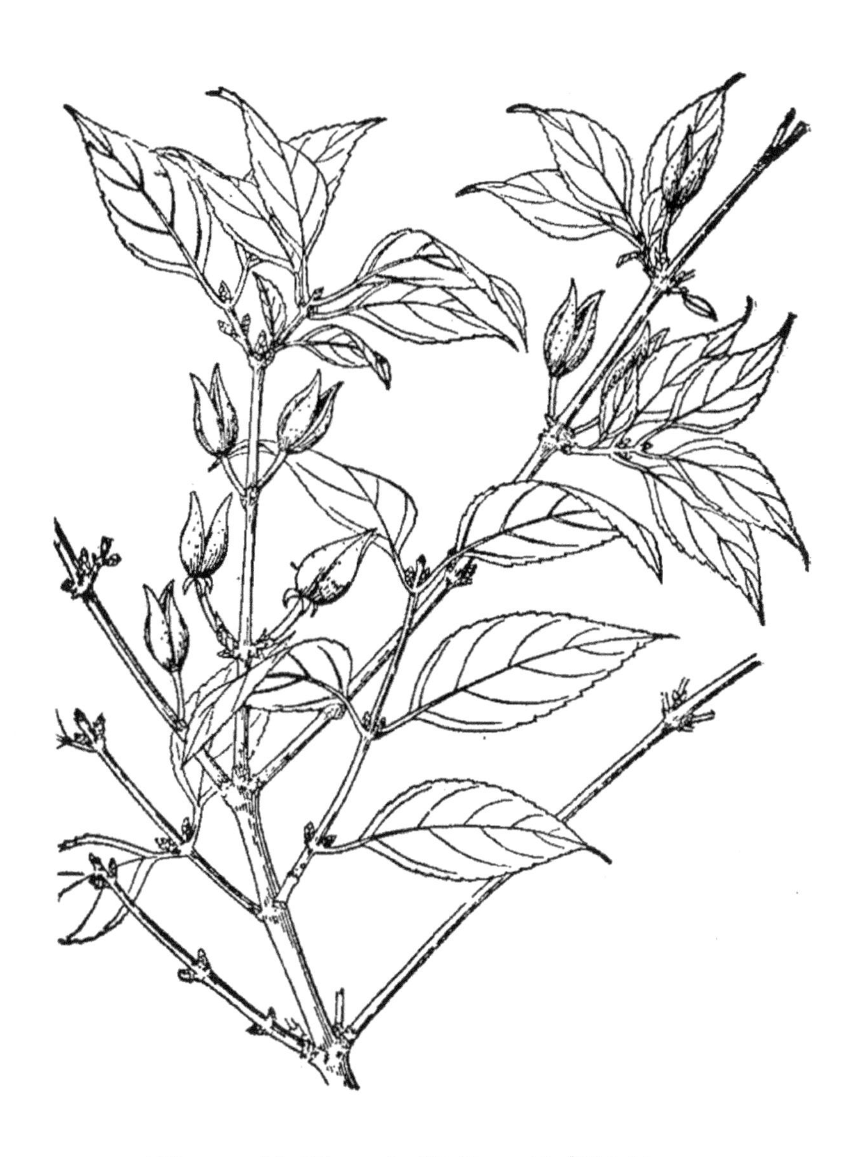

图19 连翘（木樨科，连翘属）

Forsythia suspansa Vahl.

— 43 —

蒲　公　英

别名：婆婆丁，黄花妈。

识别：多年生草本，高15厘米左右，植株折断有白色乳汁。直根肥厚。叶全部基生，边缘成不规则的倒向羽裂，基部渐窄成柄。头状花序顶生，总苞片多层，密生白毛，花黄色。瘦果暗褐色，有条棱，有刺状突起，先端有鸟嘴状凸尖，冠毛羽状白色。

生长环境：生于田野、道旁。市郊各地均有野生。

采集加工：药用全草。夏季花初开时铲取，晒干。

性味功能：性寒，味甘、苦。能清热解毒，消肿散结。

主治应用：（1）流行性腮腺炎：蒲公英五钱，水煎服。（2）乳腺炎初起：蒲公英一两，水煎服。并将药渣趁热捣烂敷患处。（8）热疖疮毒，风火赤眼：蒲公英四钱，野菊花、金银花各三钱，生甘草一钱，水煎服。

常用量：二至四钱。

附注：除本品外，本区有多种蒲公英，均可入药。

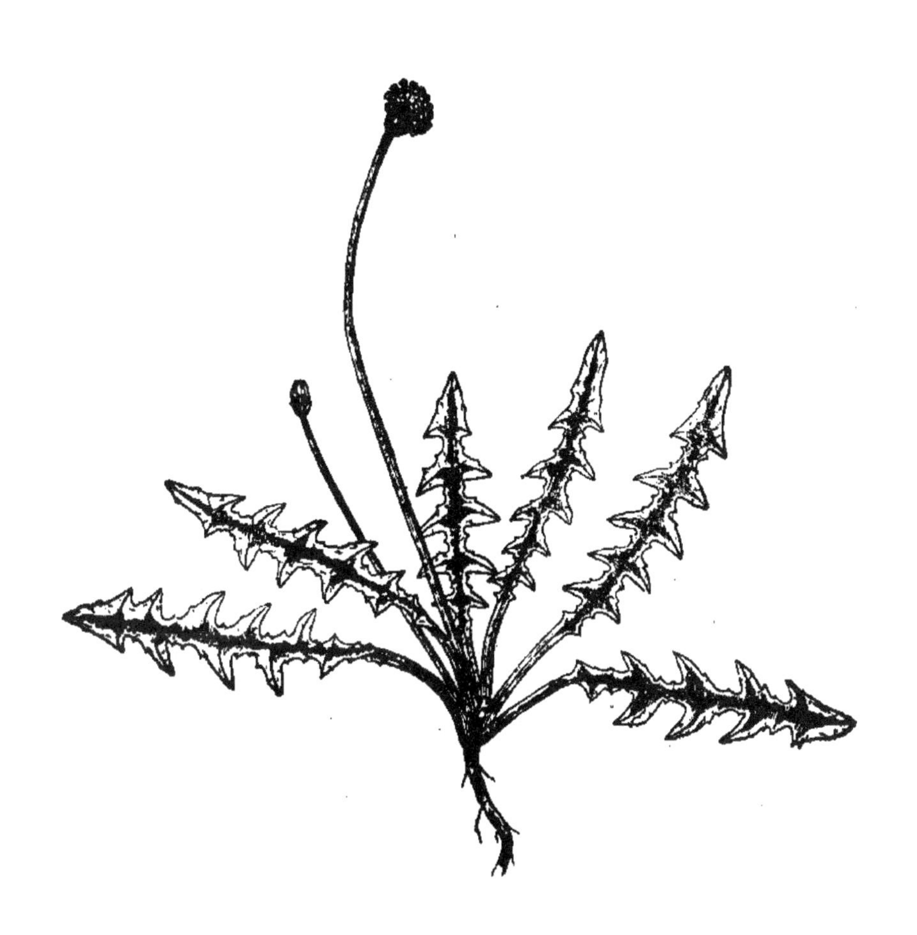

图20　蒲公英（菊科，蒲公英属）

Taraxacum mongolicum H.—M.

地　丁

别名： 紫花地丁。

识别： 多年生草本，全体有短毛，无茎。

叶由根部丛生。长卵形，顶端钝，边缘有锯齿，两面均有绒毛，具长柄，基部具狭细的叶托。

花腋生：花紫色，蒴果，直柱状，钝三角形，成熟时开裂为3瓣。种子近圆球形。

生长环境： 生于渠边、道旁杂草中。市郊有野生。

采集加工： 药用全草。花正开时，割取全草，洗净晒干。

性味功能： 性寒，味苦、辛。能清热解毒，除脓消炎。治痈疽疔疮、瘰疬、疮疡。

主治应用： （1）疔疮肿毒：地丁四钱，二花三钱，生甘草二钱，水煎服。（2）产妇腹痛：鲜地丁草一两，切碎，鸡蛋两个去壳，同搅和，放锅内加油略炒，再加水煎服。（3）预防流感：地丁草、黄菊花各一两，水煎服。

常用量： 二至五钱。

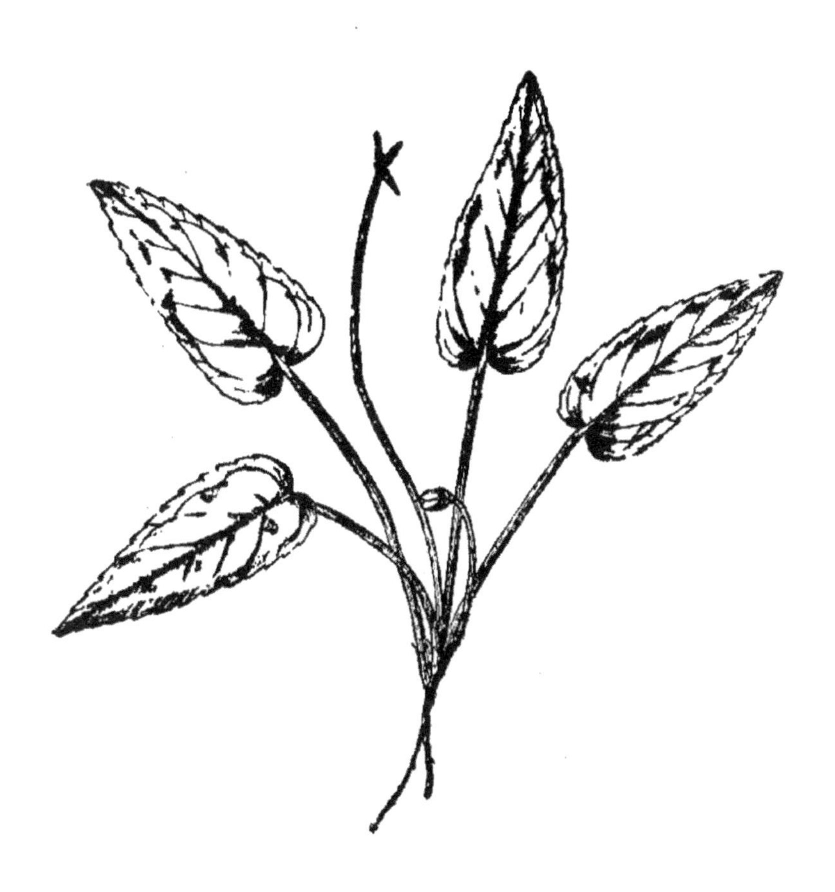

图21 紫花地丁（堇菜科，堇菜属）

Viola yedoensis Mak.

— 47 —

败酱草

别名：苦苦菜，甜苦菜，苣荬菜。

识别：多年生草本，全株含白色乳汁。茎直立，高20～60厘米。根生叶具短柄；茎生叶无柄。叶互生，长圆状披针形，先端钝，基部呈耳状抱茎，边缘有疏缺刻或浅裂。头状花序顶生。舌状花，黄色，总苞钟形。瘦果长椭圆形，尖端有冠毛。

生长环境：生于田间，路旁。市郊野生较多。

采集加工：药用全草。春秋开花前拔取全草，去掉泥土，晒干。

性味功能：性寒，味苦。能清热解毒，活血排脓。治疮毒痈肿。

主治应用：（1）阑尾炎：败酱草一两，薏苡仁四钱，淡附子一钱五分，水煎服。（2）疮毒痈肿：单味或配地丁草一两，水煎服。（3）急性细菌性痢疾：败酱草一两，水煎服。（4）白带伴有小腹痛，产后淤血腹痛：单味水煎服。

常用量：五钱至一两。

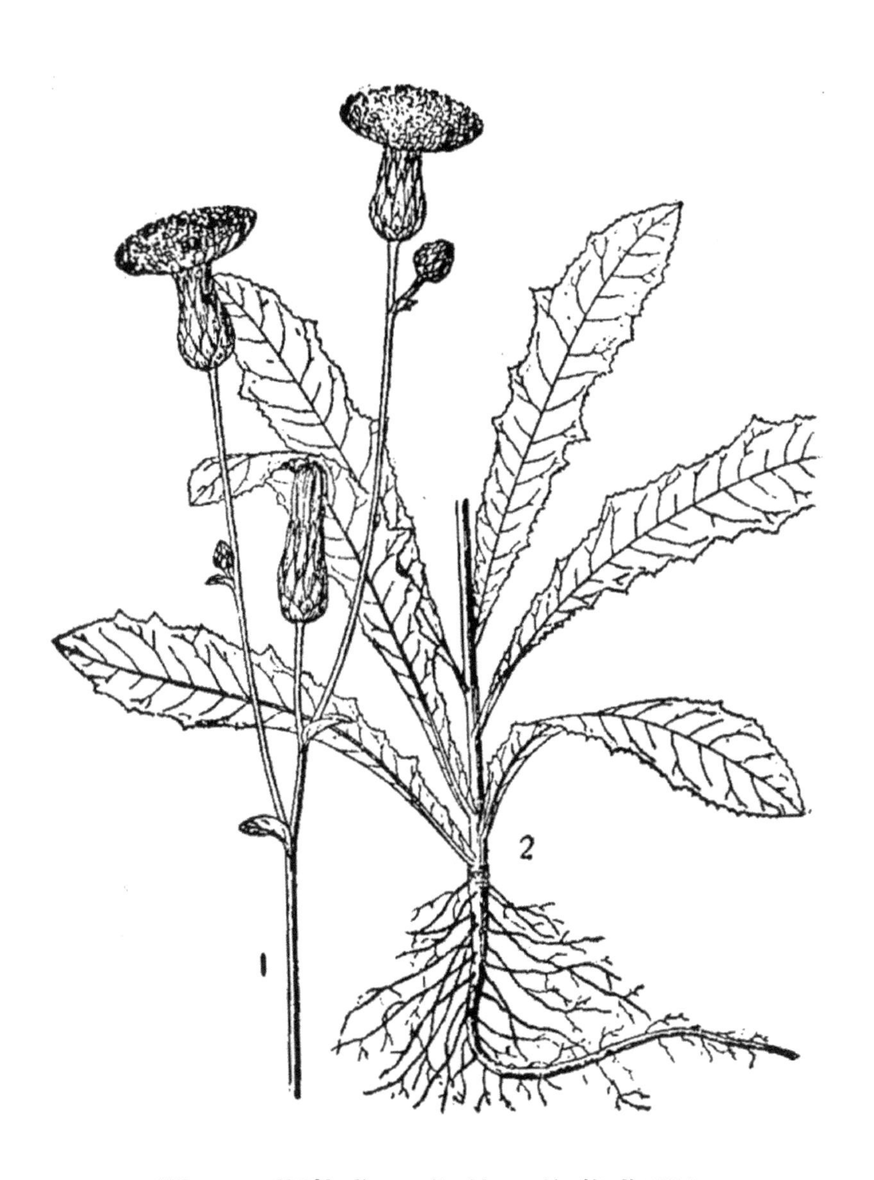

图22 苣荬菜（菊科，苦苣菜属）

Sonchus brachyotus DC。

1。植株上部； 2。植株下部。

— 49 —

马齿苋

别名：胖娃娃菜。

识别：一年生草本，全草肉质多汁。根为细圆锥形。茎平卧，淡紫红色，多分枝。叶小，倒卵形，厚而柔软，对生。花小，黄色，顶生。蒴果，盖裂后有多数黑色种子。

生长环境：田野，菜园均有野生。

采集加工：药用全草。夏秋割取全草，开水烫或蒸后晒干。

性味功能：性寒，味酸。能清热解毒，消肿止痛，凉血止血。

主治应用：（1）痢疾：鲜马齿苋捣汁，取二两煎沸，加蜂蜜一两，调匀服。（2）赤白带下，尿道炎，小便热淋：马齿苋六钱，生甘草一钱，水煎服。（3）各种疮毒：鲜马齿苋洗净加食盐捣烂外敷。（4）湿疹、稻田性皮炎：鲜马齿苋洗净捣烂外敷或单味煎洗。

常用量：五钱至一两，鲜者二至四两。

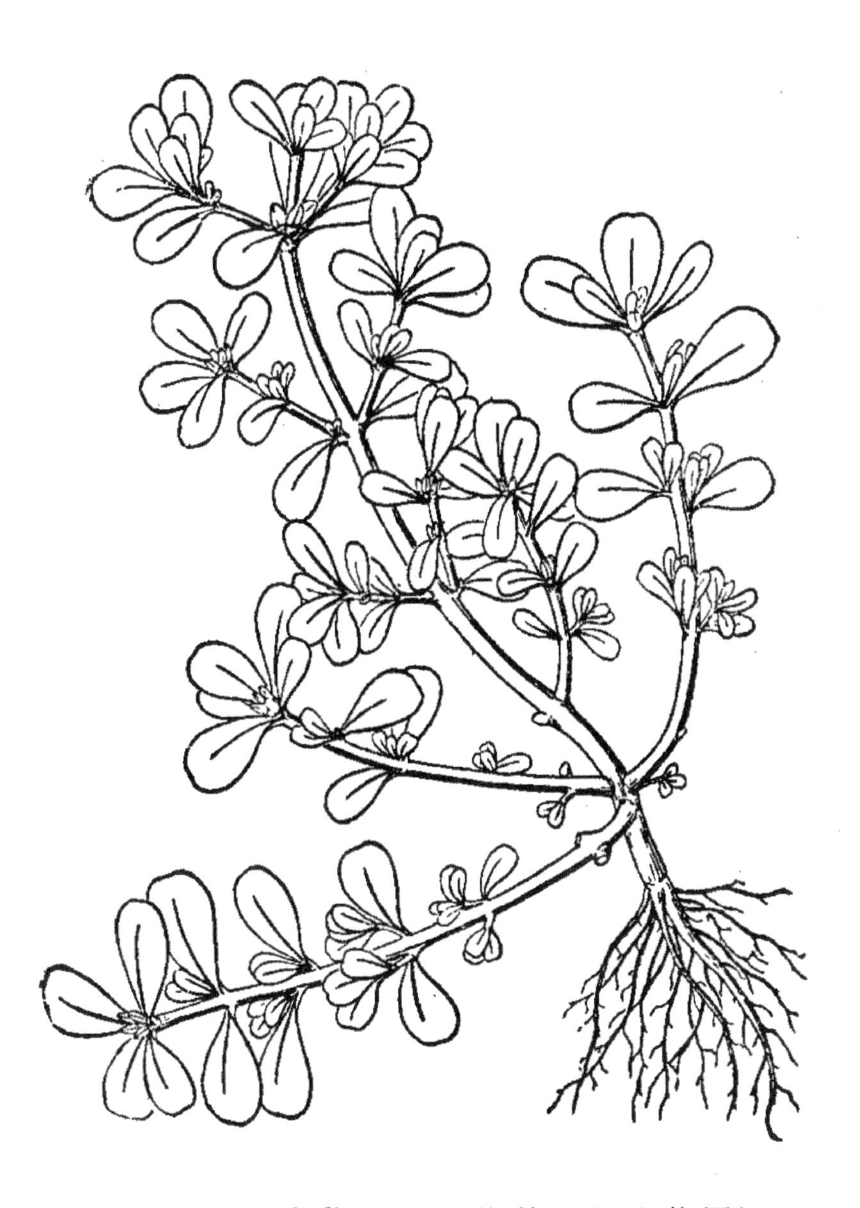

图23　马齿苋（马齿苋科，马齿苋属）

Portulcca oleracea L.

白头翁

别名：老婆子花，老公花。

识别：多年生草本，高30厘米左右。全体密生白色长柔毛。地下有肥大的根。叶根出丛生，为三回羽状深裂，两面都有白色长柔毛，背面较多，叶柄长。花较叶早出，总苞有三小苞片组成，基部愈合，包茎。花顶生，紫色。瘦果多数，集成头状，花柱宿存，长羽毛状。形如老翁的白发，故名白头翁。

生长环境：生于田野、荒山坡。贺兰山有野生。

采集加工：药用根。春天开花时采挖其根，除去地上茎、细根及泥土，晒干。

性味功能：性寒，味苦。能清热解毒，凉血，止痢。治热毒血痢，腹痛后重。对阿米巴痢疾功效显著。其醇浸出液对体外枯草杆菌及金黄葡萄球菌有抑制作用。

主治应用：（1）热痢下重，大便脓血：白头翁三钱，黄连五分，黄柏三钱，秦皮二钱，水煎服。（2）阿米巴痢疾：白头翁一两，水煎服。

常用量：三至五钱。

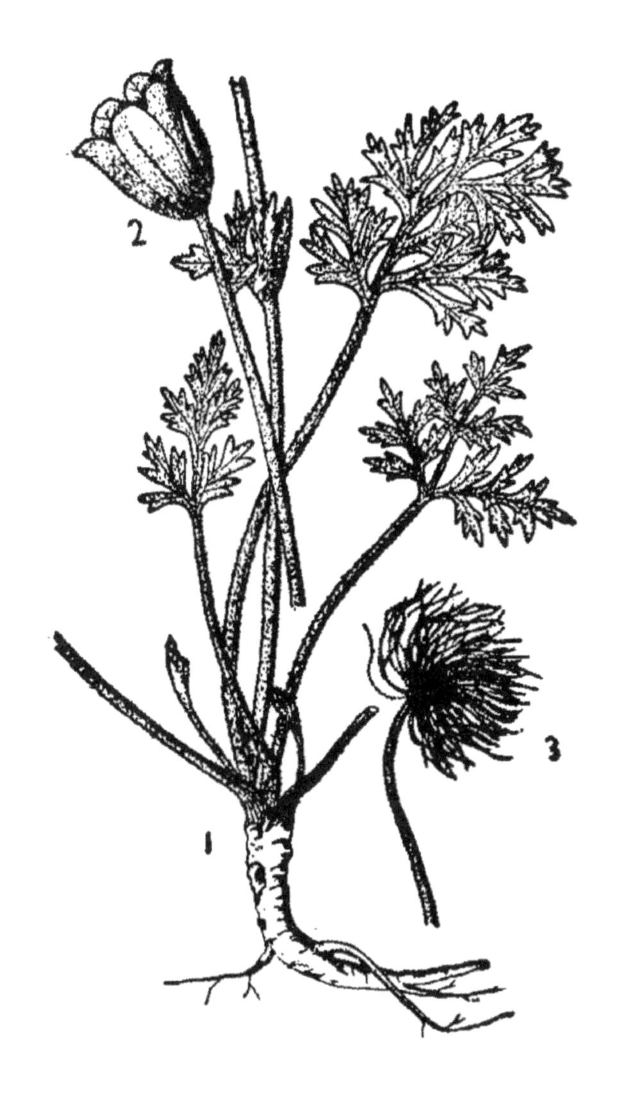

图24 白头翁（毛茛科，白头翁属）

Pulsatilla turczaninovii Krylov.

1.全株； 2.花； 3.果实。

委陵菜

别名：翻白草。

识别：多年生草本，高30～50厘米。全体密生白色柔毛。奇数羽状复叶，根生叶较大，茎生叶较小。小叶边缘均有三角形缺刻状粗齿，稍反卷，叶背面多毛。聚伞花序，生于茎枝顶端，伞房状排列，花黄色。瘦果光滑。

生长环境：生于山坡，田间，路旁草丛中。贺兰山有野生。

采集加工：药用全草。春季采收，在出苗后尚未抽茎时割下，洗净，晒干。

性味功能：性平，味甘，微辛。能清热解毒。

主治应用：（1）阿米巴痢疾：委陵菜一两，水煎服。

常用量：三至五钱。

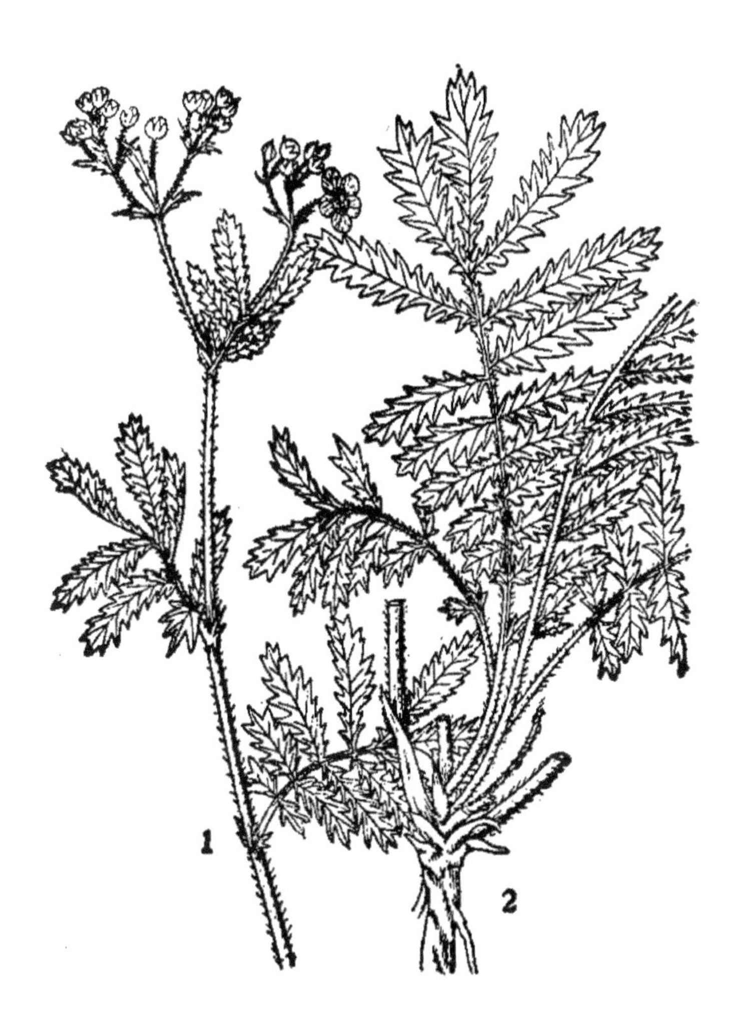

图25　委陵菜（蔷薇科，委陵莱属）

Potentilla chinensis Ser.

1.植株上部；2.植株下部。

— 55 —

苦　参

别名：野槐。

识别：落叶小灌木，高二至三尺。茎直立和斜展，有纵沟；小枝有毛；叶象槐树叶，小叶通常 11～21 片，狭卵状长圆形至线状披针形，全缘，背面有平伏毛；花象槐树花，淡黄色，荚果有鸟嘴状长尖；种子间有缢缩，成熟后很久才开裂；根粗长，黄棕色，折断面黄白色，味极苦。

生长环境：生于市郊沙滩，贺兰山山坡。

采集加工：药用根。春秋两季采挖，去净秧苗、根头及泥土，趁鲜切片，晒干备用。

性味功能：性寒，味苦，能清热，去湿。

主治应用：（1）脂溢性皮炎，脓胞疮：苦参三两，当归一两五钱，做蜜丸，每服二钱，开水送服，每天二次；（2）血痢不止：苦参三两，炒焦，研末做蜜丸，每服三钱，米汤送服；（3）烧伤、烫伤，苦参末，油调，外搽；（4）脓胞疮，皮肤瘙痒症：苦参一两，煎汤，外洗患部。

常用量：二至三钱。

注意：苦参不可与藜芦同用

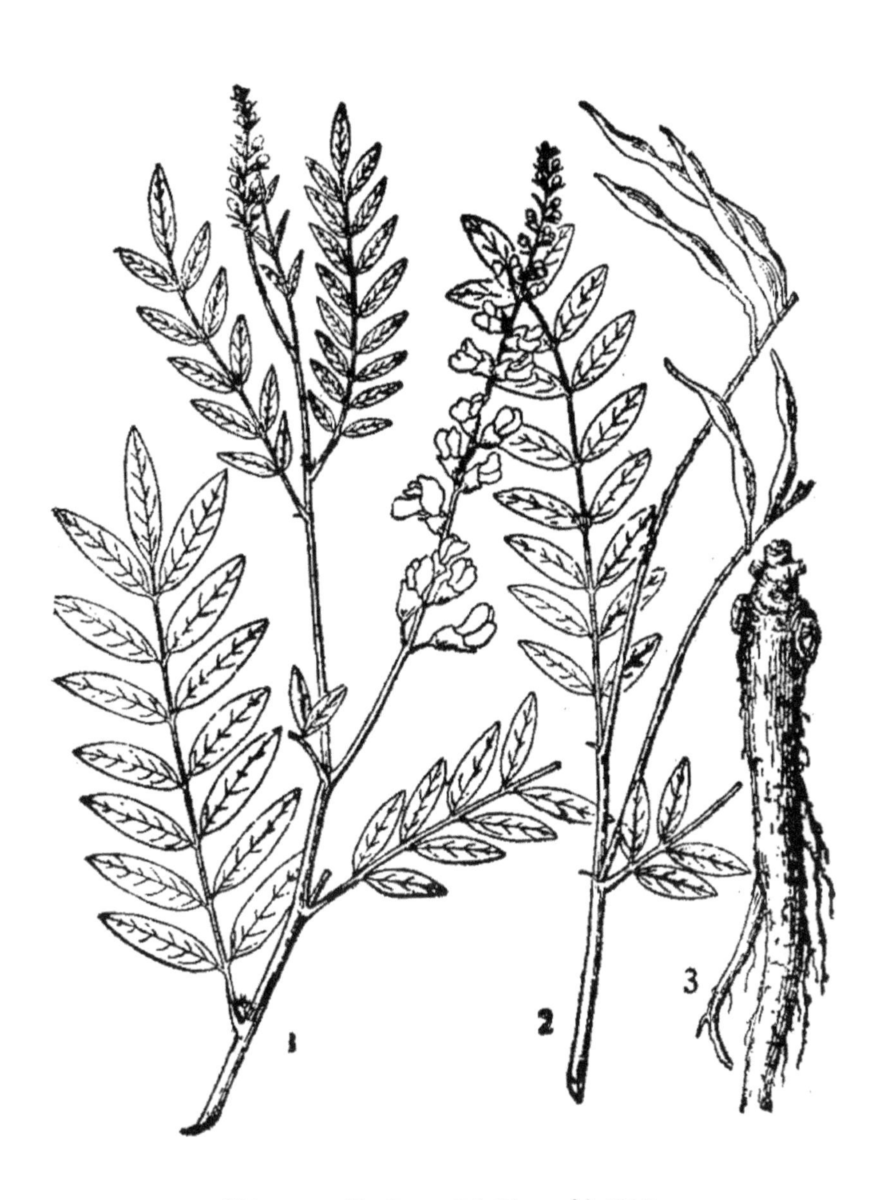

图26　苦参（豆科、槐属）

Sophora flavescens Ait

1.花枝；2.果枝；3.根。

漏　芦

别名： 祁州漏芦。

识别： 多年生草本。茎直立，高30～60厘米，全株密生白毛。根圆锥形，扭曲，外皮暗棕色。根生叶较大，有长柄。叶片羽状全裂，裂片再作浅裂。头状花序顶生，花淡紫色。外层苞片膜质，鱼鳞状。瘦果，长圆形，有冠毛。

生长环境： 生于山坡草丛中。贺兰山有野生。

采集加工： 药用根。春秋两季采挖，除净秧苗，须根、晒干。

性味功能： 性寒，味咸苦。能清热解毒，通乳排脓。

主治应用：（1）痈疖初起，红肿热痛：漏芦、连翘各三钱，大黄、生甘草各二钱，水煎服。（2）乳汁不下，乳房胀痛：漏芦三钱，王不留行二钱，水煎服。

常用量： 二至三钱。

附注：（1）市郊还有一种兰刺头，其根部也作漏芦用，又名禹州漏芦。较小，裂片三角形，叶缘有尖刺，头状花序圆球形，花天兰色。

— 58 —

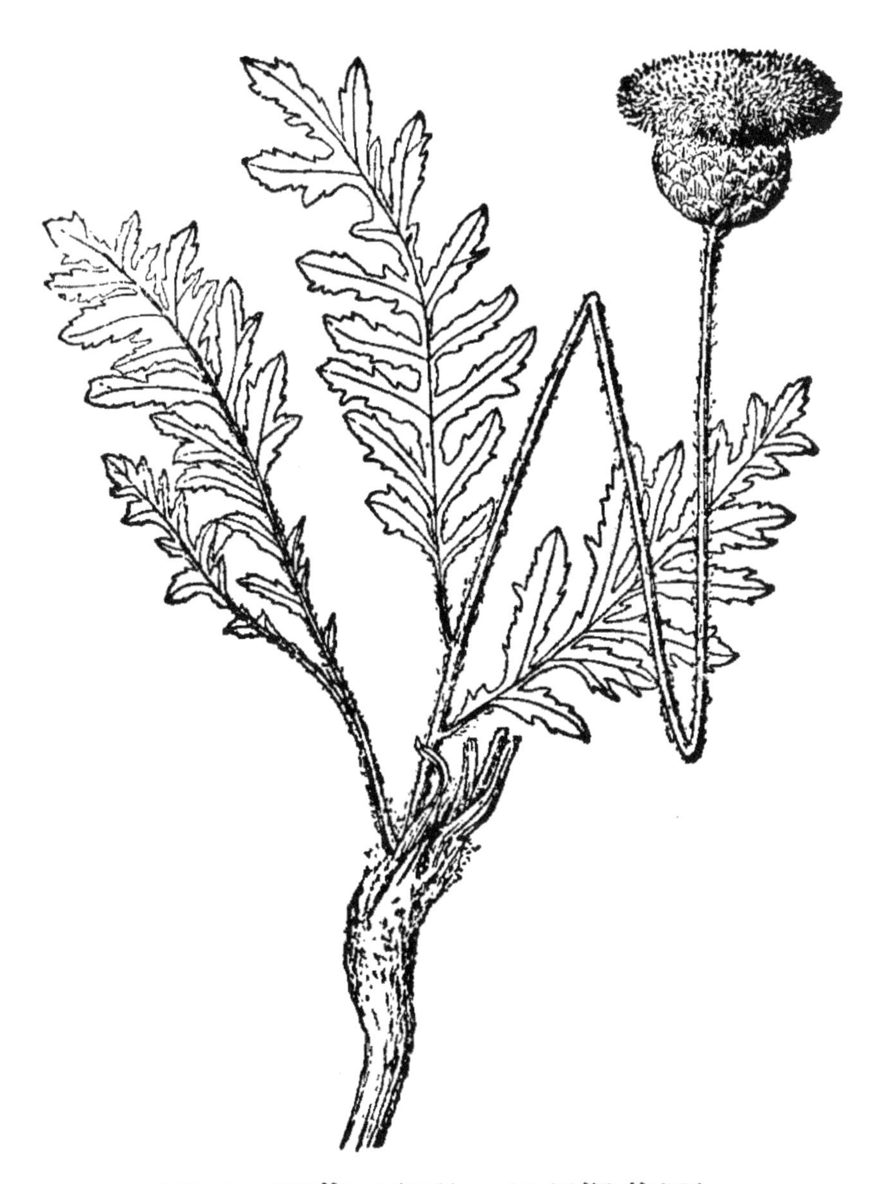

图27 漏芦（菊科，祁州漏芦属）

Rhaponticum uniflorum (L.) DC.

玉簪

别名： 白鹤花。

识别： 多年生草本，高30～50厘米，叶丛生，有长柄，卵状心形，正面有光泽，直脉明显。总状花序，花茎从叶丛中抽出，开白色花，花被漏斗形。蒴果狭长，成熟后开裂。

生长环境： 为栽培。

采集加工： 药用全草。4～9月采割全草，晒干。

性味功能： 性寒，味辛、甘，有毒。能拔脓解毒，消炎，生肌。治痈肿，咬伤，解斑蝥毒。

主治应用： （1）乳痈、疮痈肿毒，蛇咬：鲜草洗净，捣烂外敷。（2）耳内流脓：鲜草洗净，捣汁滴耳。（3）烂脚：鲜叶用菜油浸几天后，用时将叶贴患处，每日换一次。

附注： 此药有毒，外用为主，一般不作内服。

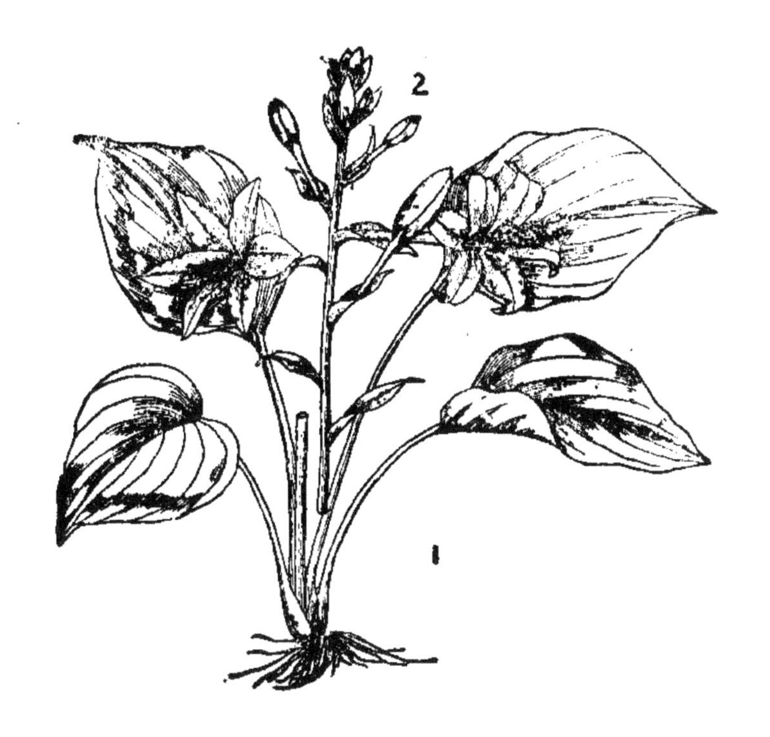

图28 玉簪（百合科，玉簪属）

Hosta plantaginea (Lam.) Ascners.

1.全株；2.花枝

锦灯笼

别名：酸浆，红姑娘。

识别：多年生草本，高30～60厘米。单叶互生，有长柄，有时叶相互靠近成对生状。叶片长卵形，边缘呈不规则波状。花单生叶腋，黄白色，花萼绿色，钟形，浆果球形，熟时红色，包子萼内。

生长环境：生于山坡，田野。市郊有生长。

采集加工：药用宿存花萼。秋季萼由绿变红时采摘，去掉果实及果柄，晒干。

性味功能：性寒，味苦酸。能清热解毒，祛痰利尿。

主治应用：（1）急性咽炎，咽部红肿，干痛：锦灯笼、连翘各三钱，生甘草二钱，水煎服。（2）湿疮：锦灯笼捣烂外敷。（3）角膜炎：锦灯笼煎水洗患处。（4）天泡疮、黄水疮：锦灯笼适量，研末（或炒炭），胡麻油调敷患处，每天二次。

常用量：二至三钱。

附注：孕妇忌服。

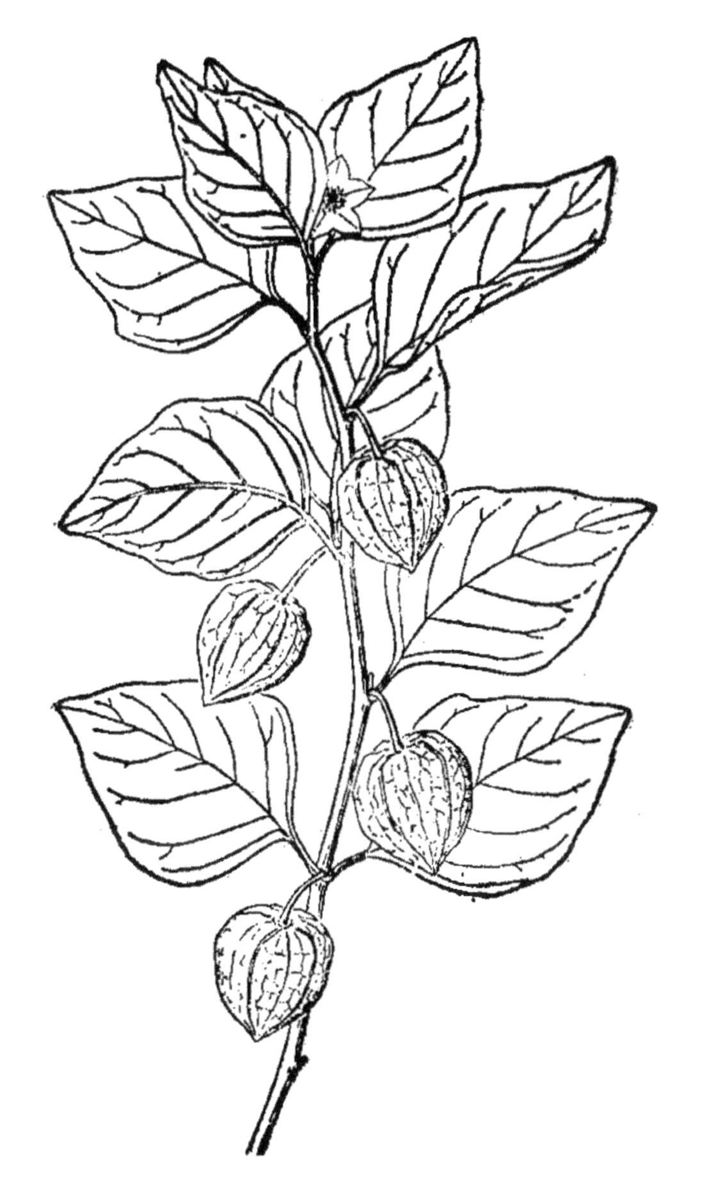

图29　酸浆（茄科，酸浆属）

Physalis. francheti var. Bunyardii Makino.

马蔺子(附:马蔺根)

别名: 马莲子。

识别: 多年生草本。多数须根,坚韧。叶丛生,狭长,线形,扁平无毛,长约15～45厘米,具平行叶脉6～7条;先端尖,基部呈鞘状,下部带紫色,坚硬。花顶生,淡紫色,蒴果,圆锥形,成熟时沿室背分裂;种子有棱,暗棕色。

生长环境: 群生于向阳山坡,路旁。市郊各地均有野生。

采集加工: 药用果实及根。果实:8～9月割取果穗,晒干,打下种子,簸净杂质。根:秋季采挖,去掉须根,晒干。

性味功能: 性平,味甘。能祛风湿,散寒止血,利二便,消痈肿,解酒毒。外用治瘰疬。

主治应用: (1)小便不通:马蔺花(炒),小茴香(炒),葶苈子(炒),共为细末,用酒冲服,每服一钱。(2)水泻:马蔺子、干姜、黄连各等分研末,热汤冲服,每服一钱五分,日服两次。(3)急性黄疸型传染性肝炎:马蔺子三钱,水煎服。

常用量: 一至三钱。

附注: 马蔺根、亦可入药、功效、用量同马蔺子。

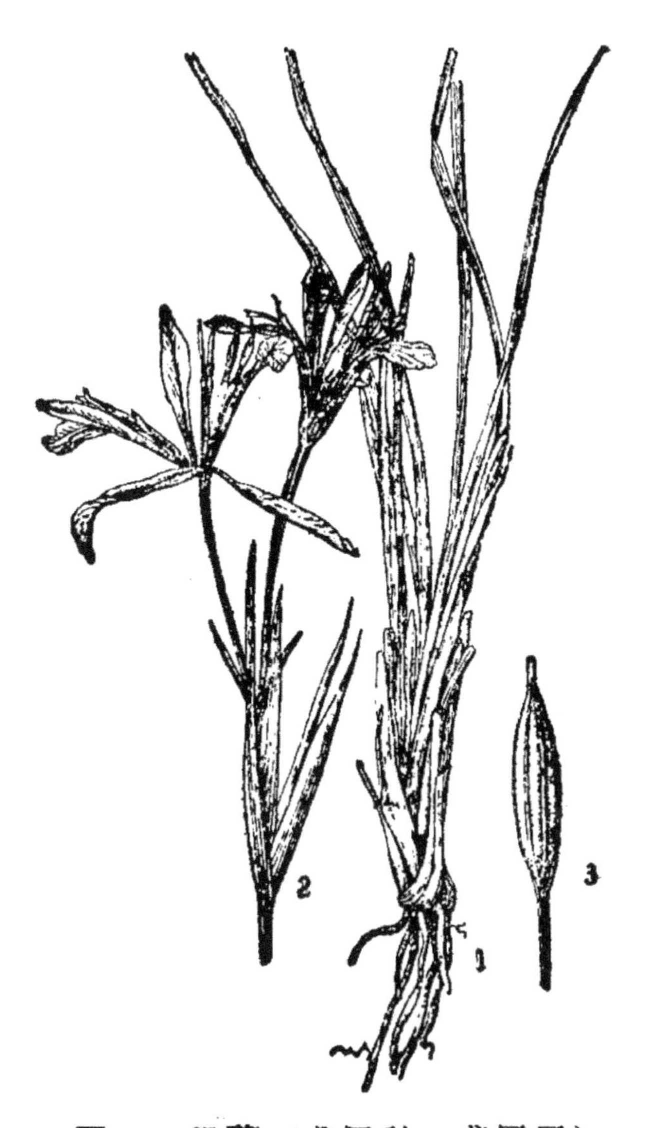

图30　马蔺（鸢尾科，鸢尾属）
Iris pallasii var. chinensis fisch.
1.植株下部、2.植株上部、3.蒴果。

刺针草

别名：鬼针草。

识别：一年生草本，茎高30～70厘米，疏生柔毛；叶对生，有柄，2～3回羽状细裂，裂片小，线形或披针形；花黄色，头状花序，顶生，有长梗；瘦果线形，顶端有两个小叉，具倒钩。

生长环境：生于贺兰山、市郊沟边或杂草地。

采集加工：药用全草，夏秋采割，去净杂草，晒干备用。

性味功能：苦平微寒。清热解毒，散淤活血。

主治应用：(1)感冒发热，咳嗽，咽喉肿痛。(2)毒蛇毒虫咬伤。(3)肠炎，腹泻，阑尾炎。(4)跌打扭挫伤，冻疮，慢性溃疡，痒疹，痔疮。

常用量：干品五钱—1两，鲜品2—3两，水煎服。亦可将鲜品捣烂外敷治疗肿痛。

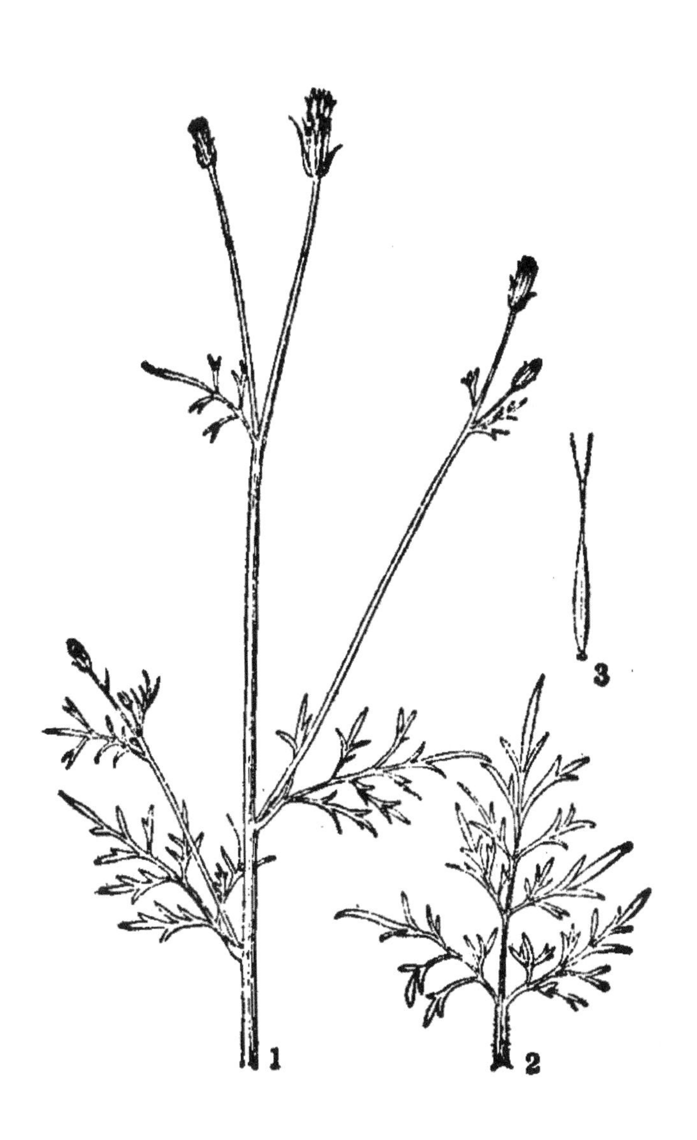

图31 刺针草（菊科）
Bidens parviflora Willd
1.植株上部；2.叶；3.果。

— 67 —

土大黄

别名：羊蹄。

识别：多年生草本，高10～30厘米，茎直立，具细沟纹，上部通常不分枝。
根肥厚，黄色，圆锥形。根生叶具长柄，叶片狭长圆形，边缘有波状皱褶；茎生叶较小，具短柄，托叶鞘管状，膜质，易破裂脱落。花序圆锥状，顶生，由多数小花轮生在花序枝上，花被6片，淡绿色。翅果，椭圆状三角形。

生长环境：路旁、渠边。市郊，贺兰山均有野生；亦可种植。

采集加工：药用根茎。秋末冬初挖取地下根茎，鲜用或晒干。

性味功能：性寒、味苦。能清热，通便，杀虫，消炎，健胃，止血。

主治应用：（1）便秘：土大黄三钱，水煎服；或煎汤冲无明粉三钱服。（2）顽癣：土大黄适量，水煎洗患处；或用醋磨汁涂患处；或酒精浸泡一星期后，涂患处。

常用量：三至五钱。

附注：贺兰山还有一种叶圆形，根较粗大的土大黄，亦可做土大黄入药。

— 68 —

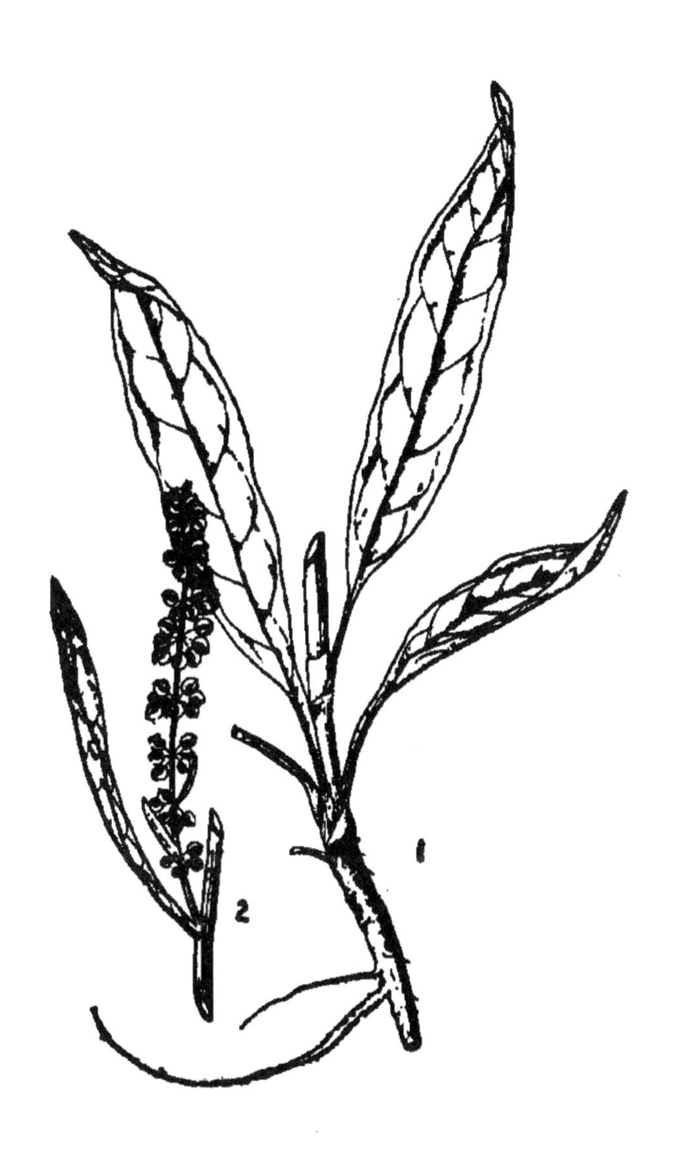

图32　羊蹄（蓼科，酸模属）

Rumex crispus L.

1.根及茎叶；2.花枝。

苋　菜

别名： 野苋菜。

识别： 一年生草本，全株被粗毛。根直弹硬，细圆锥形，多细长侧根，水红色。茎直立，淡绿色或带紫色，有纵棱沟。叶互生，柄细，具一沟槽；叶片卵形或卵状椭圆形；基部楔形，边缘具微波状细锯齿，羽状网脉明显，表面绿色，背面淡灰绿色，花小，多为单性，簇生成短穗状，白色。果为胞果；种子卵圆形，扁平，黑色有光泽，有点状花纹。

生长环境： 生于路边、田野杂草丛中。市郊野生较多。

采集加工： 药用种子。果实将近成熟时割取，打下、簸净、晒干。

性味功能： 性微寒、味苦。能清肝火，祛风湿，消风热目赤肿痛，翳幛失明，皮肤风热，疮溃。种子代“青箱子”使用。全草作解热、杀虫药。可治便秘，痢疾，并可食用。

附注： （1）尚有一种红苋菜。科、属同苋菜，性凉，味微甘。根、茎、叶也可入药。红白痢疾：红苋菜适量、水煎，加蜂蜜适量服。（2）阻塞性黄疸：鲫鱼，红苋菜二味酌量做菜吃，连吃数日即愈。

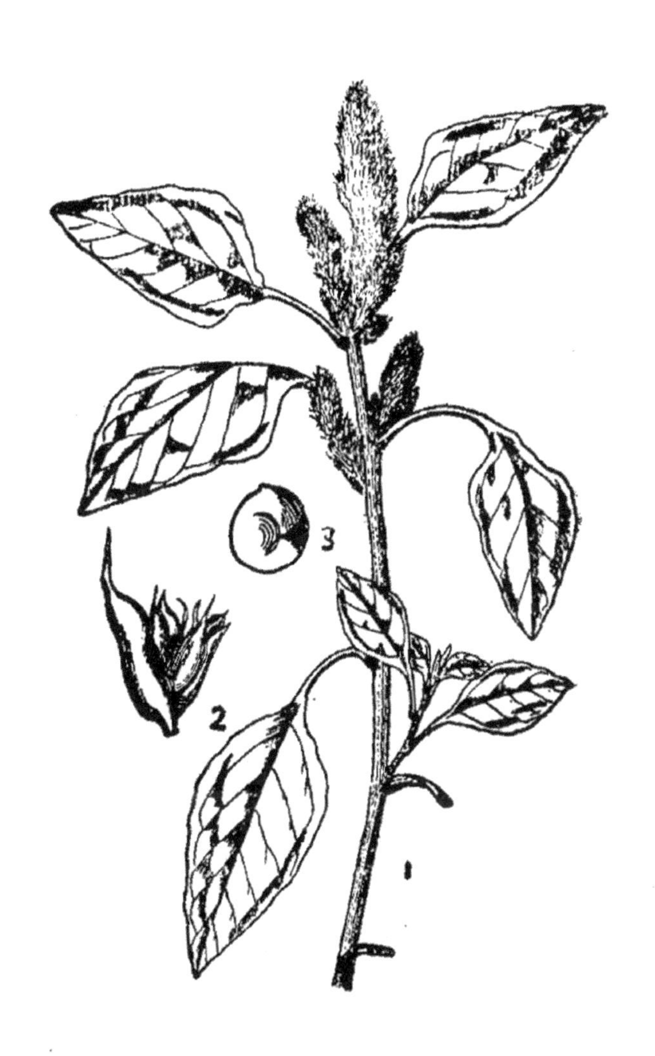

图33 苋菜（苋科，苋属）

Amaranthus retroflexus L.

1.植株上部，示花序；2.花；3.种子。

柳　叶（附：柳芽、柳皮）

别名： 垂柳。

识别： 为柳树的成长叶、嫩叶、嫩枝。

生长环境： 生于渠边、潮湿地。市郊各地均有野生。

采集加工： 药用成长叶、柳芽、柳枝。柳叶：夏秋采下鲜叶，鲜用或晒干。柳芽：春季摘取嫩芽，鲜用或晒干。柳枝：春夏季割取嫩枝，晒干。

性味功能： 性寒、味微苦。能祛风、去湿。治黄疸型肝炎，眼结合膜炎。

主治应用：（1）预防及治疗黄疸型传染性肝炎：柳芽三钱，开水沏，当茶喝，亦可酌加红糖服。（2）风湿性关节炎初起，发烧怕冷：柳芽五钱，水煎服。（3）关节肿痛，小儿发烧：鲜柳叶，煎汤外洗。（4）急慢性结合膜炎，眼睛红肿：鲜柳叶五钱，煎水，洗眼睛。（5）口臭、口苦、胃口不好：嫩柳枝放口中嚼，咽汁，吐渣。

常用量： 三至五钱。

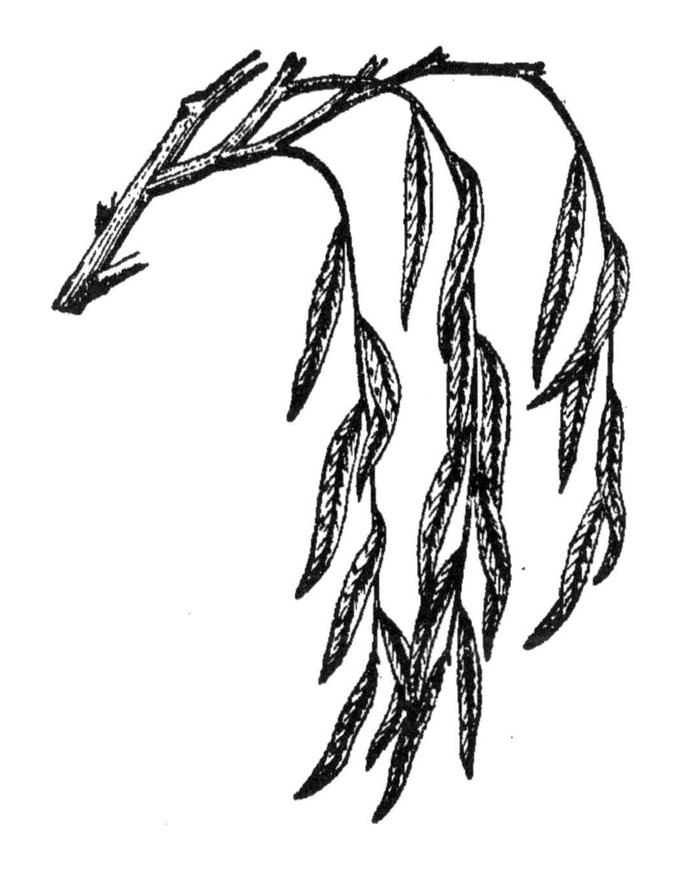

图34 柳树（杨柳科，柳属）
Salix babrlonica L.

（三）清热凉血药

地　　黄

识别：多年生草本，高10～30厘米，全株生灰白色长柔毛及腺毛。

根茎肥厚肉质，先直下后横生。茎直立，单一或由根颈发出数条。

叶由基部丛生，倒卵形至长椭圆形，基部渐狭下延成长柄，叶面多皱。

顶生总状花序；花冠筒状，微扁、稍弯，先端5浅裂，略呈2唇形，外面暗紫色，内面杂以黄色并有紫纹。蒴果卵形，外被宿存的花萼所包。

生长环境：生于山坡、路旁；贺兰山有野生，亦可种植。

采集加工：药用根茎。春、秋挖取根，去净泥土，须根及地上茎、叶。晒干或烘干。

性味功能：性寒、味甘。鲜生地黄能清热、凉血、止血。治高烧烦燥，津伤口干，咽喉肿痛，便秘。生地黄能滋阴清热、凉血、止血。治阴虚发热，月经不调，胎动不安。熟地黄能补血，滋养。治精血不足，头晕目眩，腰酸遗精，发烧，咽喉红肿疼痛，咳血。

主治应用：（1）发烧，咽喉红肿疼痛，鼻出血：鲜生地黄一两，水煎服。（2）白喉，嗓子干，大便秘结：生地黄四钱、天门冬、玄参各三钱，生大黄二钱，水煎服。（3）贫血衰弱，心悸，头晕，口渴，潮热，盗汗：熟地黄五钱，水煎服。

常用量：三至五钱；鲜地黄四钱至一两。

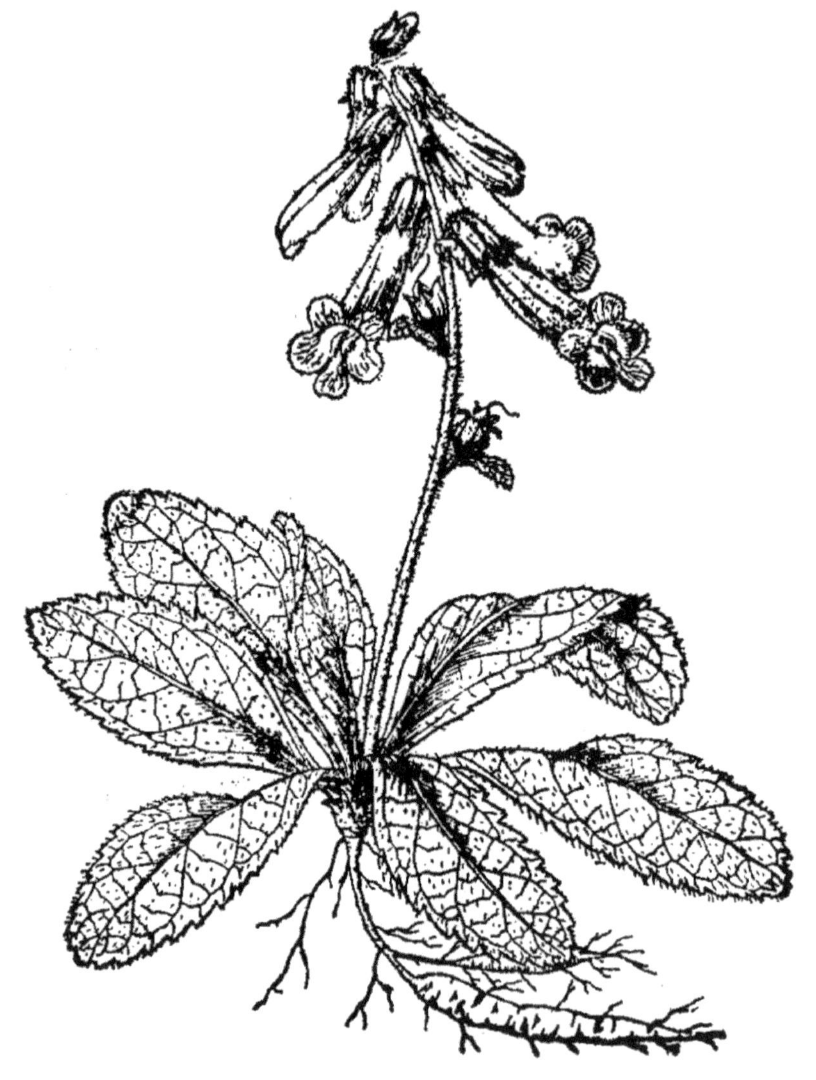

图35 地黄（玄参科，地黄属）
Rehmannia glutinosa Libosch.

— 76 —

牡 丹 皮

别名：丹皮，牡丹。

识别：落叶小灌木，高一米左右。根圆柱形，肥厚外皮灰褐色或紫棕色，有香气。树皮灰色，枝粗壮而多。叶互生，常为2回羽状复叶；小叶卵形至披针形，前部3～5裂，或有深缺刻，背面略带粉白色。花单生枝顶，大形，直径10～20厘米，单瓣或重瓣，红色，紫色或白色。蓇葖果卵圆形，先端弯曲，有毛。

生长环境：栽培植物。多种植于土壤肥沃的地方。

采集加工：药用根皮。秋季茎叶将要枯萎时刨采根，去净泥土、秧苗、须根，趁鲜将根纵向剖开，除去木心，晒干。

性味功能：性微温，味辛、苦。能凉血、清热、消炎、止痛。

主治应用：（1）腹痛及产后诸症：牡丹皮二钱，茯苓三钱，桃仁二钱五分，白芍三钱，水煎服。（2）过敏性鼻炎：牡丹皮三钱，水煎服，连服十天为一个疗程。（3）阑尾炎：牡丹皮四钱，生大黄二钱，桃仁、冬瓜仁、芒硝各三钱，水煎服。

常用量：二至四钱。

附注：孕妇慎服。

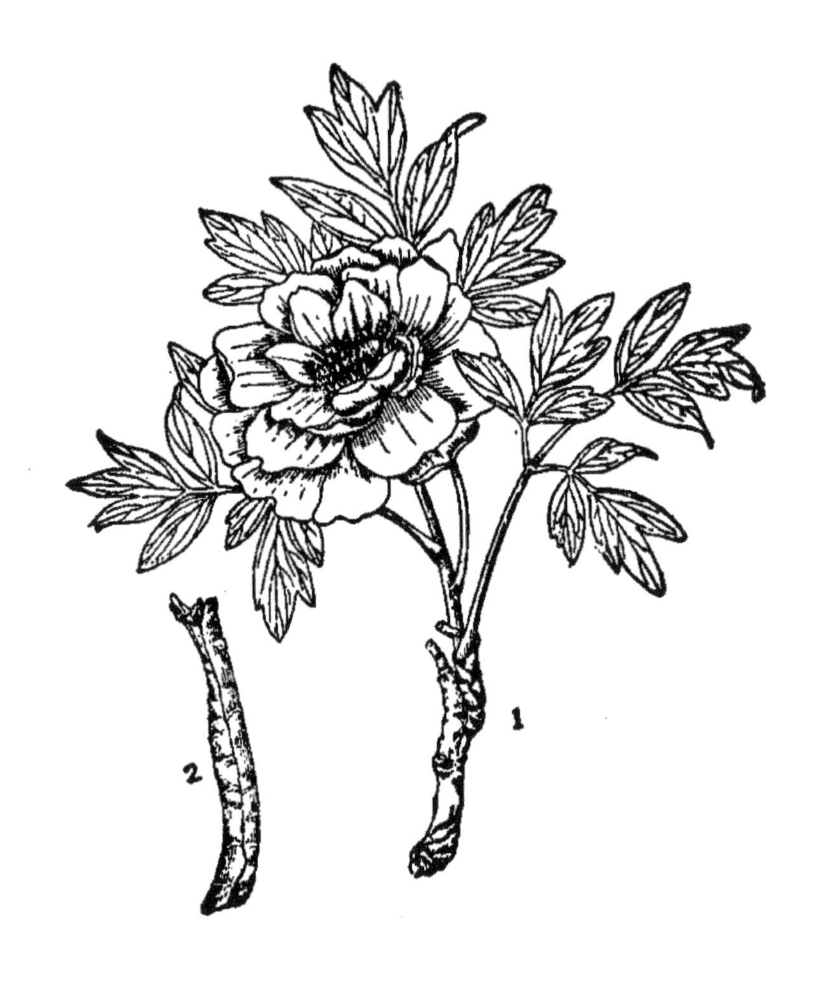

图36 牡丹（毛茛科，牡丹属）
Paeonia suffticosa
1.花枝， 2.根皮。

地　骨　皮

药物来源：本品为枸杞子树根皮。识别生长环境见枸杞子。

采集加工：药用枸杞根皮，春秋季刨采，洗净泥土，剥取外皮，晒干备用。

性味功能：性寒，味甘、淡。能清热凉血，退虚热。

主治应用：（1）虚劳发热：地骨皮、知母、当归、青蒿各三钱，秦艽二钱，水煎服。（2）肺热咳嗽，喘息：地骨、桑白皮各三钱，甘草一钱，水煎服。（3）肺结核病，下午低烧，夜眠出汗：地骨皮、银柴胡、秦艽、知母各三钱，生甘草二钱，水煎服。

常用量：二至三钱。

（四）清热去暑药

青蒿

别名：黄花蒿。

识别：一年或二年生草本，高30～100厘米，茎直立，光滑无毛，有刺激的气味。叶互生，叶片羽状分裂，表面深绿色，背面淡绿色。头状花序排列成圆锥状，花细小，球形，黄色。瘦果微小，表面有隆起的纵条纹。

生长环境：生于山坡、荒野、路旁。市郊野生较多。

采集加工：药用全草。夏、秋开花前，割取地上全草，晒干或阴干。

性味功能：性寒，味苦。能清暑热，退虚热，凉血热。

主治应用：（1）夏、秋低热无汗，胸闷，头晕：单味泡茶饮；或配通草、甘草各一钱，滑石四钱，鲜荷叶五钱，水煎服。（2）阴虚夜热，盗汗：青蒿二钱，地骨皮三钱，白薇一钱，秦艽一钱五分，水煎服。（3）皮肤湿痒：青蒿适量，煎汤外洗患处，每天一至二次。

常用量：一钱五分至三钱。

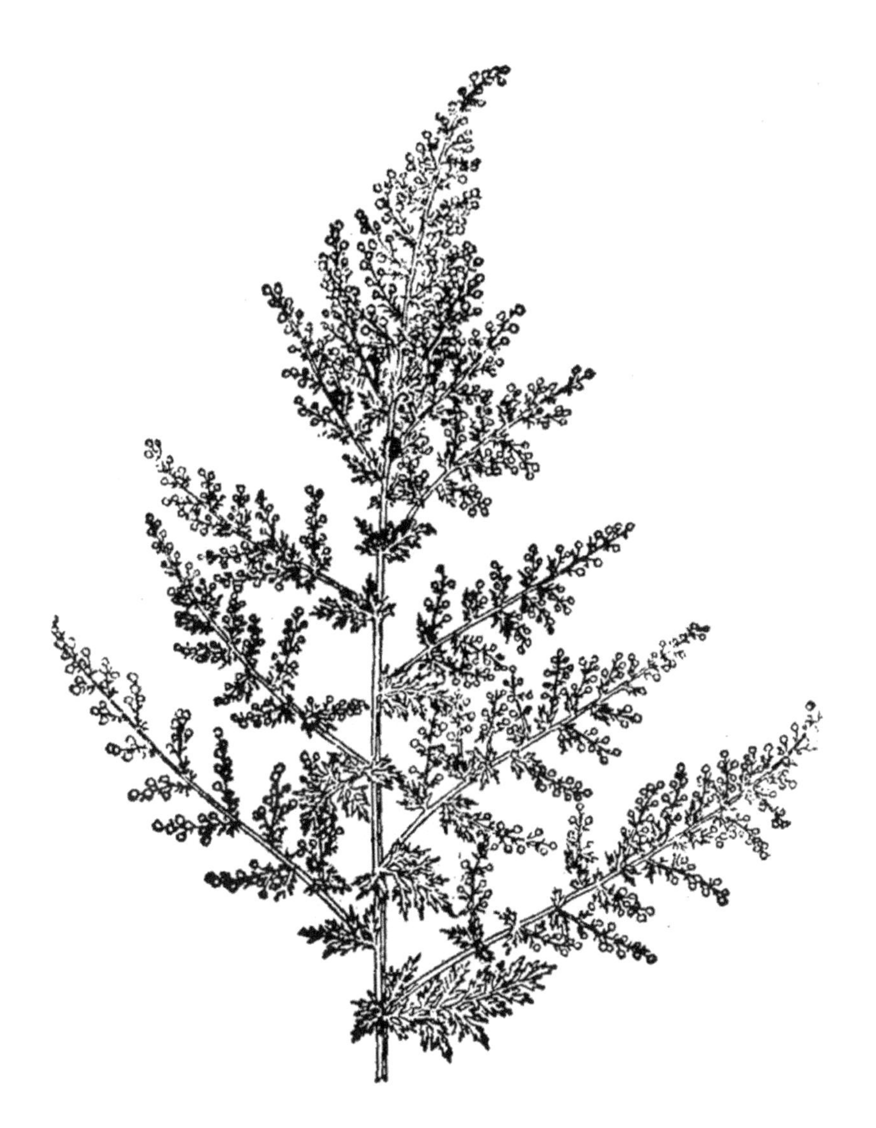

图37 青蒿（菊科，艾属）

Artemisia apiacea Hce.

荷叶（附：荷梗，藕节）

别名：莲、莲叶。

识别：多年生草本。具长根茎，横生，长而肥厚，有明显的节，中多纵孔，折断有丝。叶二型，一种浮于水面，一种直立挺出水面，叶片圆形，盾状，径30～90厘米，叶柄有刺毛。花单生于较叶高的花葶上，花瓣多数，淡红色或白色，雄蕊（莲须）多数，花丝黄色，细长，花托倒圆锥形，顶端平，有15～30个小孔，每孔内有一雌蕊，花后逐渐膨大成为莲房，坚果（莲子）椭圆形，种皮红色或白色，胚芽（莲心）绿色。

生长环境：生于池塘、湖泊中，多为栽培，市郊有生长。

采集加工：药用叶、梗（叶柄），藕节。叶、梗：夏秋间将梗、叶采下，分别晒干。藕节：春、秋挖藕后，洗净，切下节部，晒干。

性味功能：叶、梗性平，味苦。能清暑解热。节：性平、味甘涩。能凉血、止血。

主治应用：（1）夏秋暑热，低热无汗、胸闷头晕，胃口不好：鲜荷叶、鲜芦根各一两，扁豆花二钱，水煎服。（2）受暑胸闷：鲜荷梗一至二两，水煎服。（3）吐血，衄血：藕节三钱，白茅根一两，生地黄三钱，水煎服。

常用量：三至五钱。

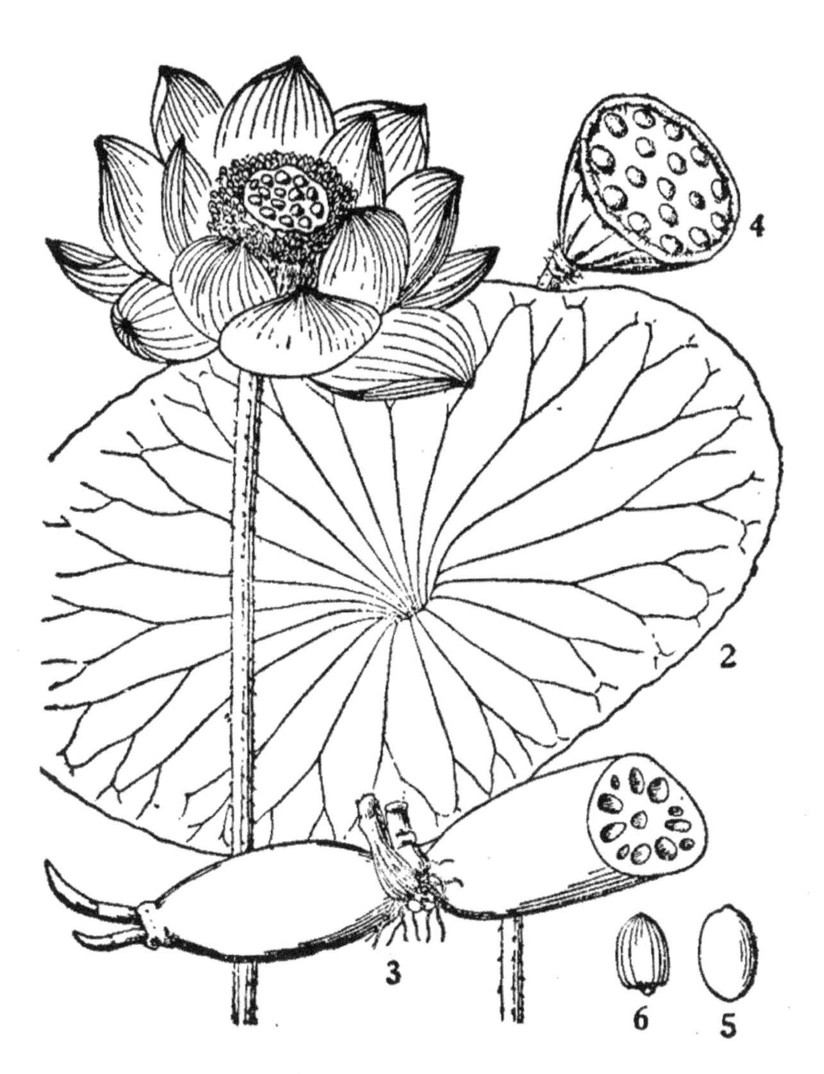

图38 莲（睡莲科，莲属）

Nelumbo nucifera Gaerfh.

1.花；2.叶；3.根茎；4.花托；5.果；6.种子。

白扁豆（附：扁豆花）

别名：藊豆，峨眉豆。

识别：一年生草本，茎缠绕，长达6米。叶为三出复叶，小叶广卵形，侧方小叶斜卵形。总状花序，腋生，白色或红紫色蔓钟形。荚果扁平，镰形，先端渐宽，顶上具一向下弯曲的喙，边缘粗糙。种子2～5粒，长方状扁圆形，白色，黑色或红褐色。

生长环境：生于田边、宅旁。市郊有种植。

采集加工：药用种子和花。种子：秋季豆荚成熟时采摘，取出种子，晒干。花：夏季花初放时采摘，去净杂质，晒干。

性味功能：性微温，味甘。能清暑，去湿，解毒，补脾胃。治暑湿内蕴，泄泻，呕吐，白带多。

主治应用：（1）暑天贪凉受寒，高烧，头痛恶心或突然昏倒：白扁豆、香薷，川朴各三钱水煎服。（2）热天急性肠胃炎，胃口不好，轻度腹泻，肚子痛：白扁豆五钱，香薷，苍术各二钱，水煎服。（3）白带多，气臭，腰腿酸困：白扁豆一两，白果仁五钱，水煎服。

常用量：二至五钱。

附注：扁豆花性味功能与扁豆略同，可治受暑，恶心，胸闷，大便稀：扁豆花二钱，鲜藿香叶三钱，水煎服。

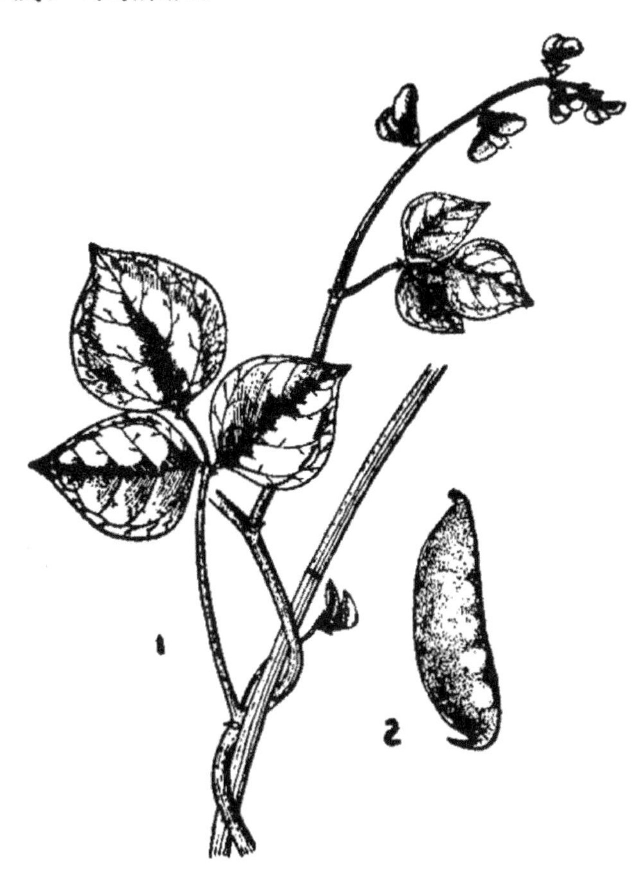

图39　扁豆（豆科，扁豆属）
Dolichos lablab L.
1.花枝；2.果。

西瓜翠（附：西瓜）

别名：西瓜皮。

药物来源：本品为栽培物植西瓜，市郊有大量栽培。

采集加工：药用外果皮。吃西瓜时剥取外果皮，洗净，晒干。

性味功能：性凉，味甘。能清热，解渴，利尿。治中暑发热，烦燥口渴，急性病高烧。

主治应用：（1）尿闭水肿：西瓜翠五钱，水煎服。（2）中暑发热，烦闷口渴，小便量少色黄：西瓜翠五钱至一两，水煎当茶饮。（3）酒精中毒：西瓜翠一两，水煎当茶灌。

常用量：五钱至一两。

附注：西瓜性寒，味甘。功效同西瓜翠。

西瓜（葫芦科，西瓜属）

Citrullus vulgaris Schrad.

化痰、止咳、平喘

南 沙 参

别名： 糙萼沙参，细叶沙参。

识别： 多年生草本，高30～60厘米。根粗壮，圆锥形，表面多突起的皱纹。茎直立，有纵条纹。叶互生，披针形或线形，边缘有稀疏不整齐的浅锯齿，叶柄短或近无柄。花冠钟型，蓝紫色，萼片线形，粗糙，有刺状短毛。

生长环境： 生于山坡草丛中或沟边。贺兰山野生较多。

采集加工： 药用根。秋季叶枯萎前，挖取根部，刮去外面粗皮，晒干或烘干。

性味功能： 性微寒，味甘。能清肺化痰，镇咳。治嗽咳多痰，头痛烦热，久咳肺萎。

主治应用： （1）慢性气管炎、咳嗽、痰不易咳出、口干：沙参、贝母、麦冬各三钱，生甘草二钱，水煎服。（2）急性传染病退烧后口干舌燥：沙参、麦冬、玉竹各三钱，生地四钱，水煎服。

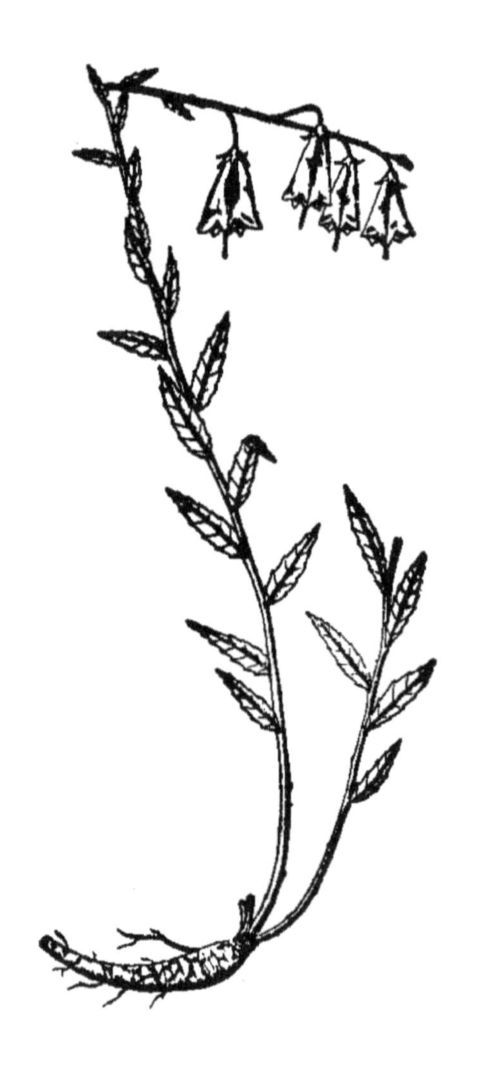

图40　南沙参（桔梗科，沙参属）
Adenophora Potaninii Rorsh.

— 88 —

百 合（附：百合花）

别名：细叶百合。

识别：多年生草本。茎直立，高60厘米左右。地下鳞茎白色，肉质，广卵形。外被膜质鳞叶，长三角形。叶互生，线形。花单一顶生，或数朵集成总状，具香气，斜向生长。花被向外反卷，朱红色，有时有少数斑点。蒴果卵圆形。

生长环境：生于山坡草丛中。贺兰山有野生，亦可种植。

采集加工：药用鳞茎和花。鳞茎：春秋挖取鳞茎，去净泥土，秧苗，须根；剥成瓣，大小分开，放于开水锅内，烫至内外无生心为度，置席上晒干。花：夏季花初开时，摘取，晒干。

性味功能：性平，味甘。能润肺止咳，清热安神。治热性病后的神经衰弱，虚弱无力，肺结核，慢性气管炎的干咳，气喘，浮肿及小便不利。

主治应用：（1）贫血、头晕无力、肺虚咳嗽、呕吐，疔毒：百合二至五钱，煎服。（2）体虚咳嗽带血：百合五钱，白芨二钱，水煎服。（3）神经衰弱，心烦失眠：百合五钱，知母二钱，水煎服。

常用量：二至四钱。

附注：百合花可治闭经，每用一钱，水煎服或当菜吃。

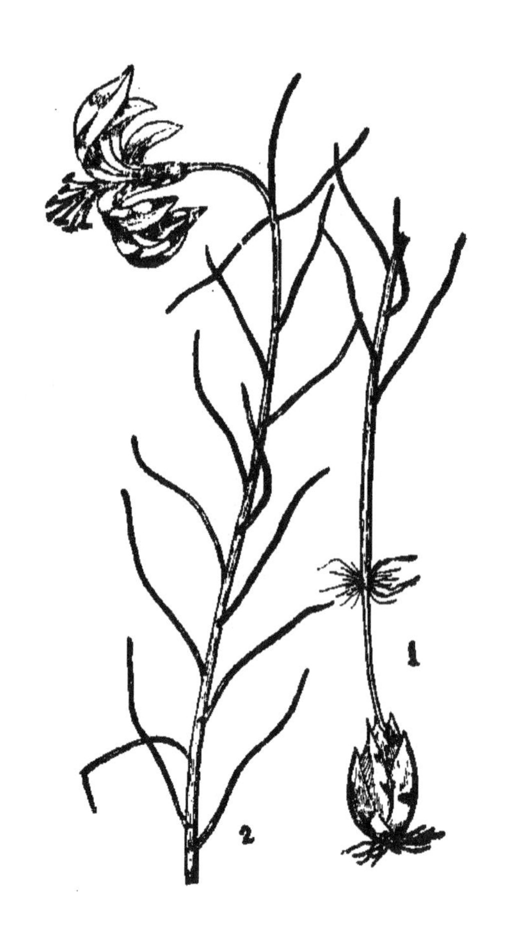

图41 细叶百合（百合科，百合属）

Lilium tenuifolium Fisch.

1.植株下部；2.植株上部。

— 90 —

甘　　草

别名：甜甘草。

识别：多年生草本，高30～90厘米。根纵横伸延，表面红棕色，有纵皱，内部桔黄至鲜黄色。茎直立，带木质，密被白色纤毛及腺体。奇数羽状复叶，互生。小叶片柄短，叶片卵圆形，基部圆形，先端急尖或钝尖，全缘。总状花序，腋生，花萼钟状；花冠蝶形，紫色或紫蓝色。荚果，多为镰刀状弯曲，褐色，荚壳坚硬，被有带腺毛的刺。内有种子数粒。

生长环境：生于砂质草地、砂丘。市郊有大量野生。

采集加工：药用根。春秋挖取，抖净砂土，去净秧苗及须根，晒干。

性味功能：性平，味甘。能润肺止咳，清热解毒，调和诸药。炙甘草健脾补虚，生甘草能清热解毒。稍能利尿。

主治应用：（1）疮疖肿毒：甘草、金银花、野菊花、蒲公英各三钱，水煎服。（2）脾虚气弱，食少便溏：炙甘草，党参、白术、茯苓各三钱，水煎服。（3）口舌生疮，小便不利，尿时刺痛：甘草稍、生地黄、淡竹叶各三钱，木通二钱，水煎服。

常用量：五分至三钱。

附注：甘草不宜大量久服，以防引起水肿。甘草不宜与甘遂、芫花、大戟、海藻同用。

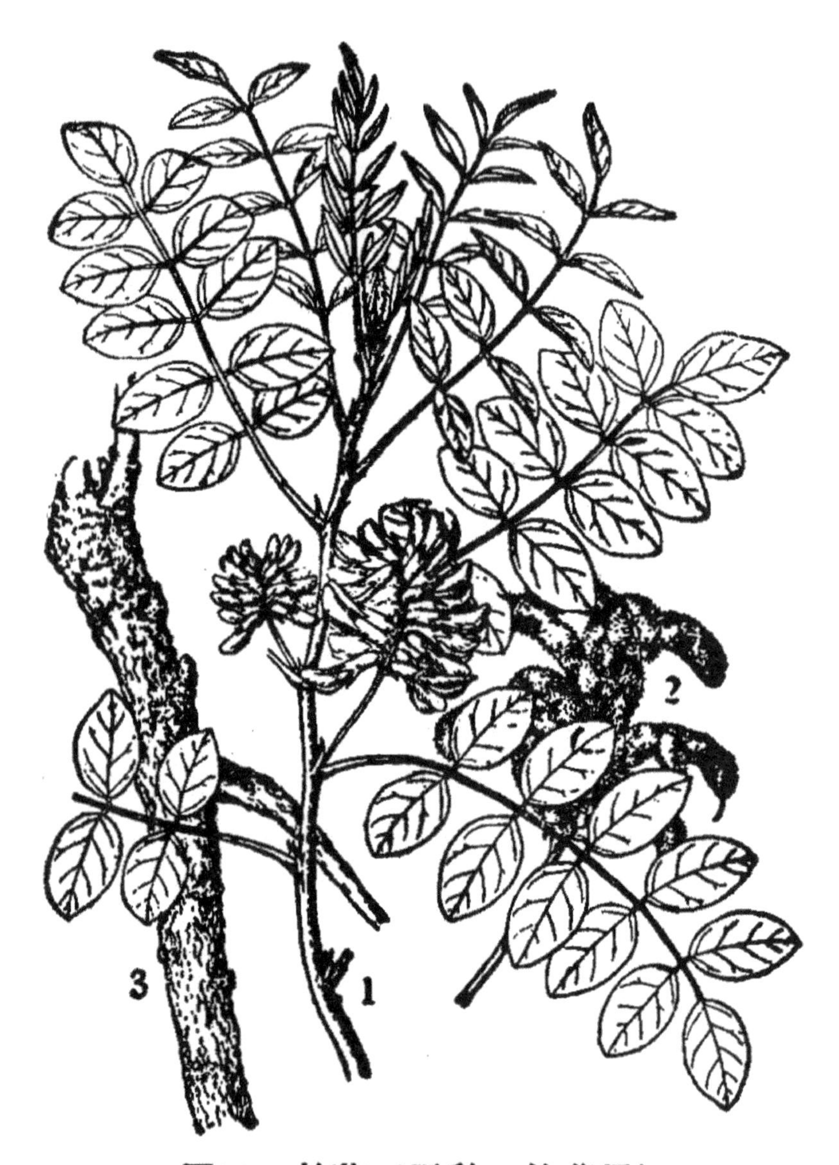

图42 甘草（豆科，甘草属）
Glycyrrhiza uralensis Fisch.
1.植物上枝； 2.果 3.药材。

旋复花（附：金佛草）

别名：复花，小黄花。

识别：多年生草本，有毛，茎直立，高30～60厘米，呈圆柱形。叶互生，长椭圆形或卵状披针形。无柄，先端尖，全缘或微有齿。稍抱茎，两面有白毛。头状花序单生或3～4朵生于枝顶，排成伞房状，花黄色。花外层为舌状花，中央为管状花。瘦果有白色冠毛。

生长环境：生渠旁、沟边杂草处。市郊野生较多。

采集加工：药用花和全草（金佛草）。夏秋间花盛开时，摘下花，晒干。割全草，晒干。

性味功能：性温，味咸。能化痰，行水，开胃。治胸中痞闷，咳嗽。

主治应用：（1）慢性气管炎，咳嗽痰多、旋复花，桑白皮各三钱，桔梗，生甘草各二钱，水煎服。（2）脾胃虚寒，脘闷嗳气：旋复花、赭石、姜半夏，党参各三钱，生姜二钱，水煎服。

常用量：一至三钱。

附注：金佛草性味功能与旋复花相似。外用金佛草叶、根可治刀伤，疔疮。煎服常用量三至四钱。

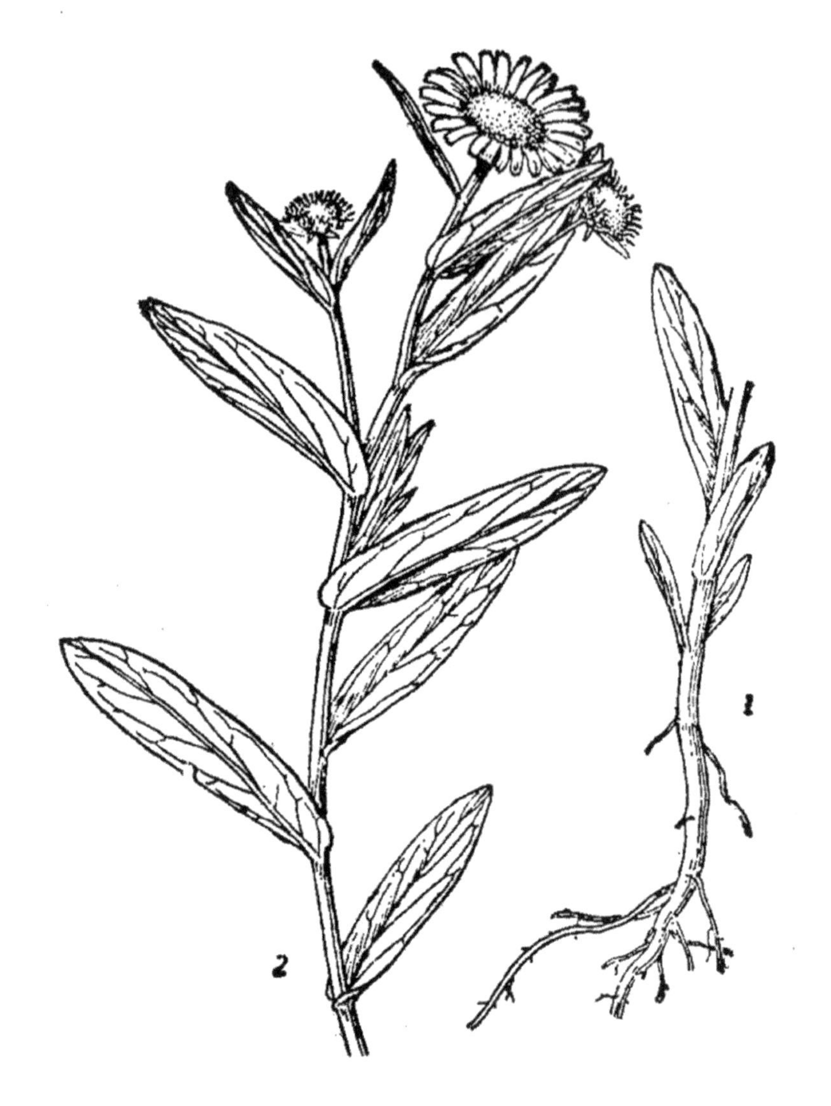

图43　旋复花（菊科，旋复花属）

Inula britanica rar. cbinensis (Rupr) Regel

1.植株下部；　2.植株上部。

— 94 —

黄　芥　子

别名：芥，芥麻子。

识别：一年或二年生草本。茎高60厘米左右，绿色，有纵行沟，疏生白色毛。单叶互生，长椭圆形或长卵圆形。叶缘有锯齿或缺刻，叶面较光滑，背面有毛。花黄白色，排列成总状花序，花瓣4片。角果细长圆形，内有种子多数，浅黄棕色。

生长环境：生于田间菜园中。市郊有种植。

采集加工：药用种子。果实成熟后，将全株割下，晒干，打下种子，去净杂质。

性味功能：性温，味辛。能温中化痰，消肿止痛。

主治应用：（1）咳嗽气喘，痰多不利：黄芥子、莱菔子、苏子各二钱，打碎，水煎服。（2）食欲不振，腹脐寒痛：黄芥子适量研末，用醋调敷肚脐。

常用量：一至二钱。

芥菜（十字花科，芥属）

Brassica juncea (L.) Czevn. ct Coss

地　椒

别名：百里香。

识别：矮小灌木，全株有香气。茎直立或匍匐，带红紫色，四棱形或近圆形，密生细毛。

叶对生，柄短；叶片为长圆状披针形，先端尖，基部楔形，两面具腺点。

轮伞形花序，集生于茎端；花萼钟形，上唇3裂，下唇2裂，两侧有针状刚毛。花冠唇形，淡红紫色。小坚果，有浓厚的芳香味。

生长环境：生于山坡草丛中。贺兰山有野生。

采集加工：药用全草。6—7月花盛开时采割，晒干。

性味功能：性温，味辛。为芳香兴奋药及杀虫药，有祛痰、镇咳、驱风、驱虫，防腐等功用。

主治应用：牙痛：地椒、川芎各等分为细末，擦疼处。放在咸菜缸内可防蝇蛆；点燃可以熏蚊子。

常用量：二至三钱。

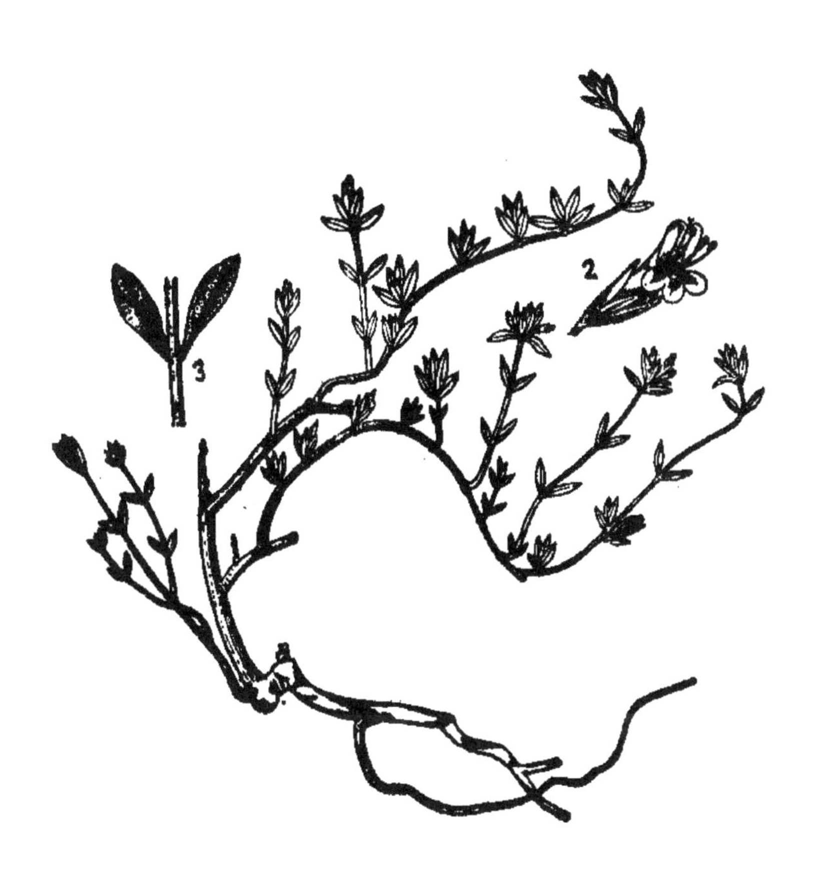

图44 地椒（唇形科，百里香属）
Thymus mongolicus Ronnigerer.
1.植株； 2.花； 3.放大茎叶。

— 97 —

杏仁（附：山杏）

别名：杏子。

识别：果仁心脏形，略扁，底部及边缘均较厚，除去外种皮后，可见有两片白色种仁。

生长环境：生于果园肥沃土壤中。市郊有栽培。

采集加工：药用核仁，收集吃完杏后的杏核，砸开取出核仁，晒干。

性味功能：性温，味苦，有小毒。能润肺，止咳，定喘，润肠通便。治感冒咳嗽气喘。

主治应用：（1）体虚咳嗽，气喘：杏仁、麦冬各三钱，贝母、生甘草各二钱，水煎服。（2）老人或产后大便干燥：杏仁、火麻仁、柏子仁各三钱，水煎服。

常用量：二至三钱。

附注：贺兰山有一种山杏，其杏仁亦可作苦杏仁入药。（图46）。

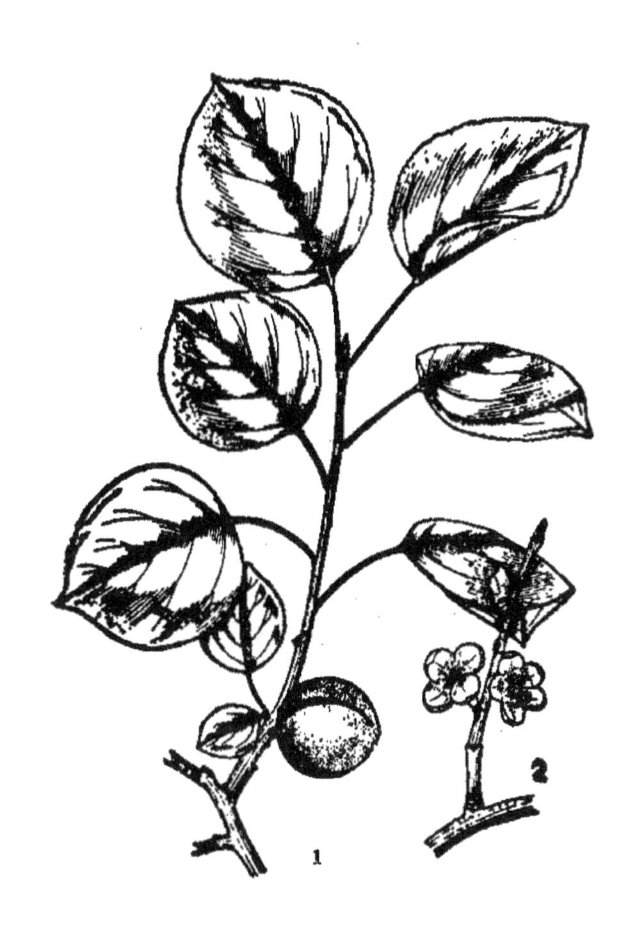

图45 杏（蔷薇科，杏属）

Prunus armeniaca L.

1.植株的一枝； 2.花枝。

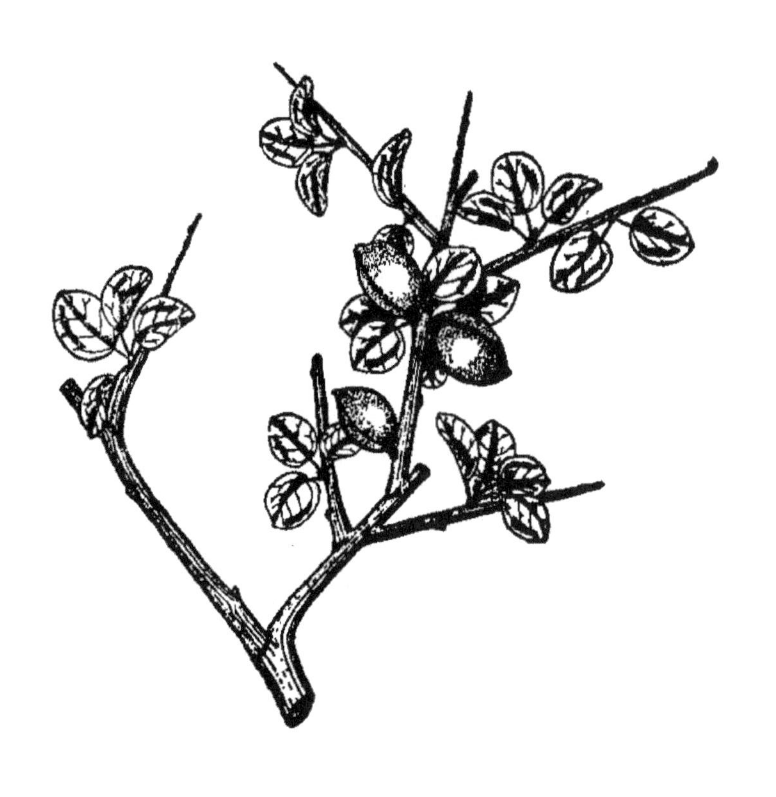

图46 贺兰山杏（蔷薇科）

紫　　菀

别名：山白菜。

识别：多年生草本，茎直立，高一米左右。根茎短，多须根，柔软，紫褐色。根生叶丛生，长椭圆形，基部渐狭，边缘有锐锯齿，两面疏生毛，头状花序生于枝顶，花梗上有毛，边缘为舌状花，淡紫色，中央为管状花，黄色。瘦果扁平，有白色冠毛。

生长环境：生于湿润肥沃的土壤。市郊有栽培。

采集加工：药用根。春秋挖取，去净泥土，晒干。

性味功能：性温，味苦。能润肺，化痰、止咳。

主治应用：（1）感冒咳嗽，痰多：紫菀二钱，荆芥、白前各三钱，桔梗二钱，水煎服。（2）肺结核咳嗽，咯血：紫菀二钱，知母、麦冬各三钱，五味子一钱，水煎服。

常用量：二至三钱。

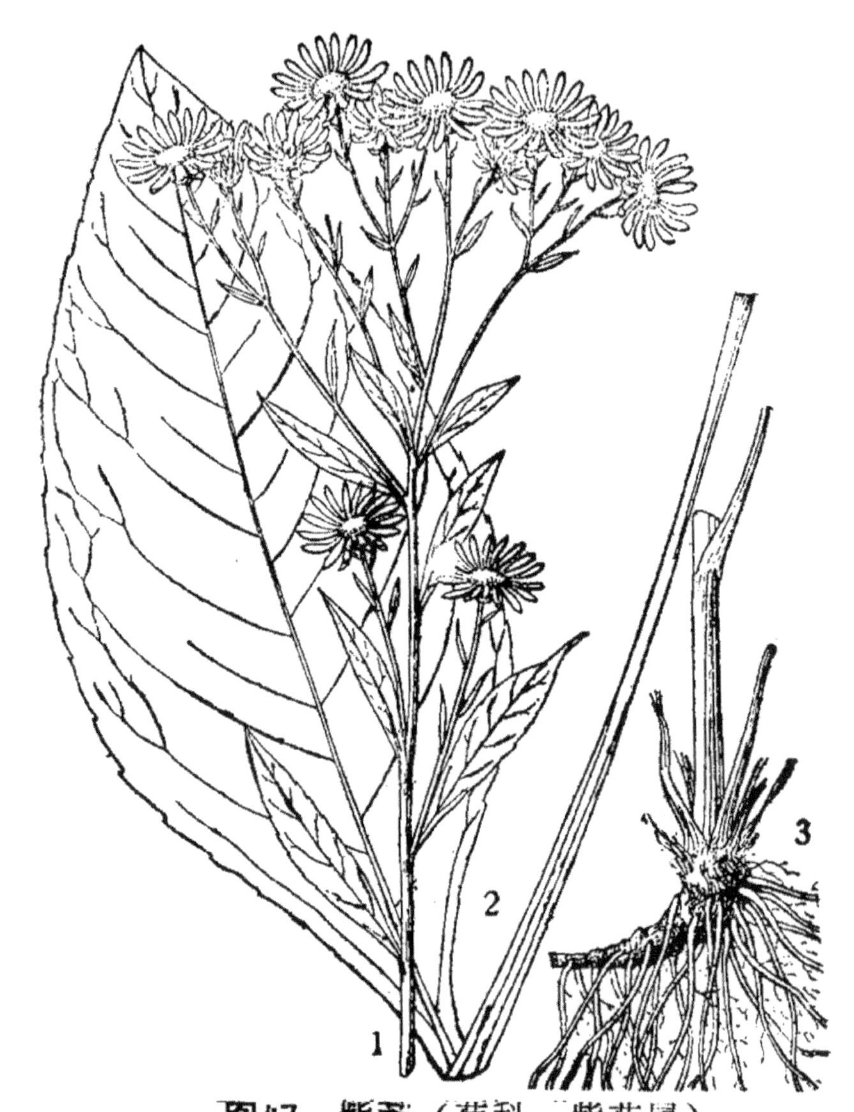

图47 紫菀（菊科，紫菀属）

Aster tataricus L. F.

1.茎上部，示花序； 2.叶； 3.根茎及根。

款 冬 花

别名：冬花，款冬。

识别：多年生草本，高10～30厘米，根茎细长。根生叶有长柄，叶片圆状心形，表面暗绿色，光滑，背面密生白色茸毛，叶缘具波状齿。先开花后出叶，头状花序顶生，花黄色，花蕾紫红色。花茎数枝，被茸毛。瘦果有白色毛。

生长环境：生于水沟边。市郊有栽培。

采集加工：药用花蕾。冬至前后采收，放通风干燥处晾干。

性味功能、性温，味辛、甘。能润肺祛痰、止咳定喘。

主治应用：（1）咳嗽痰中带血：款冬花、百合各四两，做蜜丸。每服三钱，开水送服，每天二次。（2）慢性气管炎，咳嗽不止：蜜炙款冬花，适量装入烟锅中，当烟吸。

常用量：二至三钱。

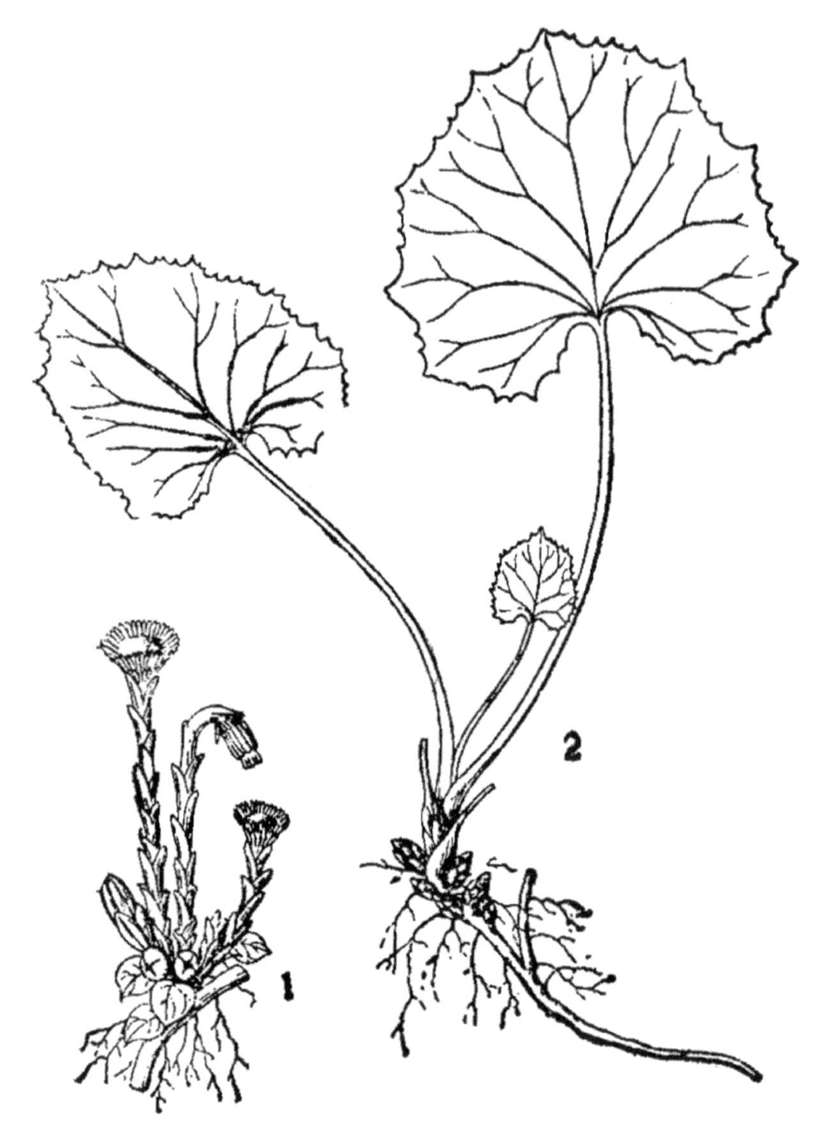

图48 款冬（菊科，款冬属）
Tussilago farfara L.
1.开花时的植株； 2.发叶后的植株。

—104—

葶 苈 子

别名：辣辣秧。

识别：一年或二年生草本，根辣，茎直立，高30～60厘米。多数分枝，叶互生，基生叶倒披针形，羽状浅裂，茎生叶线形。总状花序顶生，花小，白色，果实扁圆形，有两小粒红棕色种子。

生长环境：生于路旁、田边。市郊各地均有野生。

采集加工：药用种子。夏秋果实成熟时采割，打下种子，晒干。

性味功能：性寒，味辛、苦。能行气利水，止咳平喘。

主治应用：慢性气管炎、咳嗽、气喘痰多：葶苈子三钱，大枣十个，水煎服。（2）肾炎水肿，尿道炎：单味水煎服。

常用量：一至三钱。

附注：贺兰山野生有一种播娘蒿Descurainia sophia (L.) Schur. 的种子性味功能与葶苈子同，可同等入药。

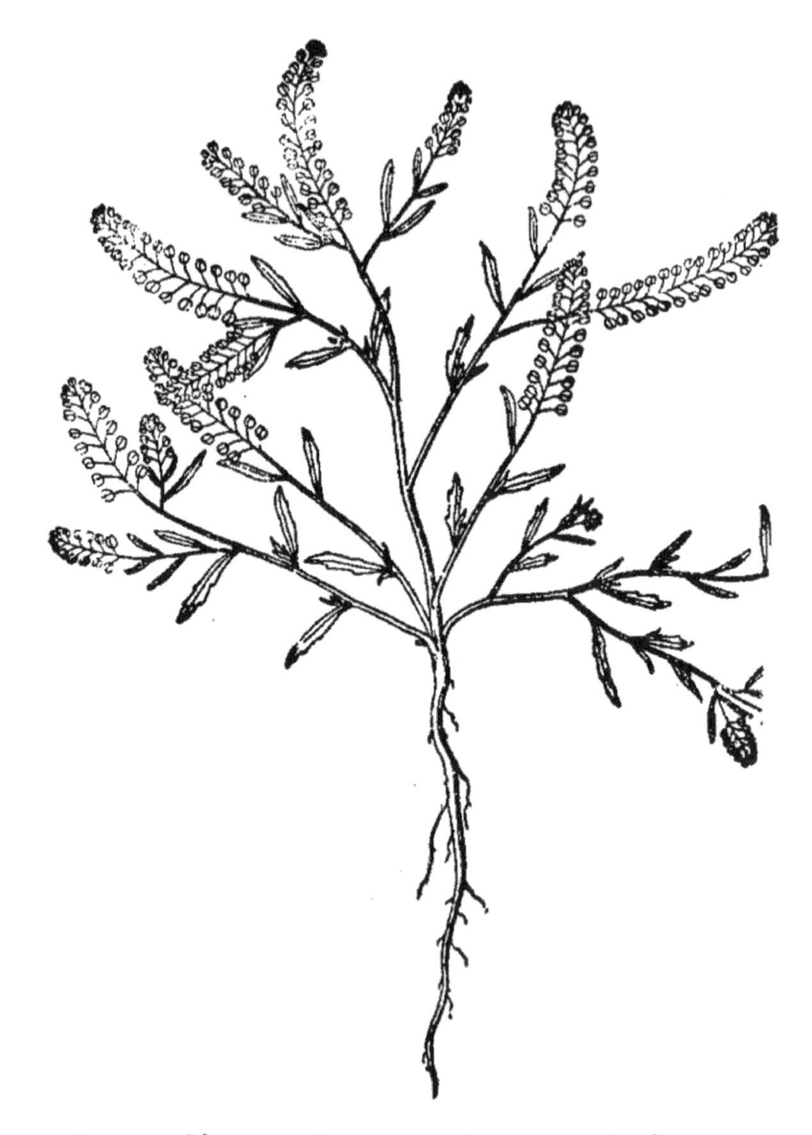

图49 腺独行菜（十字花科，独行菜属）
Lepidium apetalum willd

—106—

射　干

识别：多年生草本。高0.5～1米，地下根茎匍匐，生有多数须根，黄棕色。叶扁平嵌叠状，广剑形，先端尖，全缘，基部抱茎，有平行叶脉。叶两面黄绿色。花顶生，排列成总状花序。花桔黄色，散有紫色斑点。花茎超出叶长约一倍。蒴果椭圆形，种子近球形，黑色。

生长环境：生于山坡草丛中。贺兰山有野生。

采集加工：药用根茎。春秋两季挖取根茎，去掉泥土及须根，晒干。

性味功能、性寒，味苦，有小毒。能泻火，解毒、散血、消肿、祛痰。治咳嗽，喉痛。外敷治疮毒。

主治应用：（1）咳嗽、痰鸣、气喘：射干一钱，麻黄、半夏、生姜各一钱，紫菀三钱，款冬二钱，水煎服。（2）咽喉红肿疼痛：射干、薄荷各一钱，金银花二钱，桔梗、甘草各二钱，牛蒡子三钱，水煎服。（3）疮疖肿毒：射干研末，外敷患处。

常用量：八分至一钱五分；外用适量。

附注：孕妇忌服。

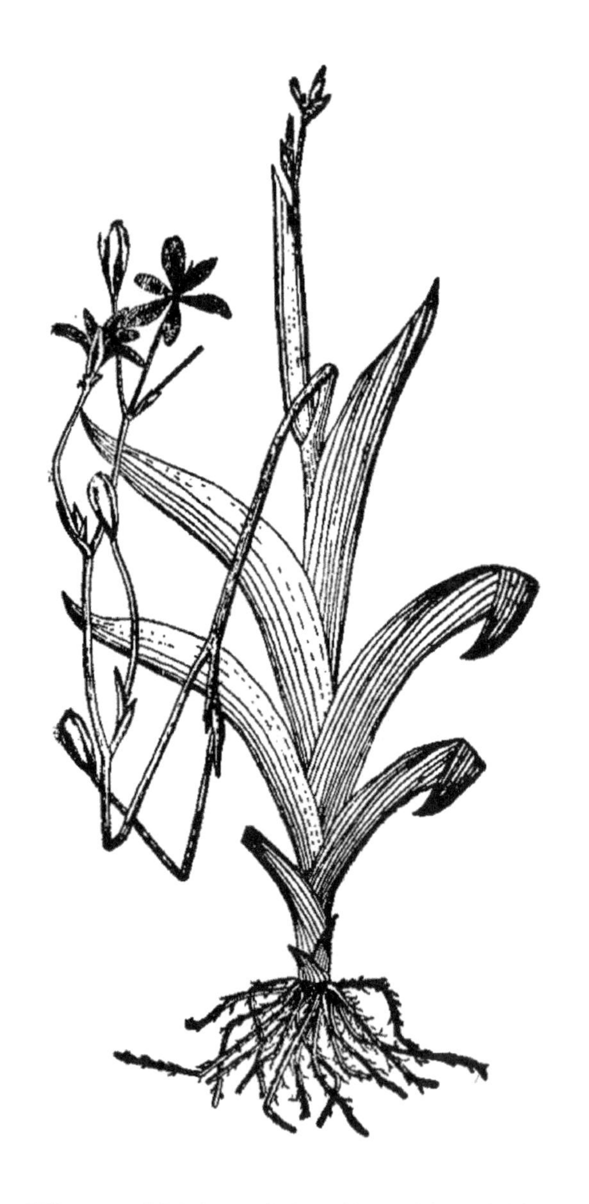

图50 射干（鸢尾科，射干属）
Belameanda chinensis (L.) DC.

—108—

凤 凰 衣

药物来源：本品为孵出小鸡后蛋壳内的卵膜。

采集加工：全年均可收集。孵出小鸡后，取出壳内软膜，洗净，晒干。

性味功能：性温，味甘。能止咳。

主治应用：（1）慢性气管炎，久咳不愈：凤凰衣、麻黄各一两，研末，每服一钱，开水冲服，每天二次。

常用量：三至五钱。

洋金花

别名：曼陀罗花，洋蓖麻子。

识别：一年生直立草本，高一米左右。圆柱形，上部呈二歧状分枝，幼枝绿色。单叶互生，叶卵圆形至广卵形，先端渐尖，基部渐狭，边缘呈微波状或角裂，叶面绿色背面较淡。花单生于叶腋或枝叉，萼筒状，花冠漏斗状。蒴果直立，具刺，熟时由顶端向下作规则的4瓣裂，种子黑色、卵圆形，多数。植物有特殊臭味。

生长环境：生于田边、路旁、荒草中。市郊有野生。

采集加工：药用花。花刚开放时，摘下晒干。

性味功能：性温，味辛，有毒。能镇痉，定痛，祛风湿，止哮喘。

主治应用：（1）支气管哮喘：将洋金花切成丝，和烟丝拌匀，点燃作烟吸。以喘平为度，吸多会中毒。（2）肌肉疼痛、麻木、寒湿脚气：洋金花适量，煎汤外洗。

常用量：一分至三分。

附注：市郊还野生有叶有毛，花白色的毛曼陀罗及紫花曼陀罗，均可供药用。

—110—

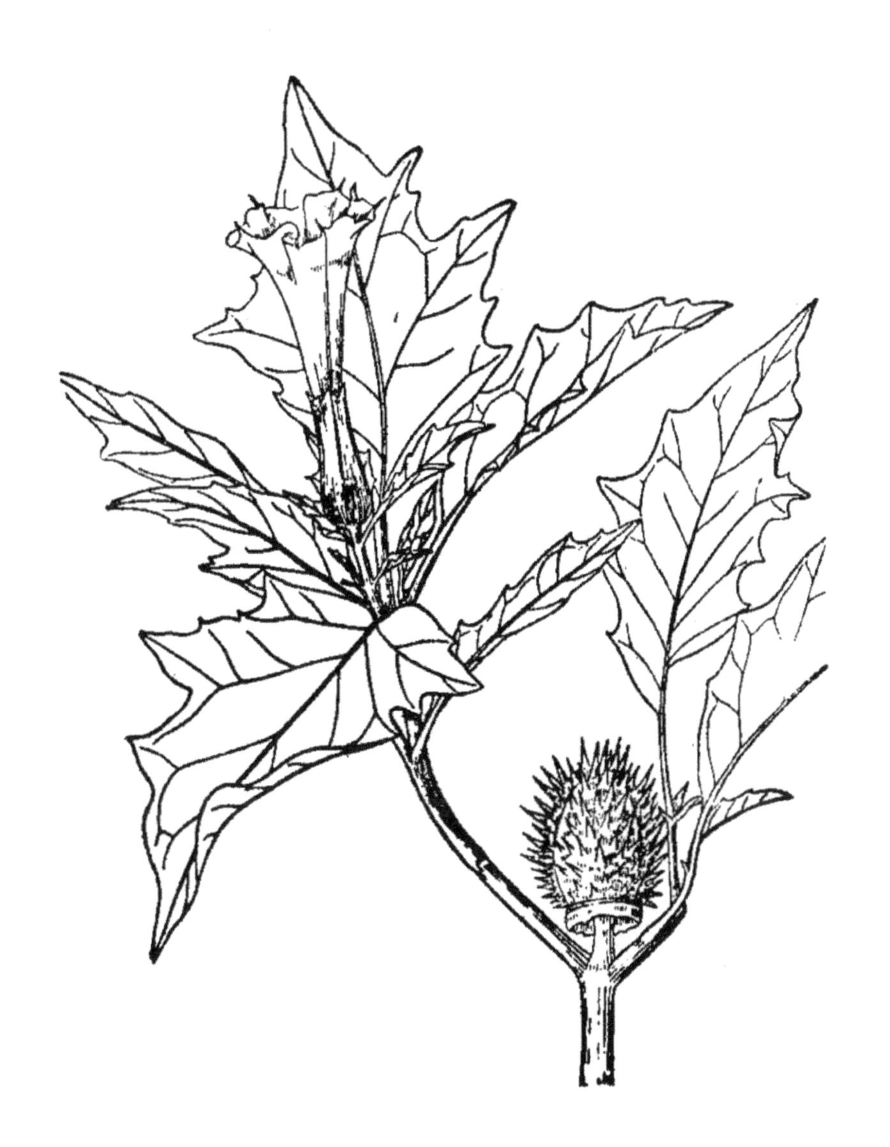

图51 曼陀罗（茄科，曼陀罗属）

Datura stramonium L.

—111—

健脾开胃，消食药

打　碗　花

别名：旋花。

识别：多年生蔓草。地下根茎白色，横生。地上呈缠绕茎，蔓性匍匐，常卷绕它物。叶有长柄。戟形或椭圆状箭形，互生。花单生于叶腋，有长柄，夏天开漏斗状红花，中午开，晚上谢。蒴果球形，内含种子四粒，光滑。

生长环境：生于渠边、路旁、田间。市郊有野生。

采集加工：药用根茎。春秋挖取地下根茎，阴干或晒干。

性味功能：性平，味甘。能健胃消食，消胸痞淤气，益精神，利大小便。并可治糖尿病及促进骨折创伤的愈合。

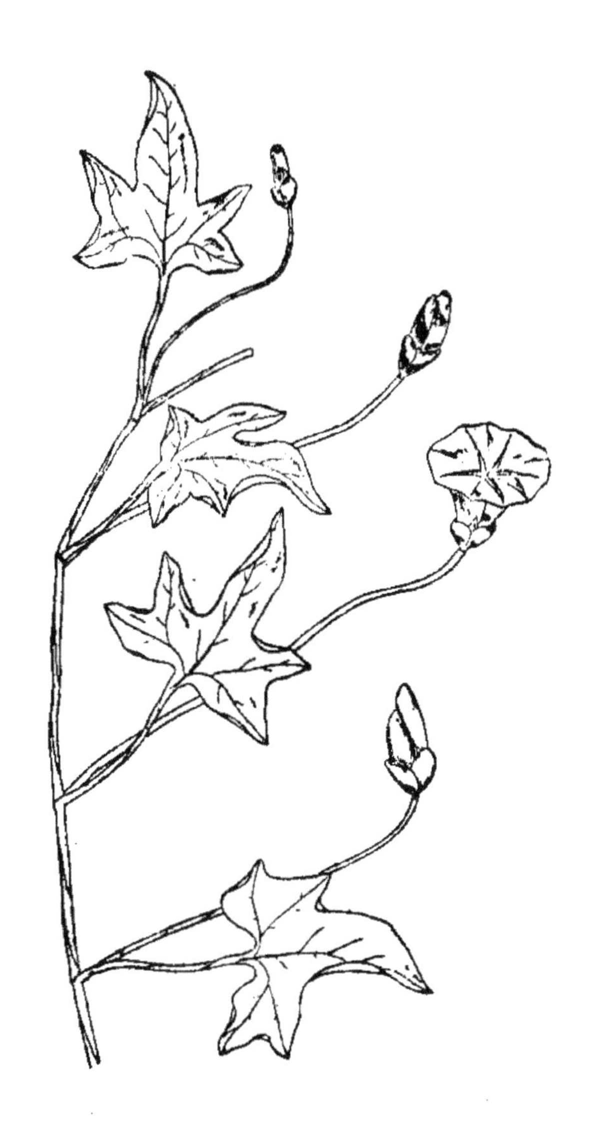

图52 **打碗花**（旋花科，打碗花属）

Calystegia japonica Choisy

莱菔子（附：萝卜菜，地枯萝）

别名：萝卜子，莱菔。

药物来源：本品为栽培蔬菜植物萝卜的种子、叶、及老根。市郊有大量栽培。

采集加工：药用种子（莱菔子），叶（萝卜菜），老根（地枯萝）。子：夏秋间果实成熟时收割，晒干，搓出种子，去净杂质。菜：收萝卜时采集绿叶，晒干。地枯萝：结果后的植物老根，挖取，晒干。

性味功能：子性平，味甘、辛。能消食化痰，下气定喘。治食积胸闷，咳嗽痰喘。菜：止泻痢，治咽喉炎。枯萝：利尿退肿。

主治应用：（1）食积泄泻、腹胀嗳气：炒莱菔子、炒山楂各三钱，水煎服或研末吞服。（2）慢性气管炎，咳嗽，痰多：炒莱菔子、杏仁各三钱，甘草二钱，水煎服。（3）痢疾腹泻：莱菔菜五钱至一两，水煎服。（4）咽喉炎，声音嘶哑：菜五钱、桔梗、甘草各二钱，水煎服。（5）面黄肿胀，胸腹饱满：根五钱，冬瓜皮三钱，葫芦壳二钱，水煎服。

常用量：子一钱五至三钱，菜三钱至一两，根：二至五钱。

莱菔（十字花科，萝卜属）

Raptanus sativus L.

—114—

麦　　芽

别名：大麦芽。

药物来源：本品为粮食作物大麦，市郊有大量种植。

采集加工：药用麦芽。全年均可生产。将大麦拣去杂质，洗净，加水浸至七成透。捞出放于箩筐或蒲席上，盖湿布，经常保持湿度，至大麦发芽至二分左右，取出，晒干。

性味功能：性平，味咸。能消食，回乳，健胃。治食积不化，心腹胀满。

主治应用：（1）食积不化，胃口不好：焦麦芽、焦山查、焦神糊各三钱，水煎服。（2）乳汁不回，乳房胀痛：麦芽四两，研末每服五钱，开水送服，每天四次。（8）消暑开胃：焦麦芽泡茶饮。

常用量：一至五钱。

大麦（禾本科，大麦属）

Hordeum vulgare L.

谷　　芽

药物来源：本品为粮食作物谷子，市郊有大量种植。

采集加工：将谷子洗净，捞去浮起的空壳，加水浸至七成透。捞出装缸或筐内，上盖湿布，每天洒水保持湿润，至谷子发芽1～3分长时，取出晒干备用。

主治应用：（1）食积不化、炒谷芽、炒麦芽、焦山楂、焦神粬各三钱，炒莱菔子二钱，水煎服；（2）消化不良：炒谷芽三钱，苍术、鸡内金，炙甘草各二钱，水煎服。

常用量：二至五钱。

鸡　内　金

别名：鸡肫皮。

识别：本品为鸡胃的内壁。形状似兜，干后坚硬而脆，全体金黄色或略带绿色，有明显的皱纹。

采集加工：药用鸡胃内壁。全年均可集收。杀鸡后将胃剖开，剥取胃内壁，洗净，晒干。

性味功能：性平，味甘。能健胃，消食。治食积不化，呕吐，泻痢，小儿疳积。

主治应用：（1）食积不化：鸡内金二钱，莱菔子三钱，香附二钱，麦芽四钱，苍术二钱，水煎服。（2）食积不化，肚子胀满：炒鸡内金二两，研末，每服二钱，开水送服，每天两次。（3）慢性肠炎，泻肚，肚子胀，胃口不好：炒鸡内金、炒白术各三两，研末，每服二钱，饭前用开水送服，每天二次。

常用量：一至三钱。

止血、活血去淤药

（一）止血药

土三七

别名：乳毛三七，费菜，六月莲。

识别：多年生草本，高30～50厘米。根茎粗壮，半木质，地上茎直立。叶互生，肉质，广卵形至狭倒披针形，先端钝，边缘有锐齿，基部渐狭，光滑。花黄色，无柄，排列成顶生伞房状聚伞花序；萼五片，花瓣五片。蓇葖果；种子平滑。

生长环境：山坡、草丛。贺兰山野生较多。

采集加工：药用根及全草。根：秋季挖取，晒干。全草：夏季花开时割取，晒干。

性味功能：性平，味苦。能清热解毒，止血行淤，治跌打损伤，淤血凝滞。

主治应用：（1）吐血：土三七三钱，茜草三钱，水煎服。（2）跌打损伤：土三七三钱，水煎服，渣捣烂外敷患处。（3）高血压，心烦面红：鲜土三七二两，水煎加蜂蜜调服。心悸亢进：鲜全草二两，猪心一个，蜂蜜二两，加水同燉熟，去药渣，分两次服下。

常用量：三至四钱。

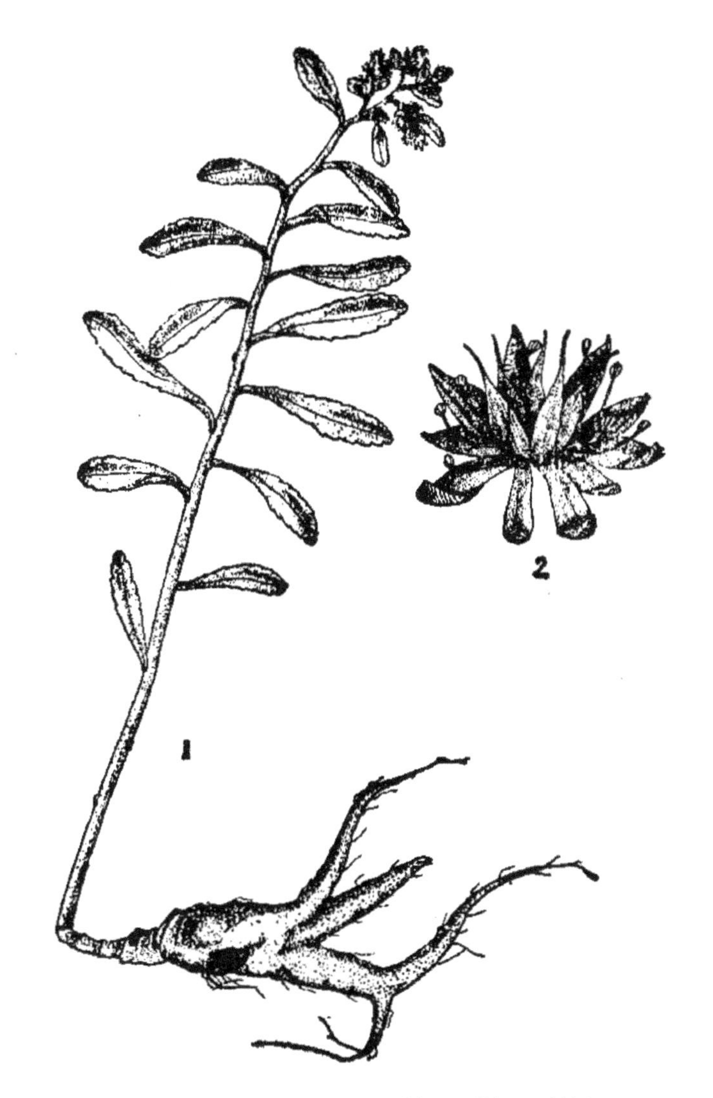

图53 土三七（景天科，景天属）

Sedum Aizoon L. var glabrifolium Kitag.

1.全株；　　2.花。

白茅根（附：茅花）

别名：白茅，茅草根。

识别：多年生草本。高50～100厘米，节上有白毛。根茎细长，横生，白色，节上有鳞片。叶线形，长30厘米左右。圆锥花序紧缩成圆柱状，密生白色长柔毛，将小穗完全隐蔽，夏季开花。

生长环境：生于荒坡草地及沙质草地。市郊有野生。

采集加工：药用根茎和花。根：春秋两季刨挖，去净秧苗及泥土、须毛，晒干。花：夏季花盛开时采下，晒干。

性味功能：性寒，味甘。能止血，凉血、清热利尿。治吐血，尿血、水肿。

主治应用：（1）吐血，鼻出血，尿血：白茅根一两，水煎服；或和鲜小蓟、鲜藕节等量，捣汁服。（2）急性肾炎，浮肿，小便少：白茅根、西瓜皮各一两，玉米须三钱，赤小豆四钱，水煎服。

常用量：二至六钱，鲜品一至二两。

附注：茅花亦能止血，主治与白茅根同。

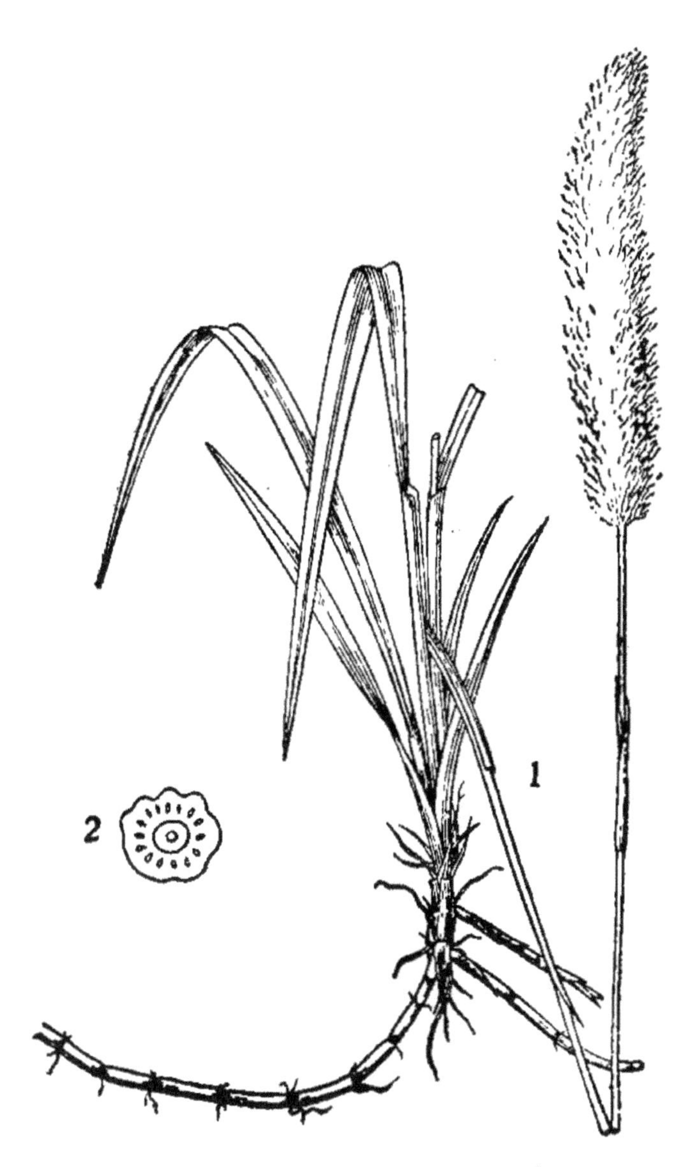

图54 白茅（禾本科，白茅属）
Imperata cylindrica(L.) Beanv.
1.植株； 2.茎的横断面。

侧柏叶

别名：侧柏。

识别：常绿乔木，高5～10米，小枝扁平，叶交互对生，为鳞状，绿色或绿褐色，密生于小枝上，有香味。花单性，雌雄同株；雄花序卵园形，雌花序由4对珠鳞组成。球果广卵形，熟时木质，开裂。种子卵园形，棕褐色。

生长环境：生于向阳山坡，耐寒、耐旱。市郊、贺兰山均有野生，亦可栽培。

采集加工：药用叶，全年均可采收，以秋季为好。摘取小枝叶，阴干。

性味功能：性寒，味甘、苦、涩。能凉血、止血。治吐血，便血。

主治应用：（1）咳嗽痰中带血，鼻出血，溃疡病少量出血：侧柏叶五钱，水煎服。（2）大便出血：炒侧柏叶、炒槐花、炒荆芥各二钱，枳壳一钱五分，水煎服。

常用量：二至四钱。

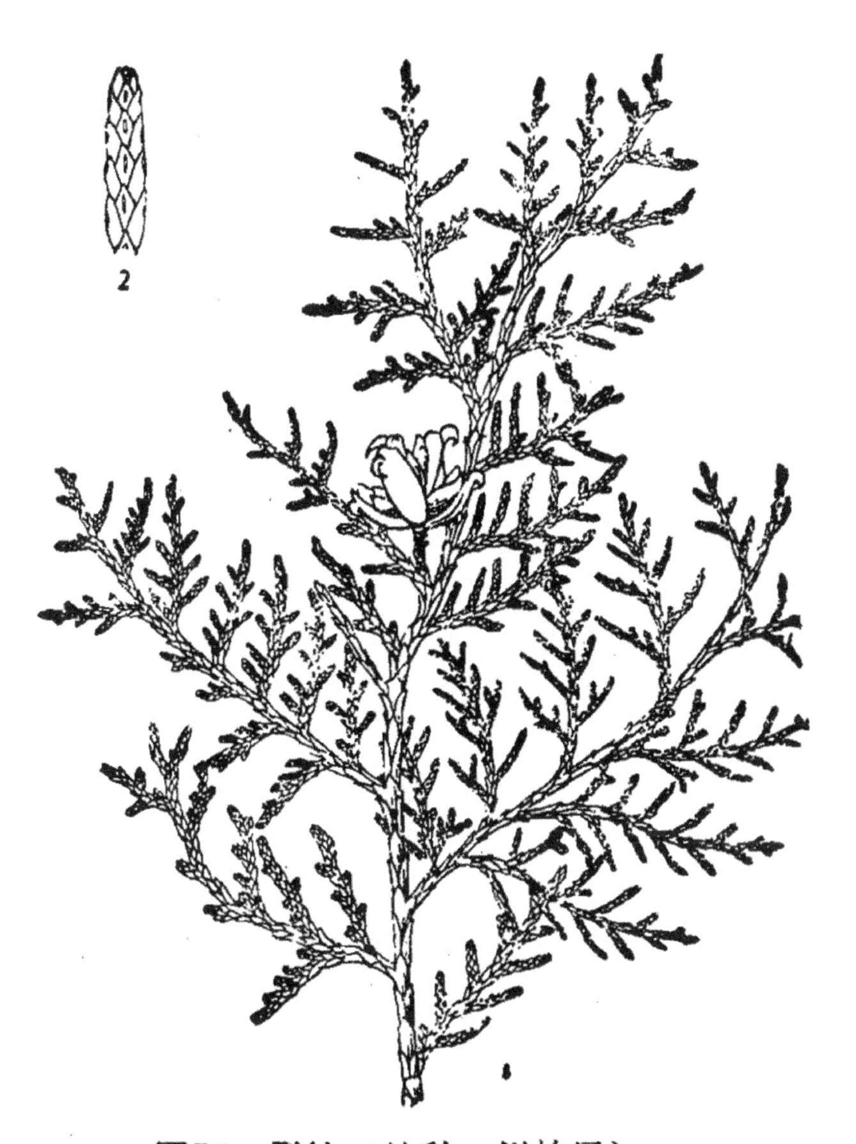

图55　侧柏（柏科，侧柏属）

Biota orientalis (L.) Engl.

1.果枝；　2.小枝放大，示鳞片叶。

红 三 七

别名：拳参，倒根草，珠芽蓼。

识别：多年生草本。根茎短粗弯曲，形状象虾，外皮黑褐色，断面紫红色。茎直立或斜上，丛生，高可达20厘米。根生叶具长柄，叶片长椭园形或宽披针形，革质，中脉明显，边缘具细纹而稍卷。穗状花序顶生，上部生小花，下部生珠芽，小花白色或淡粉红色，珠芽暗绿色。

生长环境：生于阴坡、湿草甸子。贺兰山有野生。

采集加工：药用块根。春秋采挖，洗净泥土，除掉须根，晒干或切片后晒干。

性味功能：性微寒，味苦，涩。能清热解毒，活血消肿，止血止泻。治痈肿疮毒，咯血，肠炎。

主治应用：（1）痈肿疮毒，跌打损伤：珠芽蓼五钱，水煎服，或研细末，黄酒送服，亦可用鲜品适量，捣烂外敷。（2）咯血，鼻出血，痔疮出血：珠芽蓼一两五钱，研细末，每服一钱半，每日二次。痔疮出血可煎汤熏洗。（3）肠炎，痢疾，胃溃疡：珠芽蓼一两五钱，研细末，每服一钱半，每日二次；或珠芽蓼五钱，水煎服。（4）咽喉肿痛：珠芽蓼四钱，水煎服。

常用量：二至五钱。

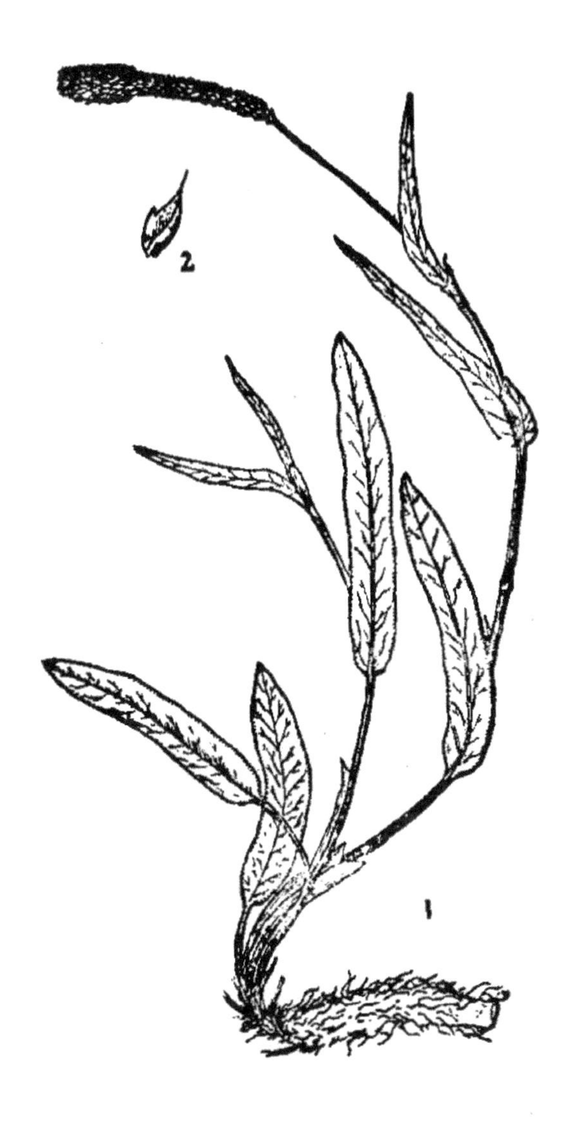

图56 珠芽蓼（蓼科，蓼属）

Polygonum viviparum L.

1.全株； 2.苞片和珠芽。

小　　蓟

别名：刺儿菜，刺蓟。

识别：多年生草本，地下有须根。茎直立，高30厘米，表面绿色或带微紫色，有纵条纹，被白色茸毛，近顶端分枝。叶互生，边缘浅裂，具细针刺，茎生叶无柄，基部抱茎。顶生头状花序。

生长环境：生于田野、路旁。市郊野生很多。

采集加工：药用全草。6～9月挖取连根全草，晒干。

性味功能：性凉，味甘、苦。能凉血、止血、散淤、消肿。治各种出血，兰尾炎，乳腺炎，痈疖。

主治应用：（1）子宫出血：小蓟三钱，水煎服。（2）鼻衄：小蓟二钱，白茅根五钱，水煎服。（3）传染性肝炎：小蓟一两，水煎服。

常用量：二至五钱。

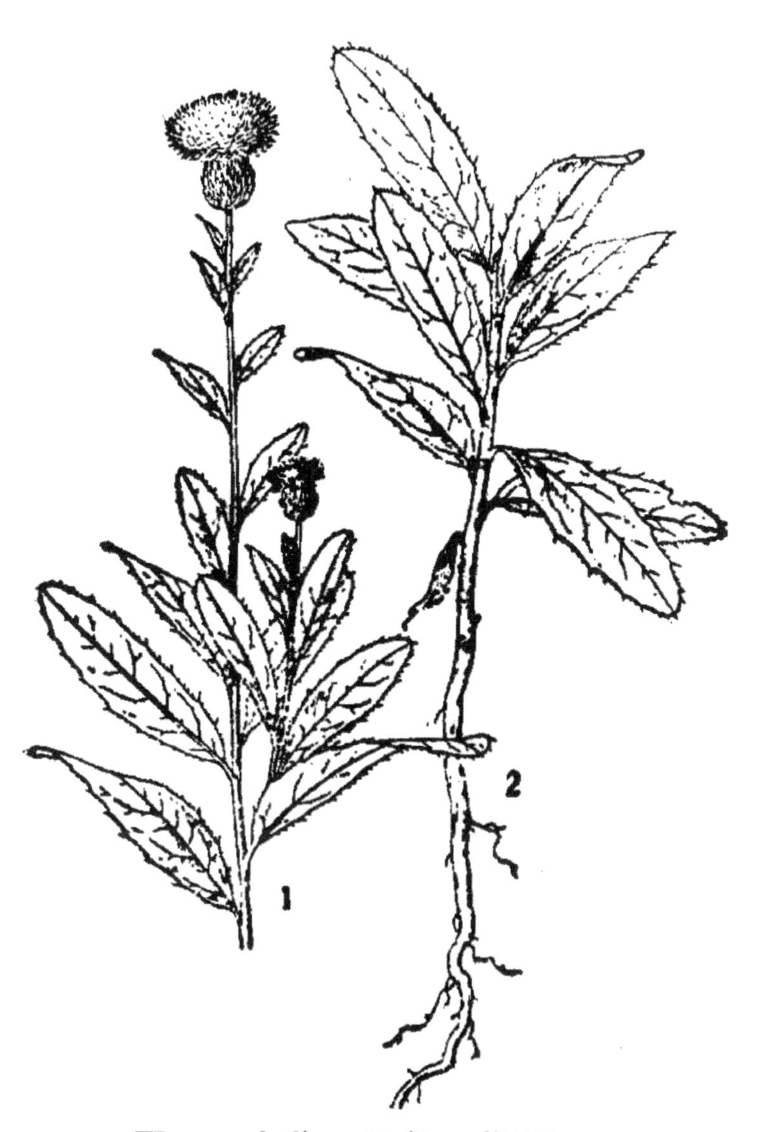

图57 小蓟（菊科，蓟属）

Cirsium segetum (Bge.) Kitag.

1.茎； 2.花枝。

地　榆

别名：满山红。

识别：多年生草本，全体无毛，高50～100厘米。主根肥大，具多数支根，黑褐色或淡紫褐色。茎直立，上部分枝，绿色或带紫色，具有细棱及浅沟。叶为奇数羽状复叶，基生叶成丛，有长柄；茎生叶互生，近无柄；边缘有圆齿。花小，暗紫色或黄白色，密集为顶生的穗状花序。瘦果有纵棱，包存于宿存花萼内。

生长环境：生于山坡草丛中。贺兰山野生较多。

采集加工：药用根茎。春秋采挖。去净泥土和枯朽老根，晒干。

性味功能：性微寒，味苦、酸。能止血、凉血、收敛、止泻。治慢性肠胃炎，痢疾，吐血，下血，烧、烫伤，湿疹，皮炎。

主治应用：（1）胃、十二指肠溃疡出血，痔疮出血：生地榆五钱，水煎服。（2）烧、烫伤：地榆炭适量，以香油调成糊状，敷伤处；或加生大黄等量，研末，香油调敷，每天一次。（3）痈肿疮疡，烫、火伤：地榆末涂敷患处；或煎汁频洗。

常用量：二至三钱。

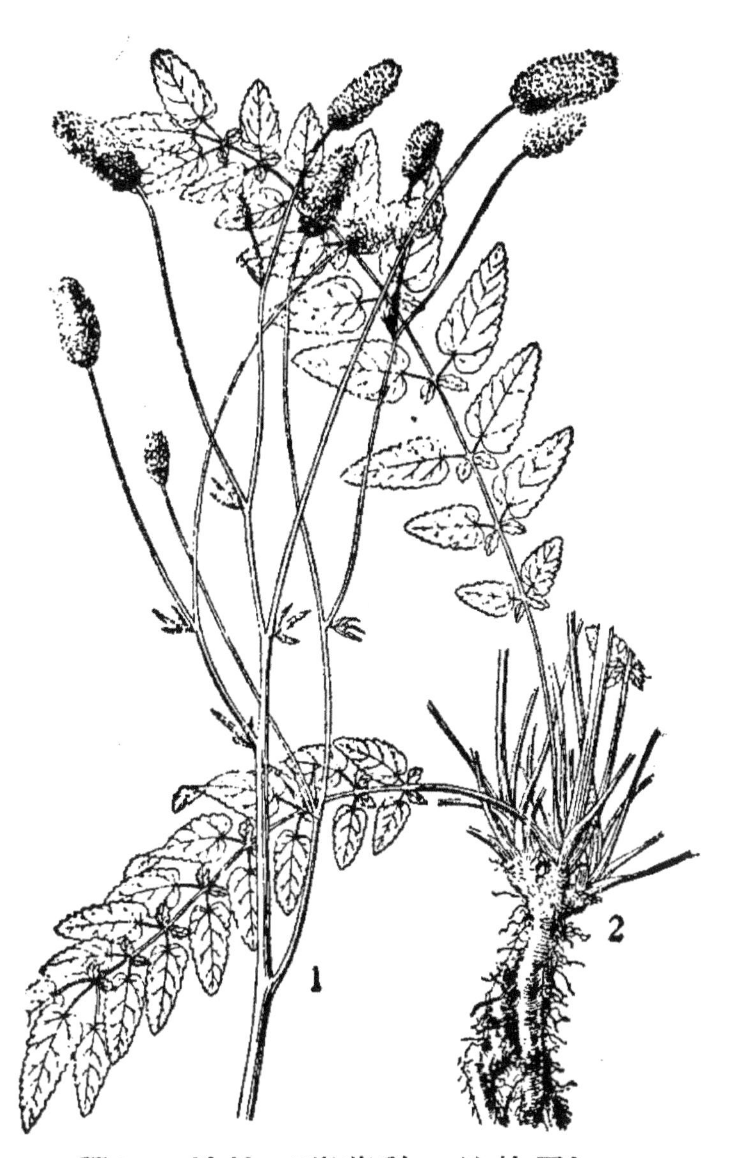

图58 地榆（蔷薇科，地榆属）

Sanguisorba alasnanica Lioce et Li.

1.花枝 2.根及叶

茜　草

别名：破血草。

识别：多年生攀援草本。茎中空，四棱形。有倒刺。根细长，多数丛生，外皮红褐色，内皮红色。叶通常4枚轮生，有长柄，三角状卵形，全缘，基部心脏形。背面中脉与柄上均有倒钩刺，花小，淡黄白色生于叶腋或枝端，集成圆锥状聚伞花序。浆果球形，熟时红色。

生长环境：生于山坡、林边、路旁草丛中，贺兰山有野生。

采集加工：药用根。春秋两季挖取，去净泥土，秧苗，晒干。

性味功能：性凉，味苦。能活血，凉血。炒炭可止血。治吐血，便血，月经不调，跌打损伤。

主治应用：（1）吐血，略血，月经过多：单味炒炭，水煎服；或配艾叶、侧柏叶、生地各三钱，水煎服。（2）闭经：茜草二钱，当归三钱，水煎，冲黄酒服。（8）风湿性关节炎，关节疼痛：茜草一两，猪蹄一只，加黄酒适量，燉烂，吃猪蹄，喝汤。（4）疔疽：嫩茜草叶适量，加食盐少许，捣成泥状，敷患处。

常用量：二至三钱。

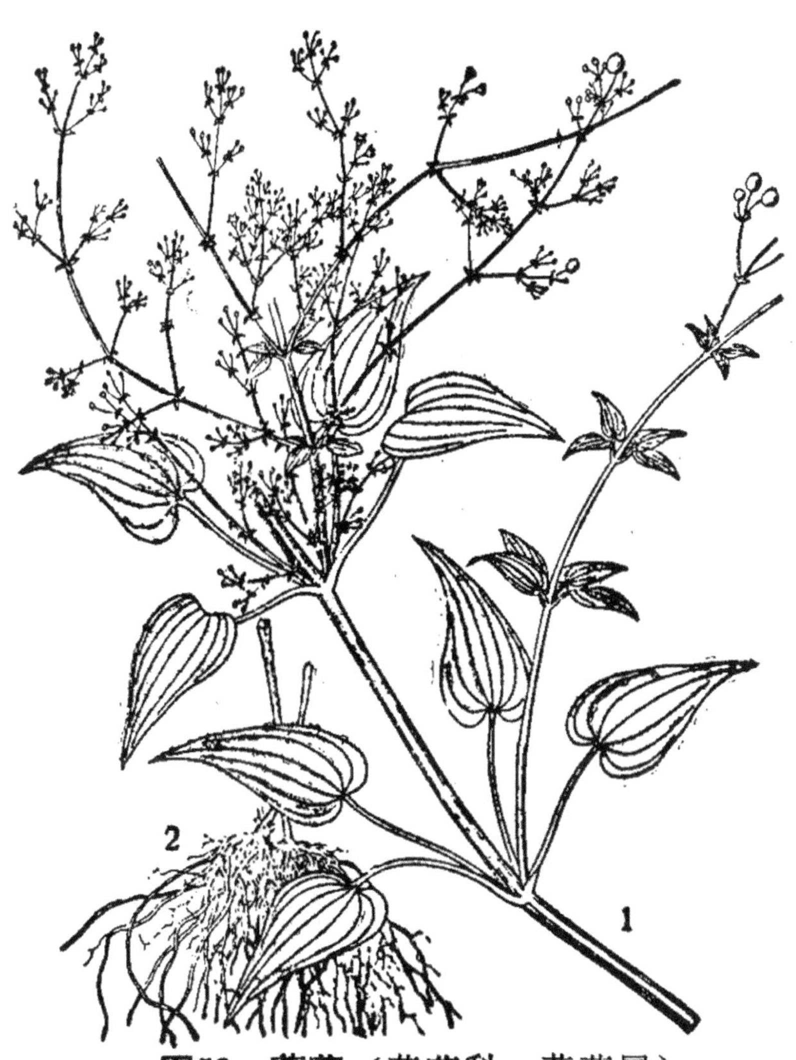

图59 茜草（茜草科，茜草属）

Rubia cordifolia L.

1.植株一部分； 2.根。

艾　叶

别名：艾蒿。

识别：多年生草本，茎直立，高60～100厘米，嫩叶被灰白色毛。茎下部叶开花时枯萎，茎中部叶互生，羽状深裂，边缘有缺刻状锯齿，表面深绿色，背面灰绿色，茎上部叶小，呈线状单叶。多数穗状花序集成圆锥花序，花淡黄色。瘦果小，无冠毛。

生长环境：生于渠边、道旁、山坡草地。市郊野生较多。

采集加工：药用叶。夏末开花前，采下叶子，晒干。

性味功能：性温，味苦、辛。能止血，祛寒，温经安胎。

主治应用：（1）功能性子宫出血：艾叶炭二两，研末，每服三钱，米汤调服，每天二次。(2)月经过多：炒艾叶三钱，益母草五钱，水煎服，服时加适量红糖。（3）吐血、鼻出血、便血：艾叶二钱，生地、侧柏叶各三钱，荷叶二钱，水煎服。(4)月经淋漓：艾叶（醋炒）二钱，鸡蛋黄二个，将艾叶水煎取药汁一杯，把鸡蛋黄搅匀和入药内，饭前温服。（5）皮肤湿疮、疥、癣：艾叶适量，煎汤外洗，每天一至二次。

常用量：一至三钱。

注意：本品内服不宜过量。

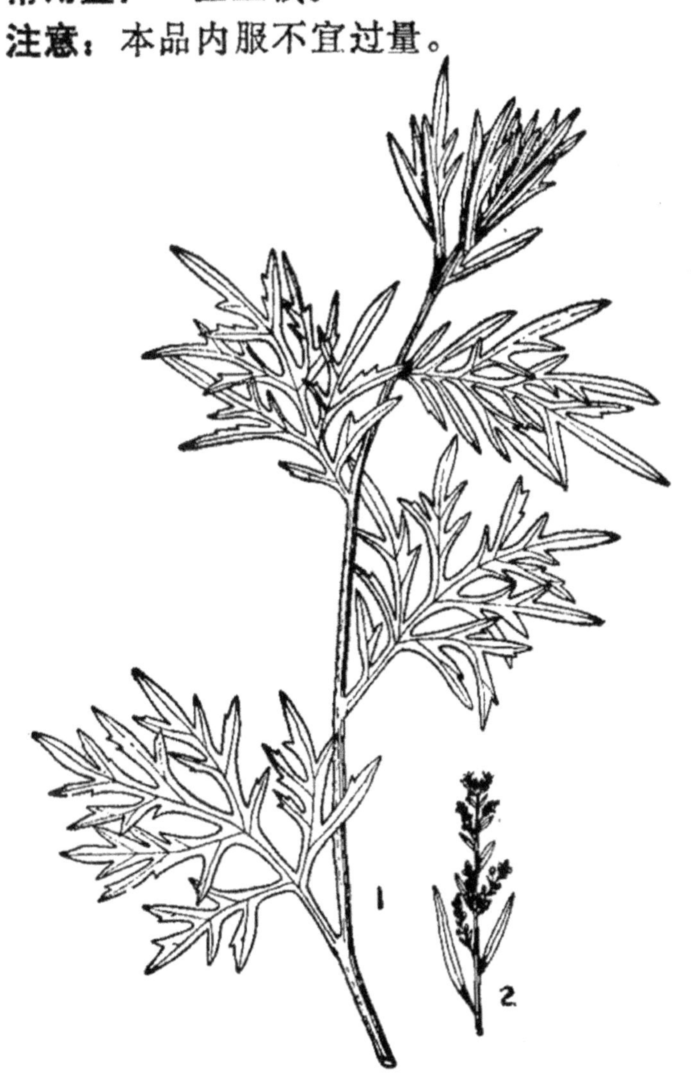

图60　艾（菊科，蒿属）

Artemisia maritima L.

1.茎及叶；　2.花枝。

仙鹤草

别名：龙牙草。

识别：多年生草本，高50～90厘米，全株被长柔毛，具棱角。叶互生，奇数羽状复叶，边缘掌状深裂，顶生小叶和中部小叶较大，广卵形或圆形，先端尖，基部楔形或圆形，托叶两片抱茎。花顶生及腋生，排列成总状花序。瘦果，包于有刺的宿存萼内。

生长环境：生于山坡、田野草丛中。

采集加工：药用全草。在未开花前割取全草，去净泥土，晒干。

性味功能：性平，味苦、辛。能祛风散寒，强壮，止血，消炎止痢。治咯血，吐血、崩漏带下，赤白痢疾。

主治应用：（1）泻痢下血：仙鹤草五钱，捣烂，淘米水冲服。（2）咳嗽痰中带血，牙龈出血，痔疮出血：仙鹤草五钱，水煎服。（3）劳伤：仙鹤草一两，红枣20枚，水煎服。（4）烧伤，烫伤：连根全草适量，烧成灰，用香油调和后涂患处。

常用量：二至四钱。

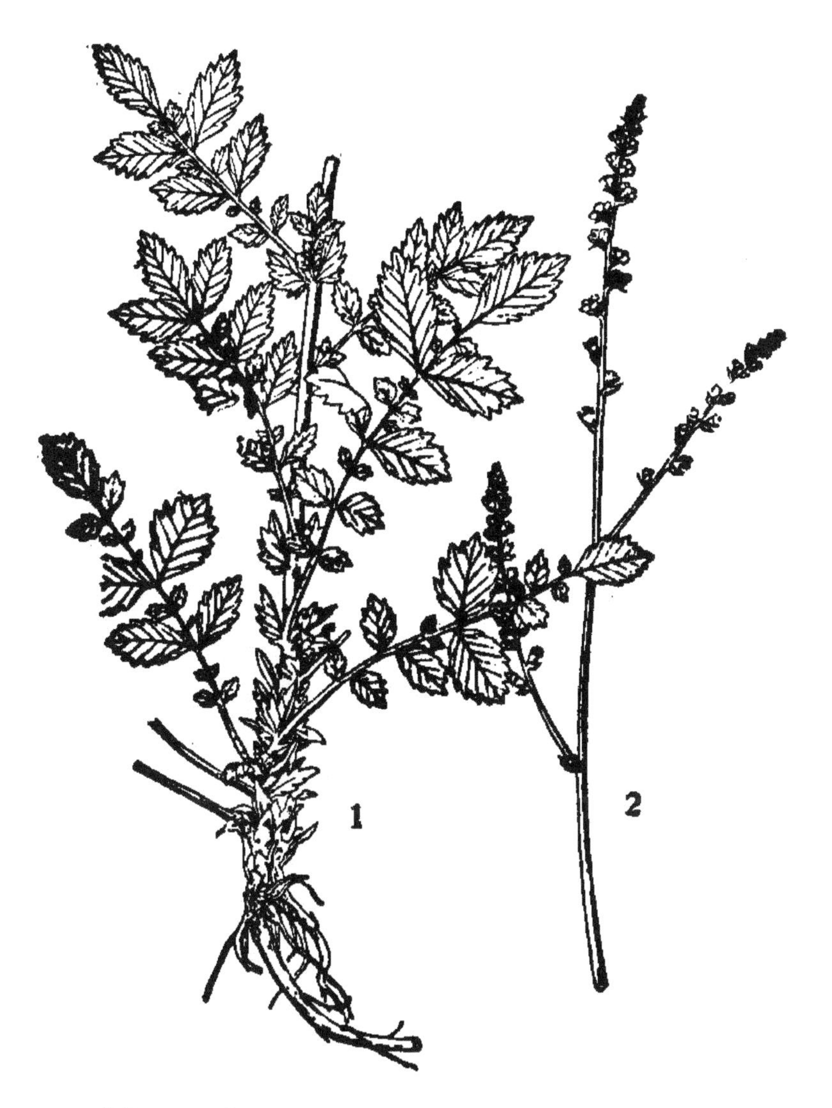

图61 龙牙草（蔷薇科，龙牙草属）
Agrimonia pilosa Ledeb.
1.植株下部； 2.植株上部，示花序。

—135—

槐　花

(附：槐米、槐角、槐枝、槐叶)

别名：槐，国槐。

识别：落叶乔木。幼枝绿色，光滑。叶互生，奇数羽状复叶，叶柄基部膨大，圆锥花序顶生，花黄白色，蝶形。荚果，肉质，串珠状，绿色，不裂。

生长环境：生于路边、庭旁。市郊各地均有栽培。

采集加工：药用花，花蕾，果实及枝叶。槐花：夏季花将开放时采收，晒干。槐米：夏季花未开前采收花蕾，晒干。槐角：冬季果实成熟时采摘，去掉果柄，晒干。枝叶：夏秋间采集嫩枝叶，晒干。

性味功能：性微寒，味苦。能清热、凉血、止血。

主治应用：(1)痔疮出血：槐花五钱，荆芥穗（炒黑）二钱，水煎服。(2)高血压：槐米二钱，草决明二钱，黄芩三钱，水煎服。(3)痔疮局部肿痛：槐角，苦参等量研末，水调外敷。(4)阴囊湿痒：槐枝煎汤熏洗患处。(5)疥癣：槐叶煎汤洗患处。

常用量：一钱五分至三钱。

—136—

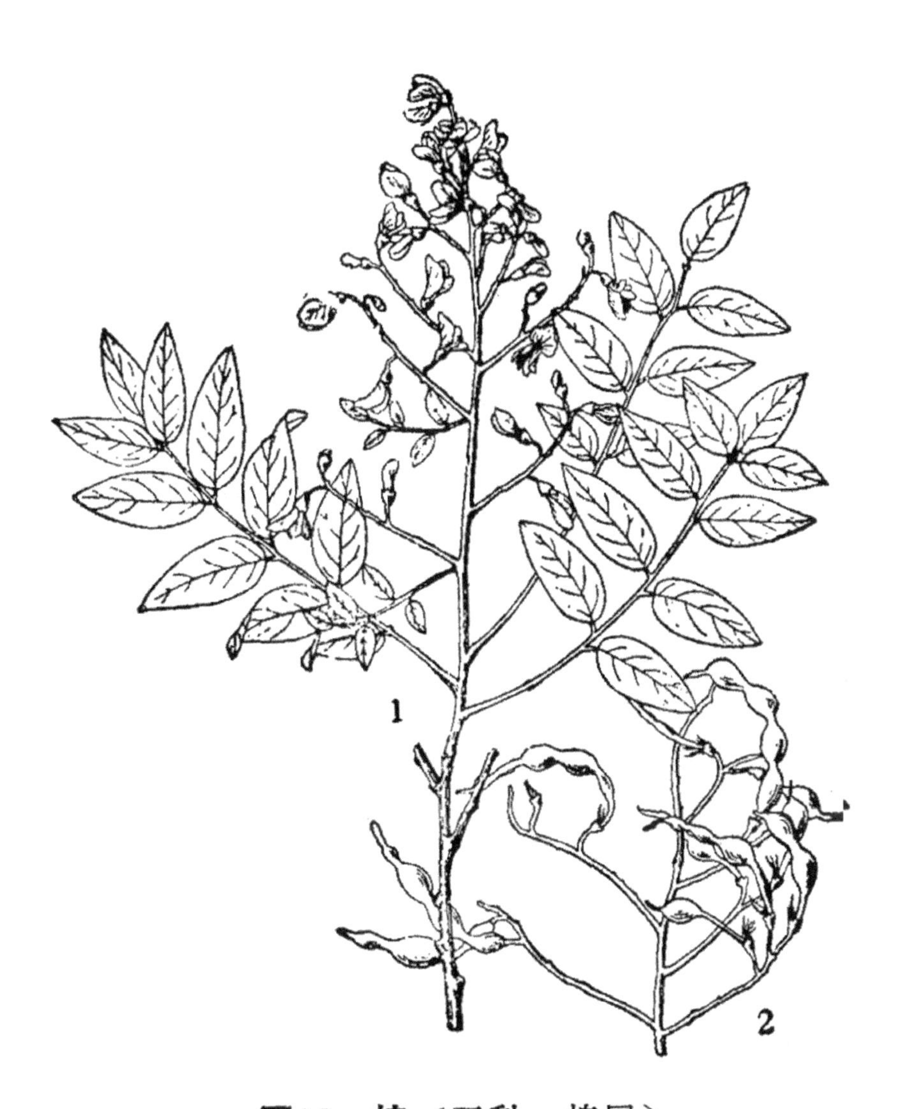

图62 槐（豆科，槐属）

Sophora japonica L.

1.花枝； 2.果序。

血 余 炭

别名：人发炭。

药物来源：本品为人的头发经煅而成的炭。

采集加工：收集理发剪下的头发，用碱水洗净后，再用清水漂洗，晒干。将洗净的人发放锅内（装实），上面再扣一个锅，锅底上贴白纸条一张，两锅沿交接处用黄泥封严，用火煅至白纸呈焦黄色为度。待锅凉后取出。

性味功能：性微温，味苦。能止血，活血，祛淤。治咳血，吐血，鼻衄，血崩。

主治应用：（1）诸窍出血：血余炭二钱，莲房炭三钱，棕炭三钱，煎水和木香汤服。（2）溃疡病少量出血，内痔出血：血余炭四两，研末，每服一钱，开水送服，每天三次。（2）慢性声带炎，声音嘶哑：血余炭四两，研末，每服一钱，米汤送服，每天二次。

常用量：一钱五至三钱。

蚕豆花（附：蚕豆梗，蚕豆荚）

别名：蚕豆。

识别：一年生直立草本。叶为隅数羽状复叶，小叶2—6枚，互生，椭圆形或卵圆形，钝顶。花一朵或数朵成总状花序，叶腋生，总梗短。荚果大而肥厚，长4～6厘米；种子扁椭圆形。

生长环境：生于田埂、田间。市郊种植较多。

采集加工：药用花、梗、荚。花、梗：花盛开时摘取花、梗，分别晒干。荚：果实成熟时采荚，晒干。

性味功能：性平，味甘、微辛。能止血，止带，降血压。

主治应用：（1）各种内出血：蚕豆梗焙研，每日三钱，分三次服，或嫩苗一两，洗净捣汁服。又可治水泻，每用一两，水煎服。（2）各种内出血，白带，高血压：蚕豆花五钱至一两，水煎服。（3）脓疱疮，烧、烫伤：蚕豆荚壳炒炭研细，用麻油调敷。

常用量：五钱至一两。

蚕豆（豆科，蚕豆属）

Vicia faba L.

（二）活血去淤药

石崖茶

别名：银粉背蕨。

识别：多年生草本，全株高5～20厘米。根黑褐色，多须根，较坚韧。叶柄长，黄褐色或紫褐色，干后质脆，易折断，从中间抽出绿色细丝。叶片较厚，略呈三角形，深三出分裂，主脉明显，呈紫褐色。叶背边缘群生孢子囊群。

生长环境：生于山坡石隙间。贺兰山野生较多。

采集加工：药用全草。秋季割取全草，晒干。

性味功能：治咳嗽，瘫痪，妇女月经不调；并有止血作用。

常用量：一至三钱。

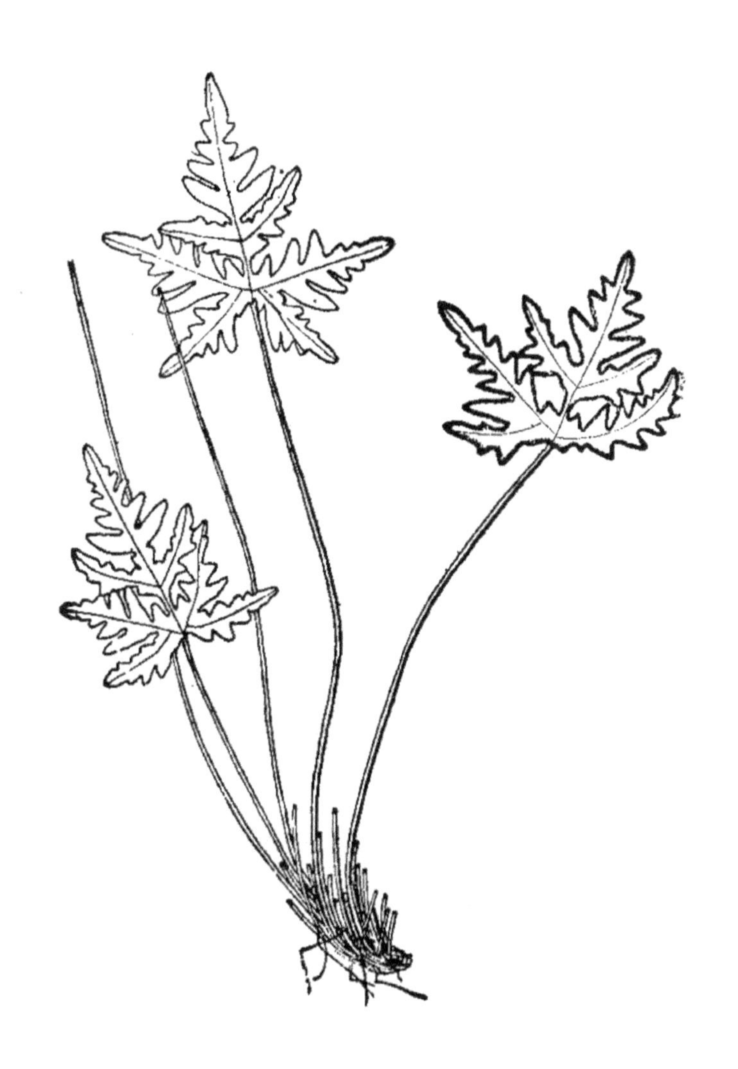

图53　银粉背蕨（中国蕨科，粉背蕨属）

Aleuritopteris argentea (Gmel.) Fee

泽　兰

别名： 地瓜儿苗。

识别： 多年生草本，高一米左右。茎单一直立。叶对生，长披针形，先端长锐尖，边缘有锐锯齿，革质，有光泽。花甚小，白色，轮生于叶腋。

生长环境： 生于山沟、路旁、低洼地，市郊有种植。

采集加工： 药用全草。夏秋间采割，除去杂质，晒干。

性味功能： 性微温，味苦、辛。能活血行水，通经散结。治经闭，产后腹痛，腹胀，月经不调，水肿，腹中包块，痈肿。

主治应用： （1）月经不调，产后恶露不净，小肚子痛：泽兰、当归各三钱，水煎服。（2）产后水肿：泽兰、防已各三钱，水煎服。

常用量： 一钱五分至三钱。

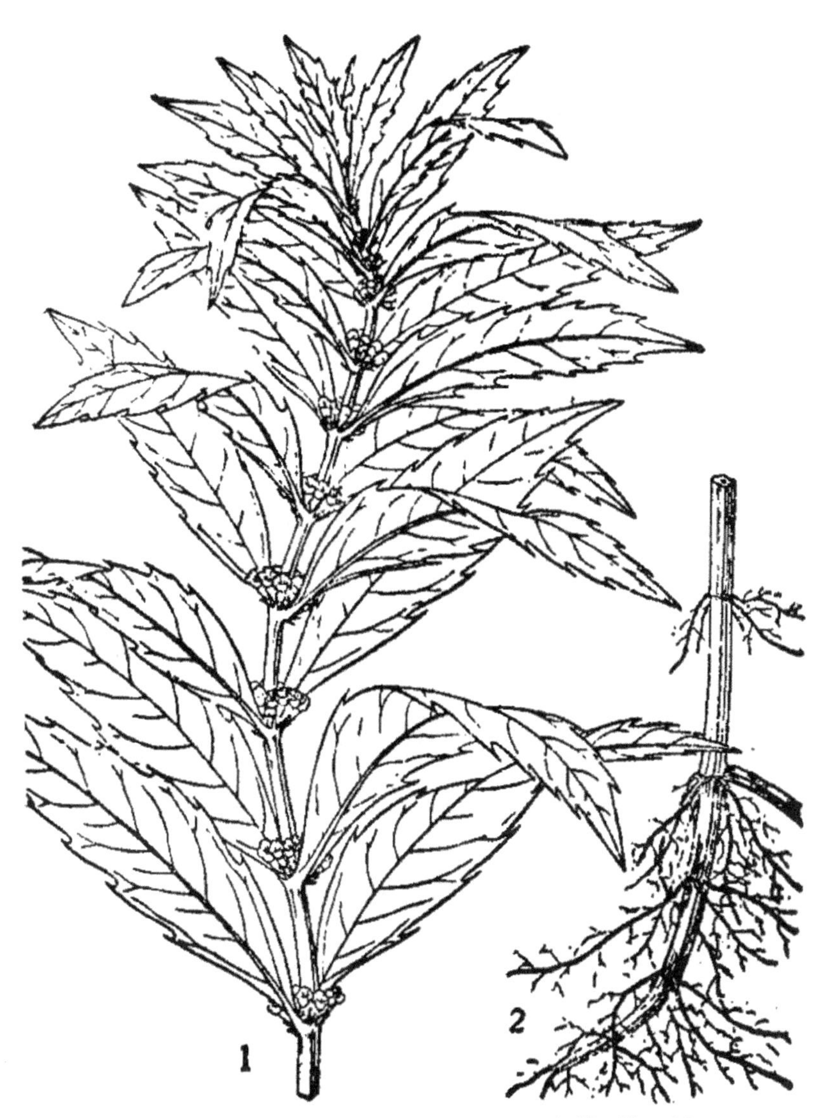

图64 泽兰（唇形科，地瓜儿苗属）

Lycopus lucidus Turcz.

1.茎上部；　　2.根茎。

益母草（附：茺蔚子）

别名：坤草。

识别：一年或二年生草本，茎四棱形，高60～100厘米，具细毛。叶对生，基生叶圆形，边缘有浅裂，有长柄，开花时枯萎。茎中部叶掌状分裂，裂片披针形，有短柄。最上部叶线形，不分裂，无柄。叶两面均具短柔毛。花多数，生于叶腋，呈轮伞状，苞片针刺状，花萼钟形，花淡红色或紫红色，唇形。小坚果三棱形，熟时黑褐色。

生长环境：生于山坡、草地、田埂、河边、路旁湿润处。市郊有野生。

采集加工：药用全草和果实。草：夏秋间花开时采割，晒干。子：秋季果实成熟时采割，晒干，打下果实，去净杂质。

性味功能：全草性微寒，味辛苦。能祛淤生新，活血调经。治月经不调，产后出血。子性微寒，味甘。能活血调经，清肝明目，利尿降压。治肝热目赤肿痛及肿毒。

主治应用：（1)月经不调，痛经：益母草、当归、川芎、赤芍各三钱，水煎服。（2）产后流血不止，小腹胀痛：益母草水煎服或配红枣四两，水煎，加红糖适量调服。（3）肝热目赤肿痛，生翳膜：茺蔚子二钱，菊花、决明子、青葙子、生地黄各三钱，水煎服。（4）高血压：茺蔚子三钱，水煎服，并配合其他降压药同服。

常用量：草：二至五钱；子：一至三钱。

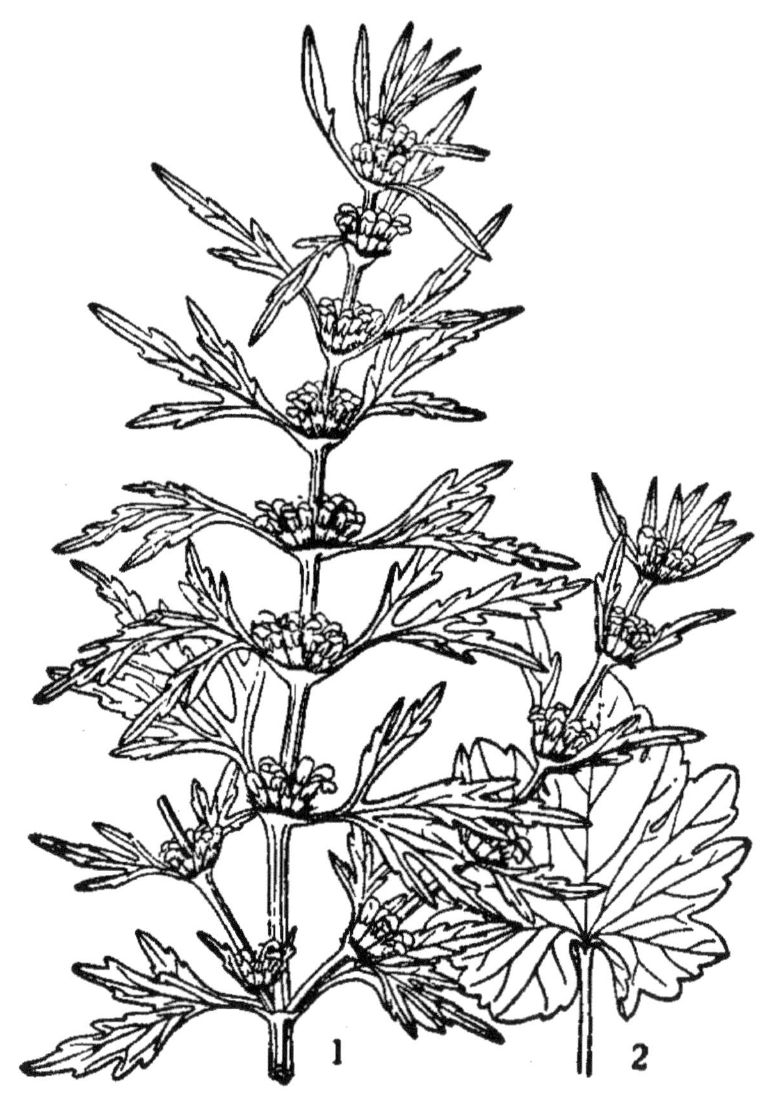

图65 益母草（唇形科，益母草属）

Leonurus heterophyllus Sweet

1.植株上部； 2.基生叶。

—146—

川　芎

别名：小叶川芎。

识别：多年生草本，高30厘米左右。块茎为不整齐结节状拳形团块，黄褐色。数茎丛生，中空有节，节部膨大。叶互生，二至三回羽状复叶，有长柄，基部扩大抱茎，小叶三至五对，叶片羽状深裂，表面深绿色，背面淡绿色。复伞形花序生于枝端，着生多数白色小花。双悬果，卵圆形，有5棱。

生长环境：土壤肥沃，排水良好处均能生长；市郊有种植。

采集加工：药用根茎。小暑后挖取，抖掉泥土，去掉须根，晒干；或趁鲜切片，晒干。

性味功能：性温，味辛。能活血行气，祛风止痛。

主治应用：（1）血虚月经不调：川芎一钱，当归、熟地、白芍各三钱，水煎服。（2）头风眩晕：川芎一钱五分，桑叶，菊花、钩藤各三钱，水煎服。（3）头痛：川芎一钱，细辛八分，香附一钱，大麻二钱，水煎服。

常用量：一至三钱。

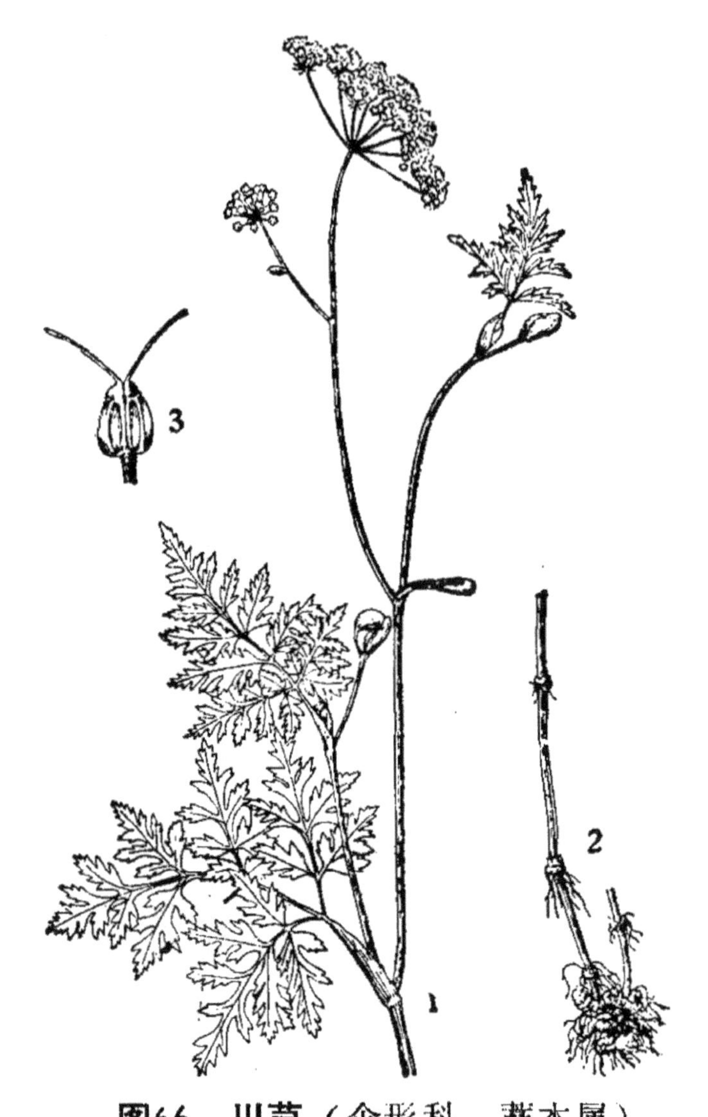

图66 川芎（伞形科，藁本属）

Ligusticum wallichii Franch.

1.植株一部，示叶和花序；2.根茎；3.果实

—148—

桃　仁（附：桃叶）

识别：落叶乔木，高5～8米。茎红褐色，小枝光滑，淡棕色，单叶互生，长椭圆状披针形，先端锐尖，边缘有细锯齿，基部楔形，具短柄。花单生，粉红色，萼外有柔毛，核果，球形，果肉白色或黄色，核极硬而有不规则的深槽及窝孔。仁扁椭圆形，中部微凸，先端尖，基部钝圆形，种仁白色。

生长环境：生于果园中。市郊有栽培。

采集加工：药用桃仁，桃叶。仁：将吃桃后的核砸开，取净仁，晒干。叶：夏季采摘，晒干。

性味功能：性平，味苦、甘。能破血，行淤，润肠。治血淤经闭，跌打损伤。

主治应用：（1）血淤经闭，痛经，产后淤血不下，腹痛：桃仁二钱，当归、赤芍各三钱，川芎一钱，红花一钱五分，水煎服。（2）跌打损伤：桃仁二钱，土鳖虫、川芎各一钱，当归三钱，蒲黄一钱五分水煎服。（3）淤结便秘：桃仁二钱，大黄、当归各三钱，水煎服。亦可加蜂蜜适量调服。

常用量：一钱五分至三钱。

附注：（1）孕妇忌服（2）桃叶性平，味苦。外用能杀虫，治头虱：鲜桃叶适量，煎汤洗。

桃（蔷薇科，桃属）

Prunus persica Stokes.

三　棱

别名：荆三棱。

识别特征：多年生草本，高50～100厘米，茎三棱形，根茎横生，生端肥大呈球形，黑褐色；叶互生，线形，基部呈鞘筒状抱茎；花序顶生，小穗椭圆形；果三角状棱形，不聚成球状。

生长环境：生于水沟及水田，市郊有生长。

采集加工：药用块茎。秋末采挖，洗净，除去须根，晒干备用。

性味功能：性平、味苦，能破血行淤。

主治应用：（1）经闭，小肚子痛，触按更痛：三棱，香附，红花各一钱，当归、山楂各三钱，水煎服。（2）食积，肚子胀满：三棱、莱菔子各三钱，水煎服。

常用量：一至三钱。

注意：孕妇忌服。

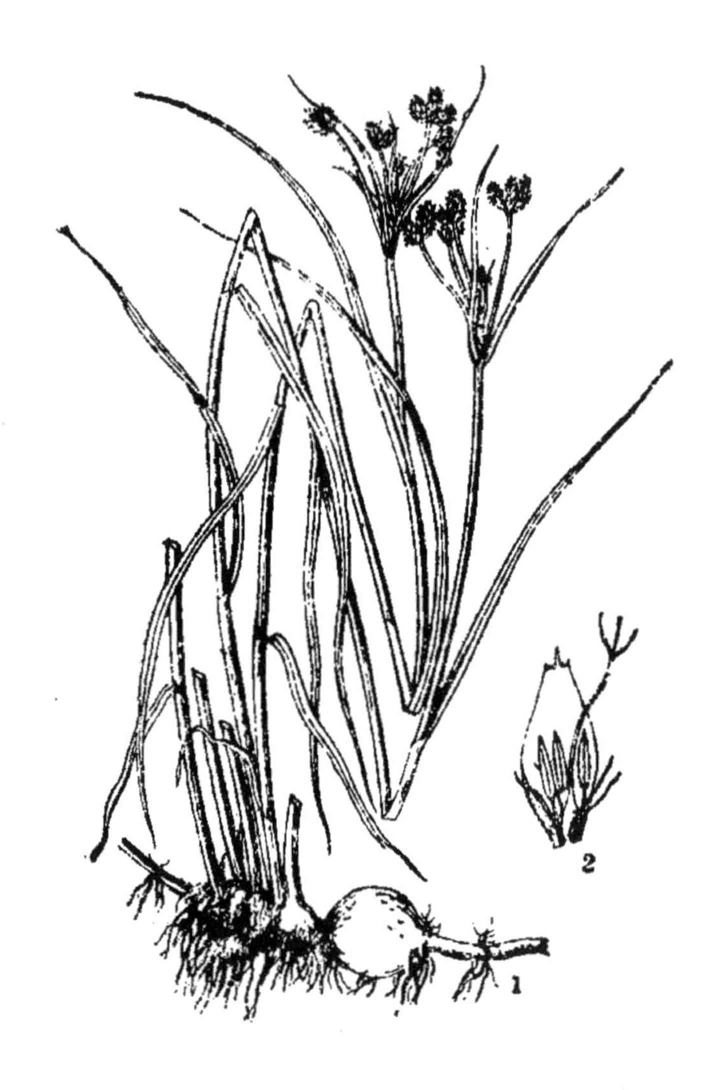

图67 荆三棱（莎草科）

Tolboschoemus maritimus （L.） Palla

1.植株全形；2.花。

—152—

王不留行

别名：麦兰子。

识别：一年或二年生草本，高30～60厘米；茎直立，呈圆柱状，表面光滑，被有白粉，节部略臌大。单叶对生，粉绿色，呈卵状披针形或线状披针形，先端渐尖，基部圆形或近心脏形，略抱茎，全缘，背面中脉突起。聚伞花序，花淡红色，梗细长；蒴果，卵形，包于宿存花萼内；内含球形种子，灰黑色，表面有小颗粒状凸起。

生长环境：生于田野，山坡。市郊、贺兰山均有野生。也可种植。

采集加工：药用种子。6～7月果实成熟而未裂开时，采割晒干，打下种子。

性味功能：性平，味苦。能通血脉，下乳汁，消肿止痛，止血；外治刀伤，疮痈。

主治应用：（1）乳汁不下或乳汁不多：王不留行五钱，猪蹄一只；煮烂，吃猪蹄喝汤。（2）经闭，小肚子痛：王不留、当归、川芎各三钱，水煎服。（3）闪腰腰痛（腰扭伤）：王不留行四两，炒研细末，每服一钱五分，黄酒或开水送服。每天二次。

常用量：一至三钱。

附注：孕妇忌服。

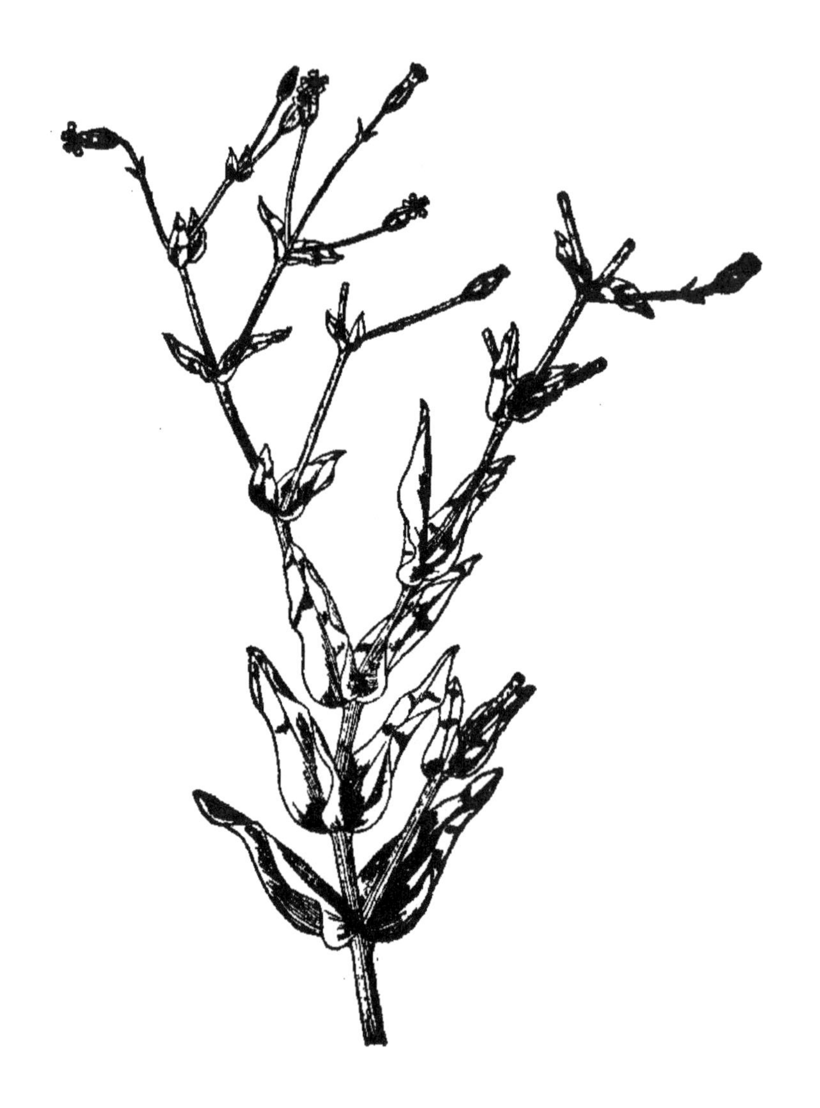

图68 王不留行(石竹科，王不留行属)
Vaccaria segetalis Garcke.

—154—

水　　蛭

别名： 蚂蝗。

识别： 体形略似蚯蚓，惟粗短而扁，长6～10厘米，全体由90—100节组成，伸缩自如，缩时状如小球。黄褐色或黑绿色，背有黄色纵线五列，腹部稍凹入。前后两端有大吸盘，雌雄同体。

生长环境： 池沼，渠沟，稻田均有生长。

采集加工： 药用虫体。6～8月捕捉，捉后用开水烫死，晒干。

性味功能： 性平，味苦、咸，有毒。能破血通经，消胀除积；治妇女血滞经闭，跌打损伤。

主治应用：（1）血淤经闭，腹痛有块：单味焙干研末冲服；或配当归、桃仁、益母草、三棱各三钱，水煎服。（2）伤筋，痔漏：水蛭五分，松香三钱，共为细末涂伤处能续筋通络；配蜂蜜为小丸，纳入肛内，治痔漏肿痛。（3）跌打损伤，淤血积聚：水蛭、丹参、桂枝、赤芍各五分，水煎服。

常用量： 五分至一钱。

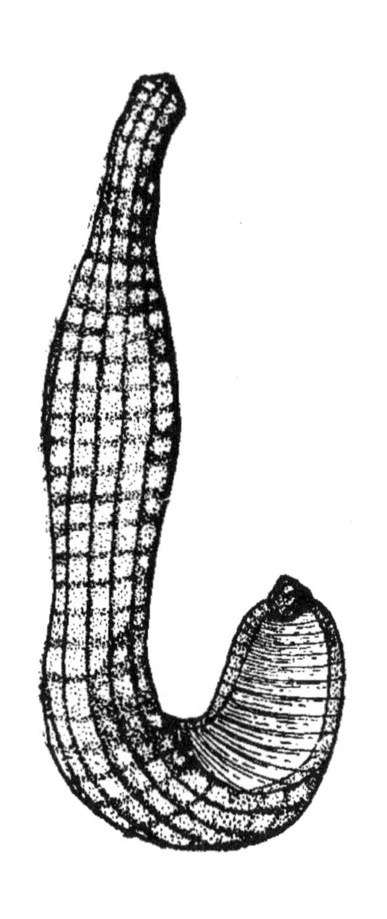

图69 水蛭（水蛭科，水蛭属）

土鳖虫

别名：地鳖虫，䗪虫。

识别：虫体略呈卵圆形，边薄，中间厚，如乌龟壳。全体紫红色或红黑色。头部小，胸有脚三对。质松脆，易破裂。具腥臭味。有翅膀的雄性土鳖虫不作药用。

生长环境：潮湿温暖的地方；如旧房基、墙脚、马粪堆等。

采集加工：药用地鳖虫的雌虫全体。9～10月捕捉，将活土鳖虫放开水中烫死，晒干。

性味功能：性寒，味咸、有毒。能破淤，散结。

主治应用：（1）血滞经闭，形瘦，皮肤爪甲干燥：土鳖虫一钱，地黄、赤芍、大黄各三钱，黄芩二钱，水煎服；或配桃仁四钱，大黄三钱，研末，开水送服，每次一钱五分，日服三次。（2）跌打损伤：土鳖虫、当归、大黄各三钱，水煎服；或研末水调外敷患处。

常用量：五分至一钱。

注意：孕妇忌服。

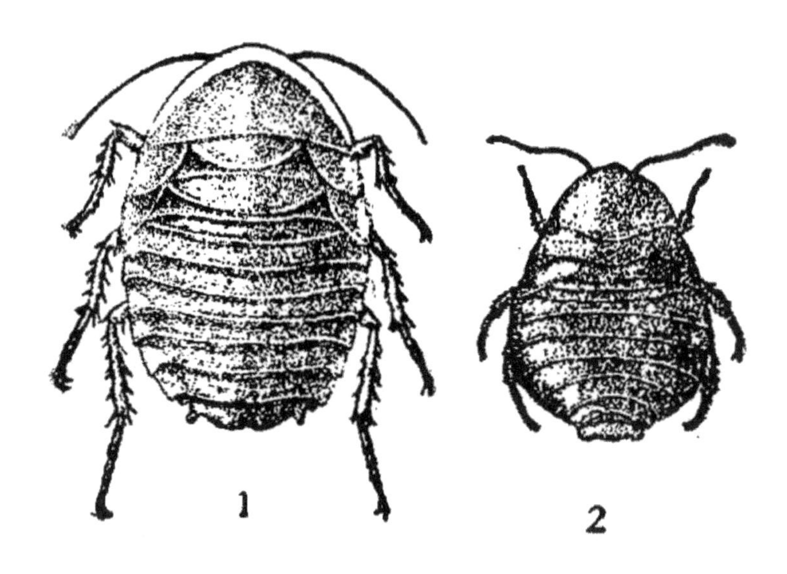

图70 鳖虫（鳖蠊科）
Eupolyphaga sinensis Malk.
1.翼地鳖 2.地鳖

芸 苔 子

别名：油菜子，芸苔。

药物来源：本品为栽培蔬菜油菜的种子。市郊有大量栽培。

采集加工：药用种子。当果实成熟时，割取全株，晒干，打下种子。

性味功能：性温，味辛。能行血、破气、消肿散结。治丹毒、热肿、产后淤血腹痛。

主治应用：（1）产后恶露不下：芸苔子二钱，当归三钱，桂心一钱，赤芍二钱。研末分三次黄酒冲服。（2）产后血晕：芸苔子、生地黄各等分研末，每服三钱，姜、酒、童便为引。（3）热牙疼：芸苔子、白芥子、小茴香各等分，研细末嗒鼻，左疼嗒右，右疼嗒左。

常用量：一钱五分至三钱。外用适量。

油菜（十字花科，芸苔属）

Brassica campestris L.

理气止痛药

(一)理气药

小茴香

别名：茴香。

药物来源：本品为栽培蔬菜茴香的种子，市郊有种植。

采集加工：药用果实。九至十月果实成熟时，割取，晒干，搓下果实。去净杂质。

性味功能：性温，味辛。能理气，止痛，开胃。治胃寒气滞，小儿气胀，胸膈痞满。

主治应用：(1)胃寒痛：小茴香三钱，干姜一钱半，香附二钱，研末，温开水冲服。(2)睾丸肿大作痛：小茴香一钱，荔枝核、橘核各二钱，水煎服。(3)慢性气管炎，咳嗽：小茴香一钱半，陈皮一钱，贝母三钱，水煎服。

常用量：一钱至三钱。

茴香(伞形科，茴香属)

Foeniculum vulgare Mill

薤　　白

别名：小根蒜，沙葱。

识别：多年生草本，高30～50厘米。地下鳞茎卵圆形，象小葱头，白色。叶互生，线形，柔软，下部鞘状包茎。伞形花序，顶生，花葶单一，花粉红色。蒴果倒卵形。

生长环境：生于山坡、田野、路旁。贺兰山较多。

采集加工：药用鳞茎。春秋采挖，洗净，用开水略烫后，晒干。

性味功能：性温，味辛、苦。能理气、宽胸，止痛。

主治应用：（1）胸部胀满刺痛：单味水煎服。（2）痢疾：薤白五钱，小米适量，熬粥吃，或薤白三钱，黄柏二钱，水煎服。

常用量：二至三钱。

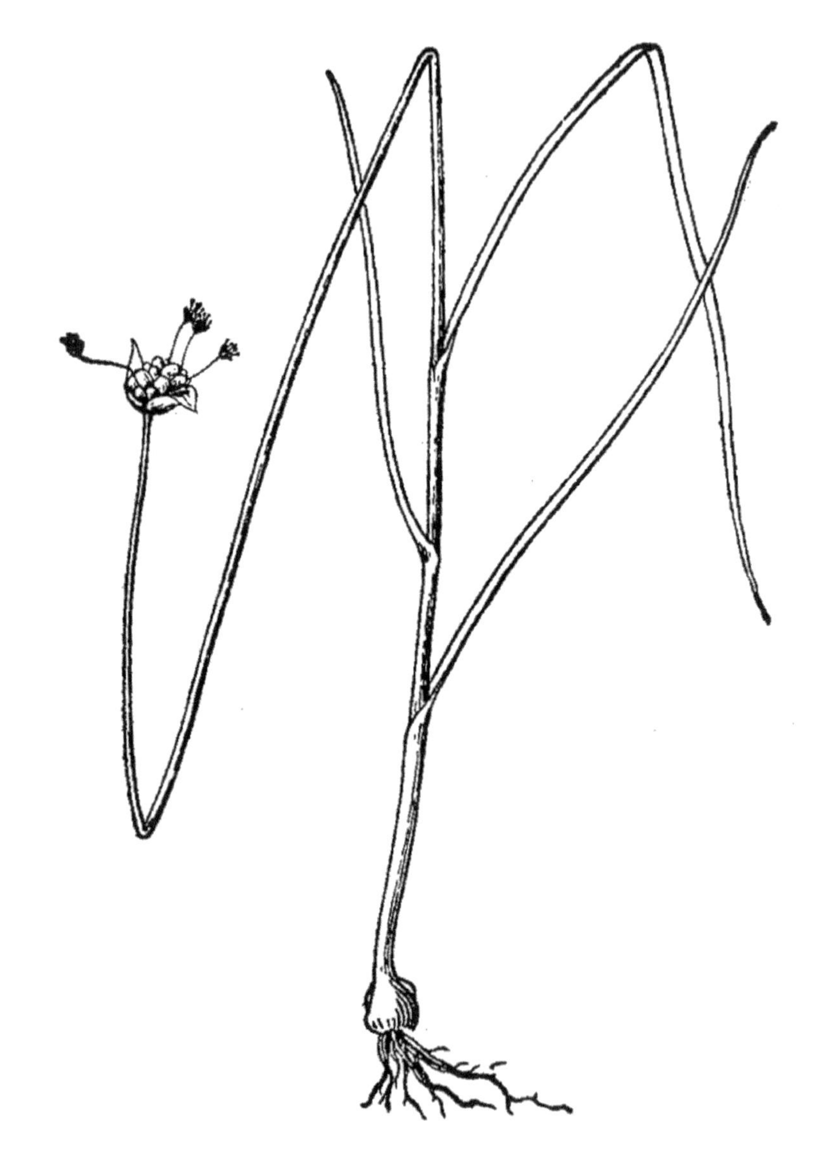

图71　小根蒜（百合科，葱蒜属）
Allium macrostemon Bge.

—162—

（二）止痛药

白芍

别名：山芍药。

识别：多年生草本，高40～100厘米。根肥大，圆柱形或近纺锤形。茎直立，有分枝，光滑无毛。叶为2回3出复叶，互生，有柄，小叶椭圆形至披针形，边缘有小乳状凸起，略粗糙；侧生小叶无柄。花单生于茎顶端，白色、粉红至红色。膏葖果3～5，卵形，先端钩状外弯。

生长环境：多为栽培。

采集加工：药用根。秋分前后刨挖根，切去芽头、秧苗，洗净泥土，分开粗细、水煮，煮到用竹签能穿透无硬心时捞出，放凉，随即用竹片刮去外皮，晒干。

性味功能：性寒，味酸、苦。能养阴，止痛，镇痉。治腹痛下痢，胁腰酸痛，月经不调，崩漏带下，四肢挛急，自汗，小便不利。

主治应用：（1）腹肌痉挛疼痛，腓肠肌痉挛疼痛：白芍五钱，生甘草三钱，水煎服。（2）慢性肠炎，腹痛，吐泻：白芍、白术、防风各三钱，陈皮二钱，水煎服。（3）肝旺头痛，目花头晕：白芍、桑叶、菊花、钩藤、生地黄各三钱，水煎服。（4）饭后呕吐、欲吐不出：白芍一两，甘草二两，研末，水泛为丸，每服三钱。

常用量：二至四钱。

附注：白芍不可与藜芦同用。肝功能不好者不宜大量长期服用。

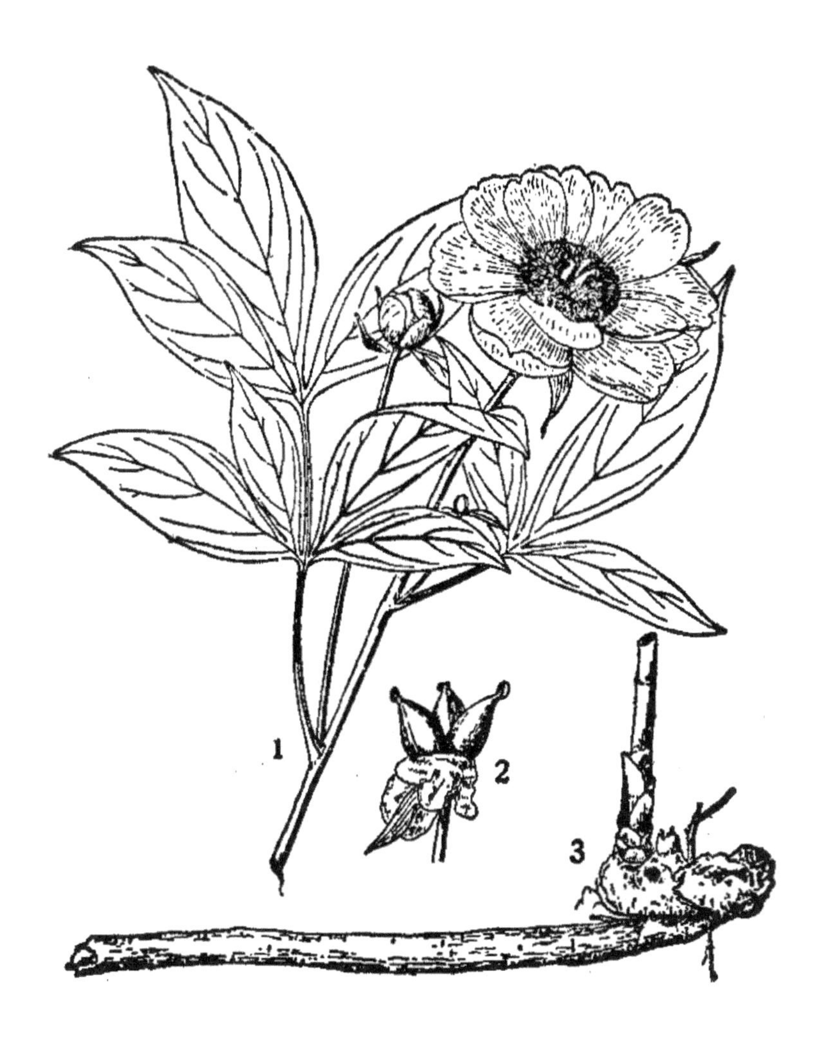

图72 芍药（毛茛科，芍药属）
Paeonia lactiflora Pall.
1.花枝； 2.果； 3.根。

—165—

赤 芍

别名：草芍药。

识别：多年生草本。根肥大，圆柱形或纺锤形，有分枝，外皮棕红色。茎直立，高40～100厘米，常不分枝，淡绿略带紫色，无毛。叶为2回3出复叶，互生，有长柄；小叶片倒卵形或卵形，全缘；侧生叶较小，有短柄。花单生茎顶，白色或粉红色，径约6厘米。蓇葖果通常3，长圆形，稍呈弓形弯曲。

生长环境：生于山野阴坡草丛中。市郊有栽培。

采集加工：药用根。春秋挖取根，洗净晒干。

性味功能：性微寒，味酸、辛。能止痛，凉血、散淤、清热泻肝火。治胁腹作痛，经闭，痈肿。

主治应用：（1）肋间神经痛，赤白带下、腹痛：赤芍、香附各二两，研末，每服二钱，开水送服，每天二次。（2）慢性肠炎，腹痛，大便带粘液：赤芍、萝卜缨各三钱，枳壳、桔梗各二钱，水煎服。

常用量：一钱五分至三钱。

附注：赤芍不能与藜芦同用。肝功能不好者，不宜大量长期服用。

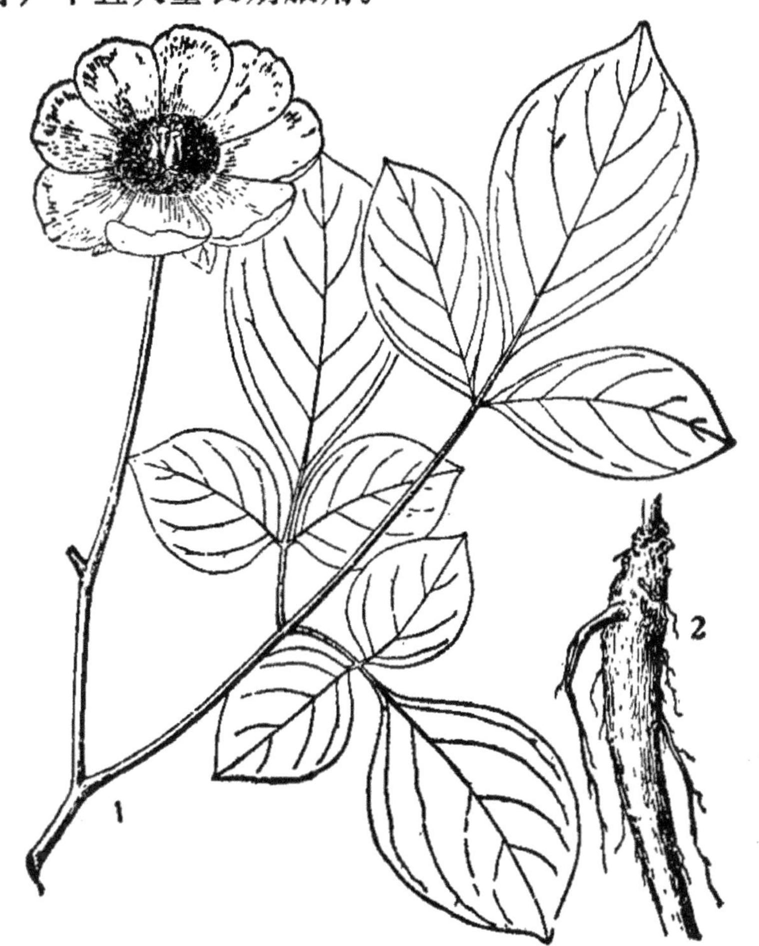

图73 草芍药（毛茛科，芍药属）

Paeonia obovata Maxim.

1.茎上部；2.根。

蒲黄

别名： 水烛，蒲草棒。

识别： 多年生草本，丛生，高2米左右。叶狭线形，长1米左右，宽0.5～1厘米，小花集成两性密穗状花序，雌花在下，雄花在上，中有间隔。坚果。

生长环境： 生于池沼边及浅水湖中。市郊池塘水边均有野生。

采集加工： 药用花粉。芒种后剪下蒲棒顶端的雄花序，晒干。研碎筛出细粉。

性味功能： 性平，味甘。能止痛，活血、消淤，止血。

主治应用： (1)血淤经闭腹痛：蒲黄、五灵脂等量，用开水或黄酒加红糖适量冲服。(2)吐血衄血：炒蒲黄二钱，栀子、生地黄各三钱，白茅根五钱，黄芩二钱，水煎服。(3)舌炎，糜烂出血：生蒲黄外搽患处，每天三次。

常用量： 一钱五分至三钱。

附注： (1)香蒲科，香蒲属植物的花粉都可供药用。

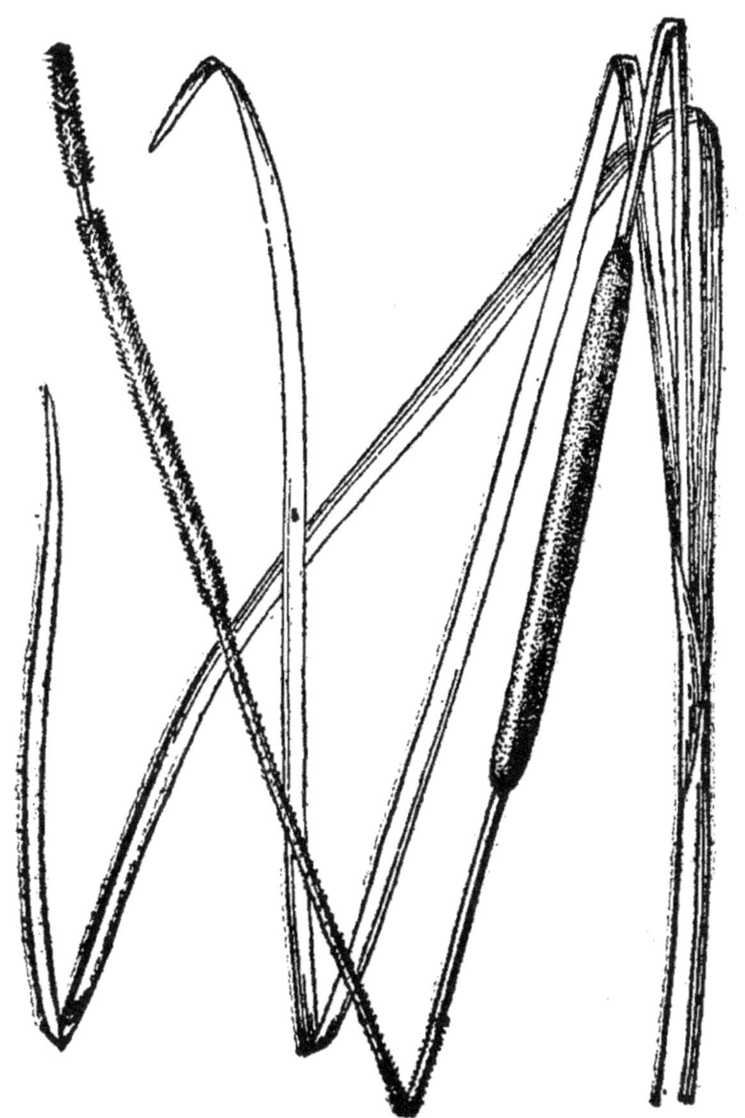

图74 水烛（香蒲科，香蒲属）

Typha angustifolia L.

—169—

祛风、祛湿药

(一)祛风湿药

蒺　藜(附：蒺藜苗)

别名：刺蒺藜，白蒺藜。

识别：一年生草本，全株有柔毛。茎自基部分枝，匍匐生长，长30～60厘米。叶对生，为偶数羽状复叶，小叶通常5～7对，平展，长椭圆形，全缘。花单生于叶腋，小，黄色。分果扁球形，果瓣5，成熟后分离，每瓣有长短刺各一对及刺状凸起和毛，内有种子2～3粒。

生长环境：生于砂丘、路旁和干旱的原野。市郊、贺兰山均有野生。

采集加工：药用果实和幼嫩的全草。果实：秋季果实成熟时连秧采割，晒干，打落果实。碾去刺尖。蒺藜苗：夏季采割幼嫩茎叶，晒干。

性味功能：性温，味苦、辛。能祛风，止痒，明目。

主治应用：（1）皮肤搔痒症，荨麻疹：蒺藜，防风各三钱，蝉蜕二钱，水煎服。或蒺藜苗适量，煎汤外洗。（2）急性结膜炎：蒺藜、菊花、决明子各三钱，水煎服。（3）白癜风：蒺藜研细末，开水送服，每天一次，每次一钱五分，连服一个月。

常用量：一钱五分至三钱。

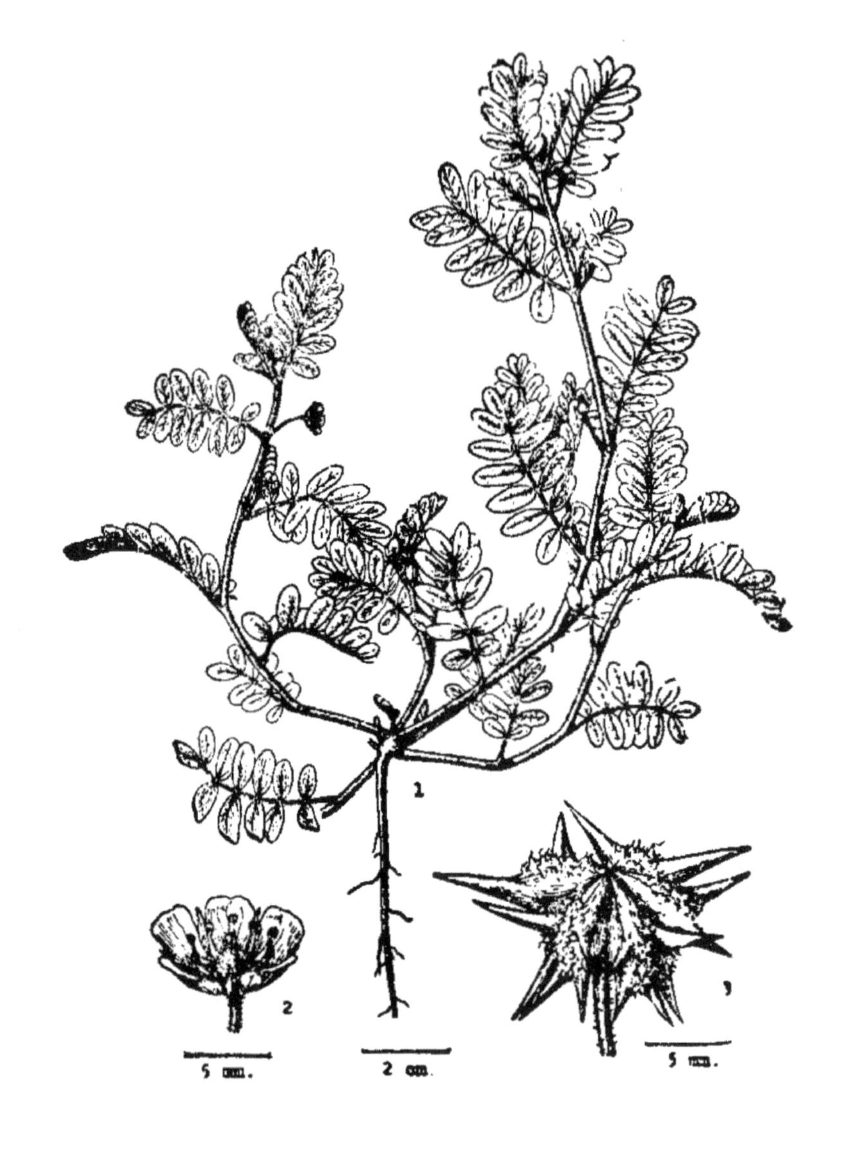

图75 蒺藜（蒺藜科，蒺藜属）
Tribulus terrestris L。
1.植株； 2.花； 3.果。

白　　芷

别名：香白芷。

识别：多年生草本。茎高50～100厘米，全体被有白色毛绒。根肥厚粗壮，圆柱形，外皮黄棕色。叶互生，根生叶大，有长柄，上部叶较小，叶基部成鞘状，2—3回羽状复叶，叶片卵形或长椭圆形，边缘有锯齿，表面深绿色，背面淡绿色有毛。复伞形花序顶生或腋生。花白色。双悬果倒卵形，扁，有宽翅。

生长环境：栽培植物。生于湿润肥沃的土壤。市郊有栽培。

采集加工：药用根。秋季，当叶枯黄时，将根挖出，去净泥土，须根，晒干。

性味功能：性温，味辛。能发表，祛风，止痛。治头痛眩晕，牙痛，痈疮肿毒。

主治应用：（1）感冒风热，眉棱骨痛：白芷三钱，酒炒黄芩三钱，水煎服。（2）鼻渊头胀痛：白芷、苍耳子各二钱，薄荷、藿香各一钱五分，细辛五分，水煎服。（3）痈肿疼痛，成脓未破：白芷、当归、皂角刺各二钱，水煎服。（4）急性乳腺炎初起：白芷、土贝母各二两，研末，每服二钱，黄酒冲服。每天二次。

常用量：一至三钱。

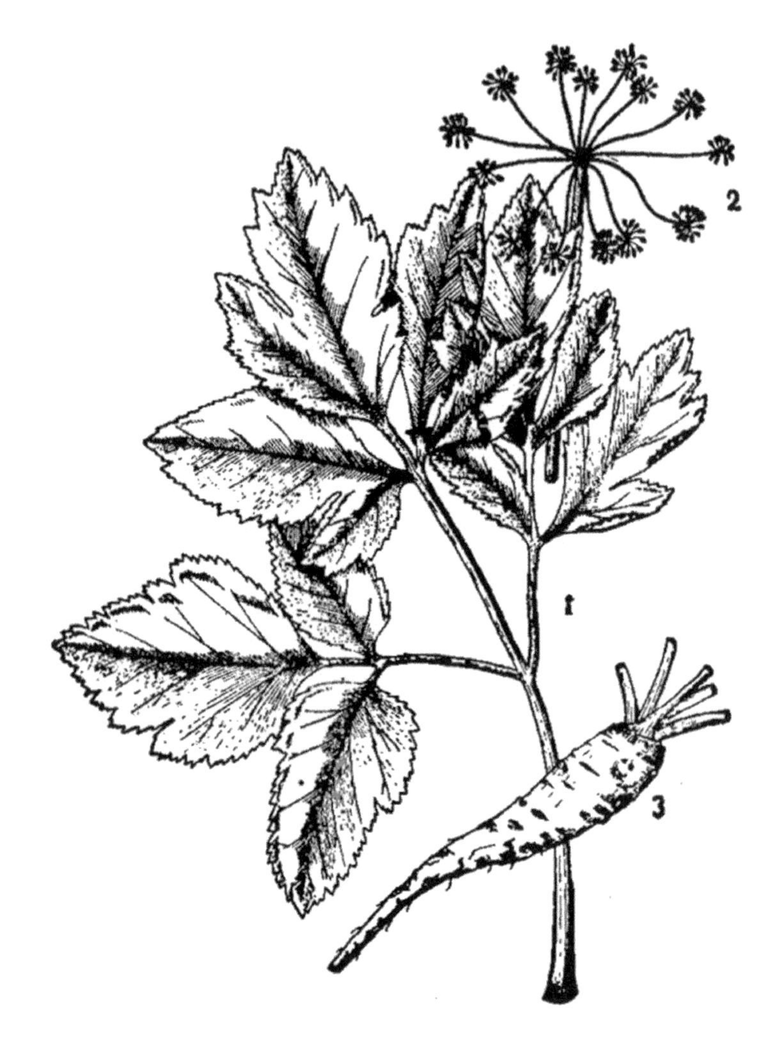

图76 白芷（伞形科，白芷属）

Angelica anomala Lallem

1.叶； 2.花枝； 3.根

—174—

木　　贼

别名：木贼草，锉草。

识别：多年生常绿草本，高30～60厘米。茎直立，深绿色，呈圆柱形，中空，表面粗糙，有明显的节和纵沟；节上着生鳞片状叶，下部联合成短筒状，先端具齿。夏天茎顶生孢子囊穗，呈毛笔头形，初绿褐色，后渐变黄色。

生长环境：生于山坡林下、渠边、杂草丛中。贺兰山有野生。

采集加工：药用全草，8～9月割取全草，晒干。

性味功能：性温，味甘、微苦。能祛风退翳，发汗、利尿、止血、明目。治目疾迎风流泪，小便不利，妇女崩漏，血痔。

主治应用：（1）眼结膜或角膜生翳，迎风流泪：木贼、菊花各三钱，苍术二钱，水煎服。（2）目赤肿痛：木贼二钱，菊花四钱，山栀三钱，丹皮二钱五分，水煎服。（3）发烧无汗：木贼二钱，银花三钱，连翘四钱，水煎服。

常用量：一至三钱。

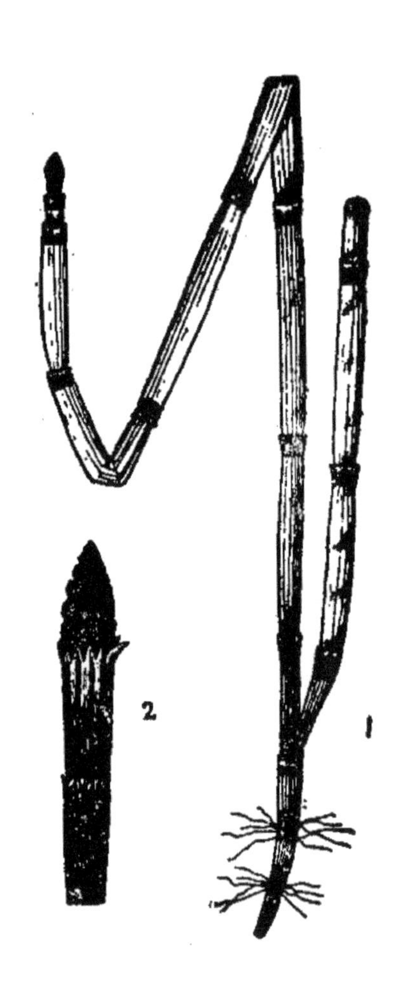

图77 木贼(木贼科,木贼属)

Kquisetum hiemale Linn。

1.全株; 2.孢子。

—176—

水　蓼

别名：酸溜溜，辣蓼草。

识别：一年生草本，高30～60厘米。

茎直立或斜上，无毛，具红紫色斑点，节明显膨大。

叶互生，披针形，两端渐狭，叶脉网状，叶片深绿色，有八字形的紫黑色斑；叶柄短或无。叶鞘膜质，圆筒状。

穗状花序，腋生或顶生。花淡绿色或粉红色。瘦果三角形，黑色，有光泽。

生长环境：湖泊、渠沟、沼泽地均有野生。市郊各地均有生长。

采集加工：药用全草。夏秋两季采割，晒干。

性味功能：性温，味辛、微酸。能清热解毒，利湿止泻。治水肿疮毒，脘腹冷痛，风湿寒痹，腹泻。

主治应用：（1）腹泻、痢疾：水蓼四钱，水煎服；或配马齿苋、苋菜各三钱，水煎服。（2）牙痛：鲜水蓼四两，水煎，漱口。（3）胃腹胀痛：鲜水蓼嫩叶四钱，捣烂加冷开水一大盅，取汁

瘢。（4）皮肤搔痒：单味水煎洗患处。

常用量：三至五钱；鲜草一至二两。

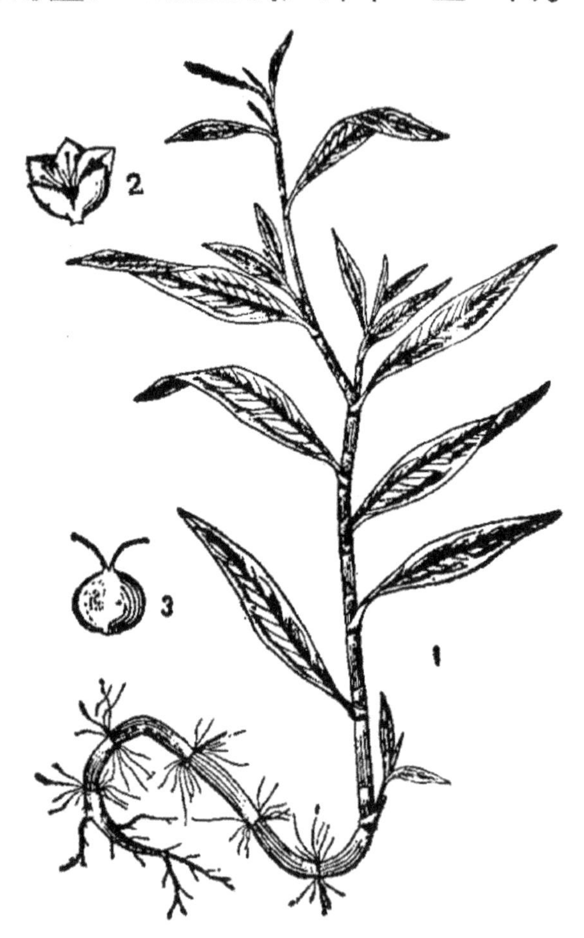

图78　水蓼（蓼科，蓼属）

Polygonum Hydropiper L.

1.全株；　2.花；　3.果。

—178—

秦　　艽

别名： 小秦艽。

识别： 多年生草本，高15～30厘米，基部有残叶纤维所包围。根呈圆柱状，质较疏松。根生叶线状披针形，长约7～10厘米，宽0.5～1厘米。茎生叶较小。花4～8杂生于茎顶，暗紫色，萼膜质，筒状，具线状的萼齿。蒴果长圆形。

生长环境： 山野低湿处，荒坡草丛中。贺兰山有野生。

采集加工： 药用根。春秋两季刨采，去净秧苗，泥土，晒干。

性味功能： 性平，味苦、辛。能祛风湿，退虚热。治风湿痹痛，阴虚火旺。

主治应用： （1）风湿性关节炎：秦艽、生甘草各五钱，水煎服。（2）阴虚火旺、低热不退：秦艽、知母、地骨皮、青蒿各三钱，水煎服。（3）黄疸型传染性肝炎，黄疸、小便少而黄：秦艽六钱，水煎服。

常用量： 二至三钱。

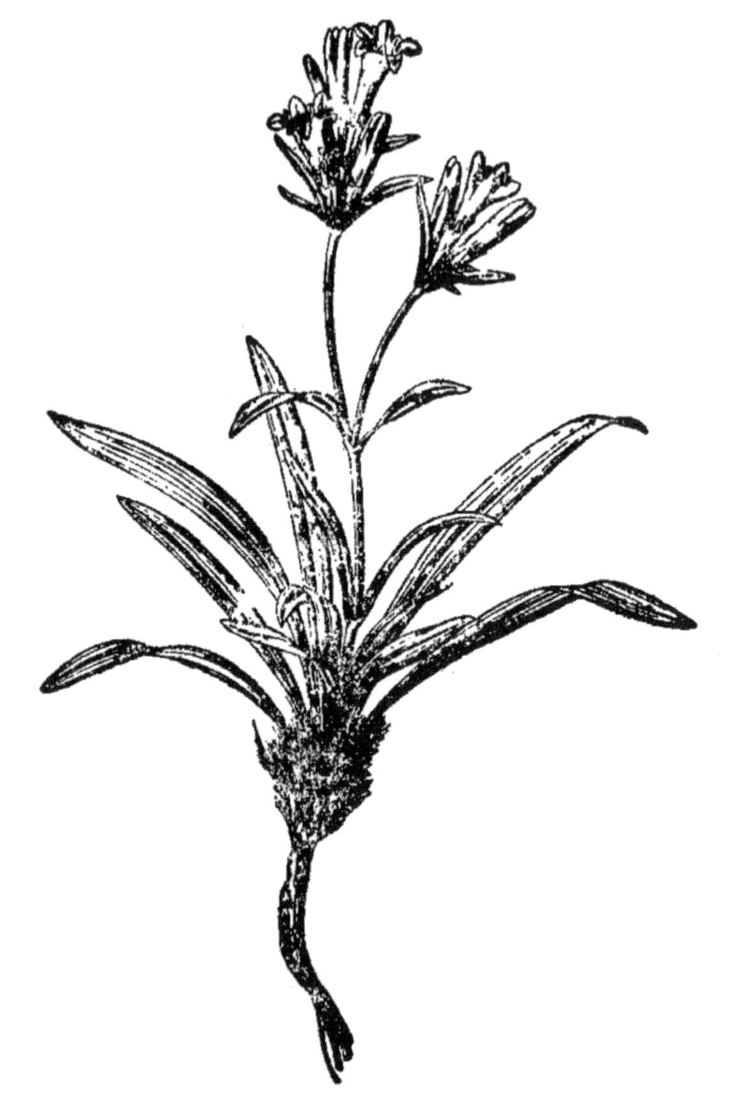

图79 小秦艽（龙胆科，龙胆属）
Gentiana dahurica Fisch.
dahurica

—180—

茄 根（附：茄子）

识别：本品为蔬菜茄子的根。

生长环境：市郊菜园都有种植。

采集加工：药用根。秋季拔秧时连根拔起，去掉秧苗及泥土，晒干。

性味功能：性平，味甘。能去风，散寒，止痛。

主治应用：（1）慢性风湿性关节炎，类风湿性关节炎：茄根五钱，水煎服。或用茄根三两，白酒一斤，浸泡三天后服用，每服半两，每天二次。（2）冻伤，皮肤苍白，继发紫红肿块，刺痛、发痒、发烫：茄根四两，煎汤熏洗患部，每天一至二次。

常用量：三至五钱。

茄（茄科，茄属）

Solanum melongena L.

松　节（附：松树叶，松皮）

别名：油松，松。

识别：常绿乔木。叶针形，2针或3针成一束，较硬，长3～10厘米，基部有宿存的叶鞘。花单性，雌雄同株，雄花序圆柱形，聚生嫩枝基部，橙黄色；雌花序球形，紫色，单一或数个丛生于新生枝顶端。果卵球形。果鳞肥厚，鳞脐有刺，每果鳞有2粒上端有宽翅的种子。

生长环境：生于山野草木丛中。贺兰山野生较多。亦可栽培。

采集加工：药用松树节，叶和皮。松节：采伐松树后，收集松节，晒干。松叶：全年均可采摘鲜叶。松皮：采伐松树后，剥取树皮，晒干。

性味功能：性温，味苦。能祛风湿，散寒。

主治应用：（1）慢性风湿性关节炎，筋骨疼痛，关节拘挛：松节五钱，木瓜三钱，水煎服。（2）蛀牙痛：松节五钱，水煎含嗽后，吐出。（3）体虚浮肿，怕冷，腰痠无力：鲜松叶一斤，洗净加清水五斤，煎至500毫升，滤取清液，加红糖五两，每次服80毫升，每天二次。（4）脱发：鲜松针二两，煎汤洗头。（5）小儿头部湿疮及顽固性皮肤溃疡：松皮焙干研细末，香油调服。每天一次。

常用量：三至五钱。

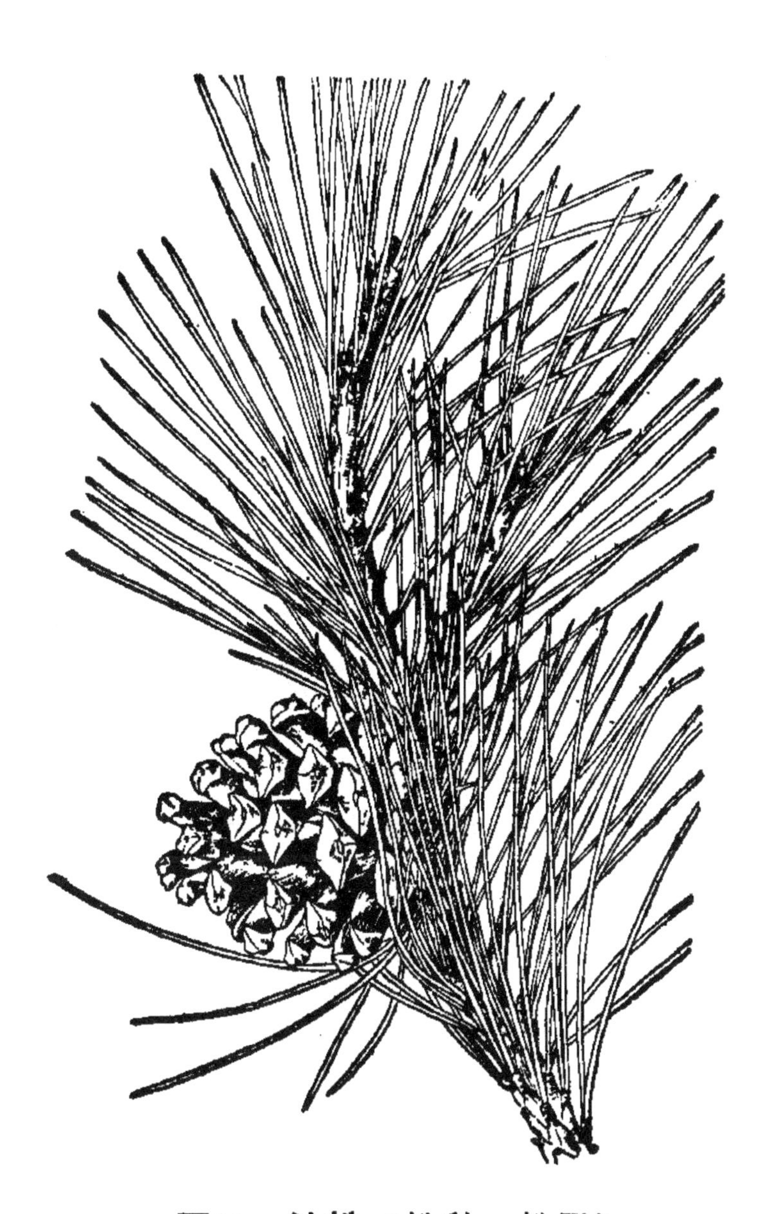

图80 油松（松科，松属）

Pinus tabulaeformis carr。

苍耳子(附：苍耳茎、叶)

别名：苍耳蛋。

识别：一年生草本，高60厘米左右，有分枝。全株密被白色短毛。单叶互生，叶片阔三角形，边缘一般3～5浅裂，有不规则的粗锯齿，表面绿色，背面粉绿色。头状花序顶生或腋生，花黄绿色。瘦果包于有钩刺的囊状总苞内，果形如枣核。

生长环境：生于荒草地，路旁、田边。市郊均有野生。

采集加工：药用果实及茎叶。苍耳子：秋季果实成熟时采割，晒干，打下果实，去净杂质。茎叶：夏秋间采割，晒干。

性味功能：性温，味甘，有小毒。能祛风湿。发汗，通鼻塞。治风湿痛，肌肉痛，鼻炎。

主治应用：（1）风湿痛，头痛，肌肉麻痹：苍耳子二钱，桑枝三钱，豨莶草二钱，水煎服。（2）鼻炎，鼻塞流涕：单味研末服，每服一钱五分；或配薄荷、川芎、白芷各一钱五分，水煎服。（3）荨麻疹搔痒，疥癣湿疮：苍耳子、地肤子各三钱，水煎服。

常用量：一至三钱。

附注：（1）此药有毒，内服不可过量。（2）苍耳茎叶性微寒，味苦、辛，有毒。能祛风湿。治皮肤风湿疮痒，熬膏外敷，并可内服。

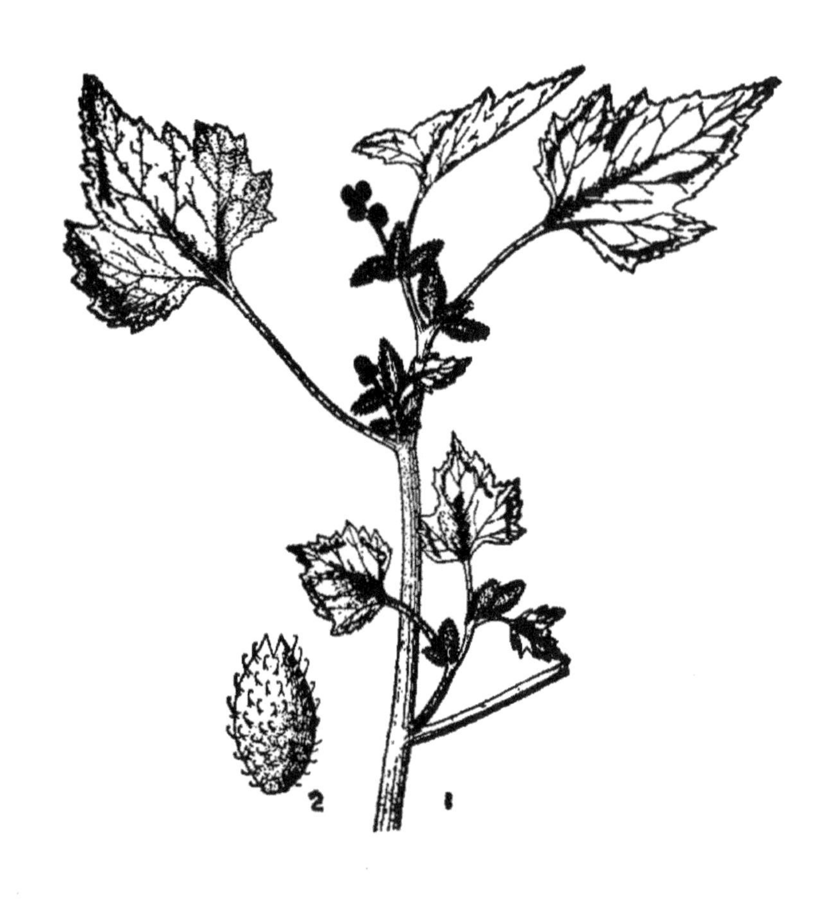

图81　苍耳子（菊科，苍耳属）

Xanthium strumarium L.

1.植枝上部；　2.果。

—186—

（二）通筋活絡药

老鹳草

别名：老鹳嘴，牻牛儿苗。

识别：一年生草本，高30～45厘米。全株有白色柔毛。茎细弱，倾卧或斜上，有钝棱，节部膨大。叶对生，2回羽状全裂和深裂，最终裂片线形；基生叶柄长，茎生叶柄短。花序腋生，偶为顶生，有长总梗，常为3～6朵花排列成伞房状。花淡红色或紫蓝色。蒴果长鸟嘴状，熟时5果瓣连同花柱从中轴分离上卷，有时花柱在中下部自行扭卷。

生长环境：生于山坡、路旁。市郊、贺兰山均有野生。

采集加工：药用全草。夏秋半花半子时割取全草，晒干。

性味功能：性平，味苦、微辛。能袪风，活血，通经络，强筋骨。治风寒湿痹，跌打损伤，筋骨疼痛及肌肤麻木。

主治应用：（1）慢性风湿性关节炎、关节疼痛，经久不愈：老鹳草四钱，水煎服。

常用量：二至三钱。

附注：除本种老鹳草外，还有多种老鹳草均可入药。

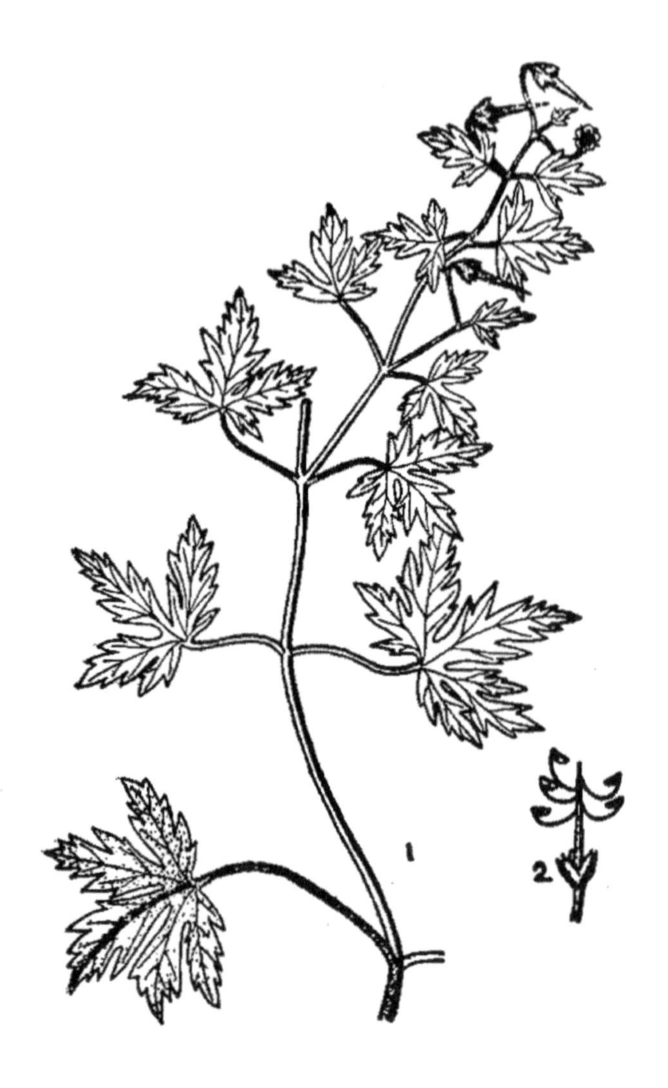

图82 牻牛儿苗
（牻牛儿苗科，牻牛儿苗属）
Frodium stephanianum Willd.
1.植株； 2.果。

—188—

文 冠 果

别名：土木瓜。

识别：灌木或小乔木，高达3～5米，树皮灰褐色；奇数羽状复叶，互生，小叶9～19片，长圆形或披针形，边缘锐锯齿；总状花序，花白色，里面基部有紫红色斑点；果球形，皮厚，种子球形暗褐色。

生长环境：生长于贺兰山山岗。

采集加工：药用木材，枝叶。春夏采茎枝，剥去外皮，木材晒干备用。取鲜枝叶切碎，熬膏。

主治应用：用以治风湿性关节炎。配方每用木材1～2钱，水煎服，或每次服膏1钱，1日二次，亦可取膏外敷患处。

说明：贺兰山生长文冠果很多，但我地民间应用治疗的好经验，我们未收到，特介绍东北应用治疗的经验。

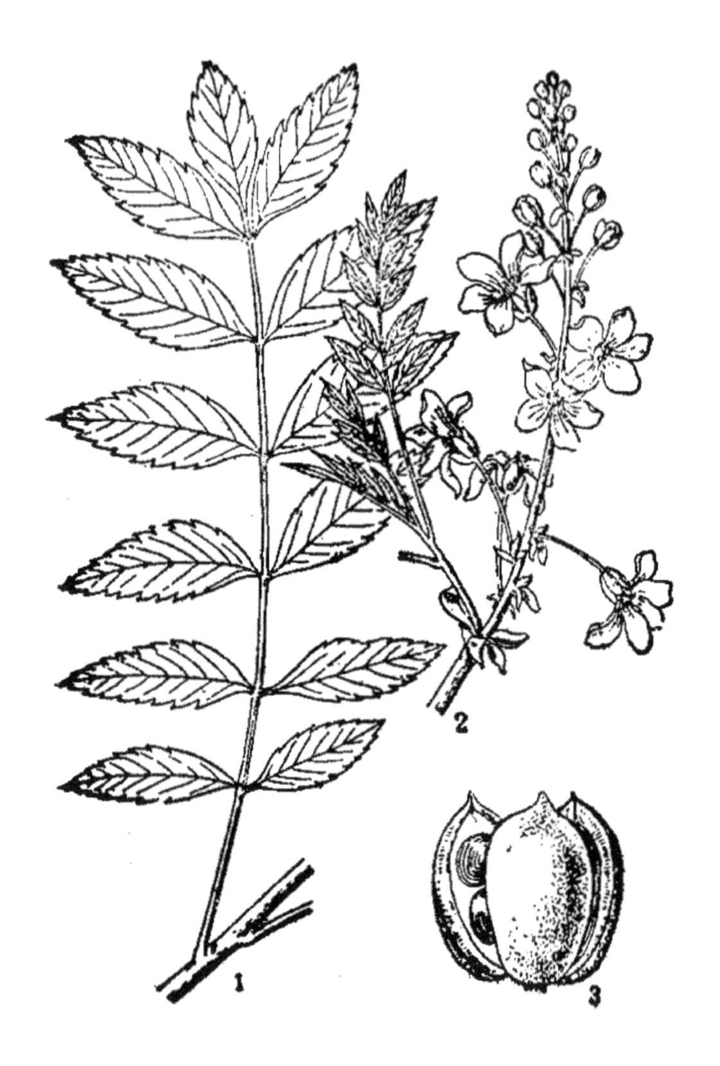

图83 文冠果（无患子科）

Xanthoceras sorbifolia Bge.

1.枝叶；2.花枝；3.果（已开裂）。

—190—

凤仙花(附：急性子)

别名：指甲花。

识别：一年生草本，茎高50～80厘米，柔软，光滑。叶互生，阔披针形，先端锐尖，有锯齿，叶柄具腺体。花腋生，排列成总状花序，单生或数朵簇生，呈深红，淡红、白色或粉红色；蒴果尖卵形，被柔毛，果皮弹力很强，成熟时一触即裂；种子圆柱形，黄褐色。

生长环境：为栽培植物。

采集加工：药用花、种子、全草。花：花开敞时采下，阴干。种子：秋季果即将成熟时采下，搓碎果皮，取种子晒干。全草：夏秋割取，去掉花、果，晒干。

性味功能：花：性温，味苦、甘、辛；有小毒。能活血，消积，祛风湿，治腰胁引痛。子：性温，味微苦，有小毒。能降气行淤，通经。治经闭、腹痛，顽痰积块。**全草：**散血通络，软坚透骨。治跌打损伤。

主治应用：(1)牙龈溃烂：腌过的老茎，去髓，煅炭研末，调香油涂敷患处。(2)跌打损伤：全草捣汁，黄酒冲服一小杯。(3)风湿性关节肿痛：凤仙花或全草(不拘鲜干)适量，煮水，洗患处。(4)经闭腹痛：子五钱，研末，每服三分，温开水送服，每天一至二次。

常用量：一至二钱。

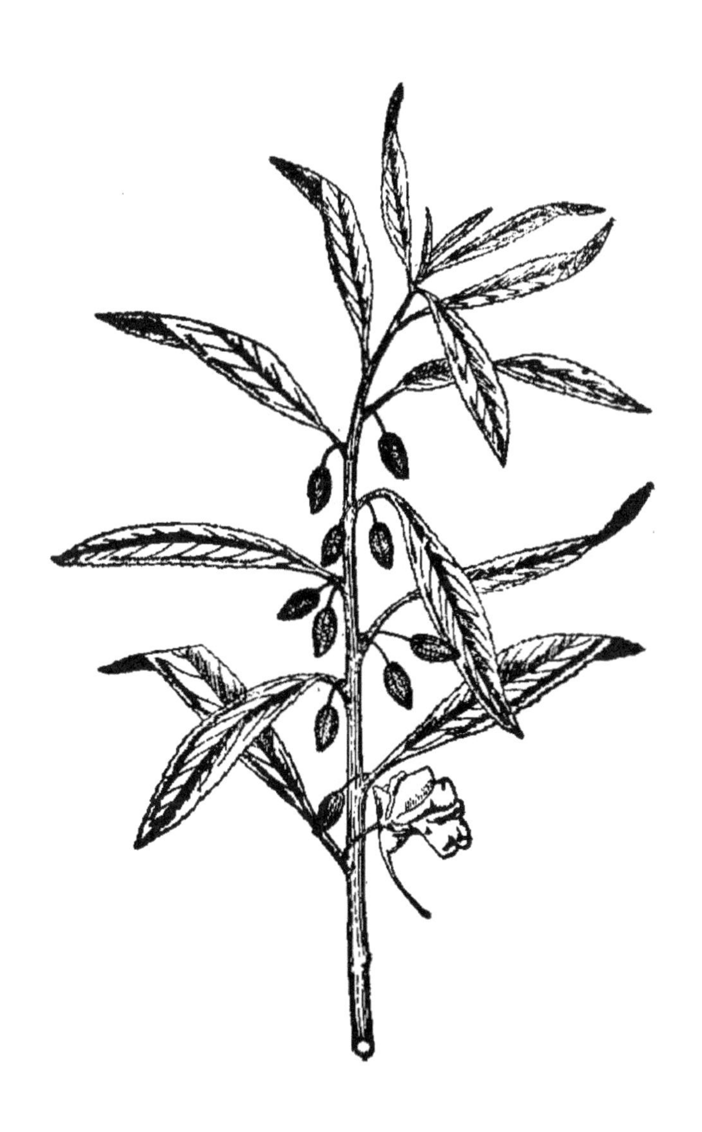

图84 凤仙花（凤仙花科，凤仙花属）

Impatiens balsamina L.

利尿药

车前子（附：车前草）

别名： 猪耳朵。

识别： 多年生草本，高10～30厘米。有多数须根。叶自根茎丛生，广卵形或披针形，如匙形，绿色。先端钝尖，全缘，光滑或具稀毛；叶脉明显，叶柄长。穗状花序。花茎长，夏天开黄绿色或绿色小花。蒴果膜质，卵形或圆锥形；种子细小，褐色或黑色。

生长环境： 生长于田边、路旁、水边。市郊各地均有野生。

采集加工： 药用种子，全草。种子：秋季果实成熟时，割取果穗，打下种子，晒干，去净杂质。全草：夏秋未开花前割取，晒干。

性味功能： 性寒，味甘。能利尿，止泻，清湿热。

主治应用： （1）小便不利，水肿：全草或种子单味煎服；或配茯苓皮，泽泻、白术各三钱，水煎服。（2）肺热咳嗽，咳痰不爽：单用全草或种子水煎服；或配白前、桑白皮、杏仁各三钱，水煎服。（3）水泻：车前子五钱(布包)，炒白术三钱，水煎服。

常用量： 子：二至四钱。全草：三至五钱。

—194—

附注：除本种外，另有一种平车前，其子和全草均可入药。

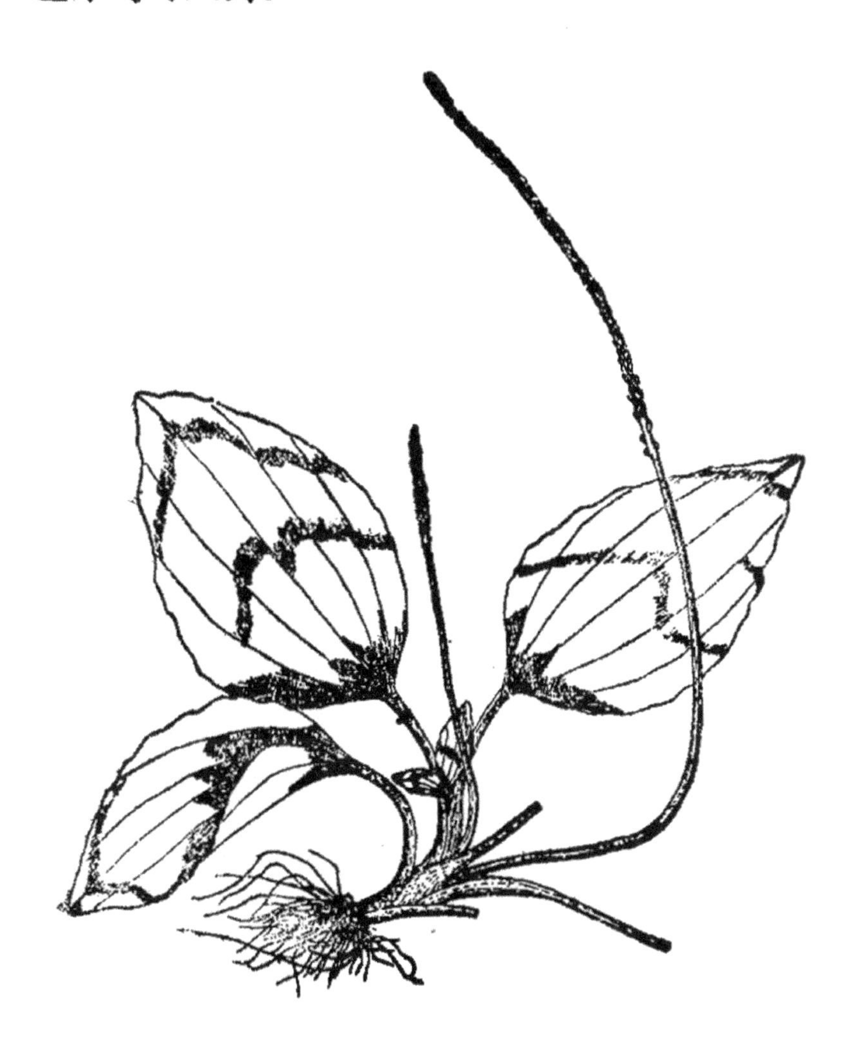

图85　车前（车前科，车前属）
Plantago asatica L.

萹　蓄

别名： 猪牙草。

识别： 一年生草本。茎基部分枝，枝平卧或斜生；具明显的节。叶互生，狭椭圆形或披针形，灰绿色；叶柄短，托叶鞘长圆筒状，基部暗红褐色，老时膜质，白色。花小，数杂簇生于叶腋，花梗短；花被淡绿色，五裂，裂片边缘膜质，白色或淡红色。瘦果三角状卵形，黑色或黑褐色。

生长环境： 生于渠边、路旁、荒地。市郊野生较多。

采集加工： 夏季花未开、叶茂盛时，割取全草，洗净，晒干。

性味功能： 性平，味苦。能清热利尿。治湿热淋病，黄疸，血淋。

主治应用： （1）急性尿道炎，膀胱炎：萹蓄、车前子各四钱，木通二钱，水煎服。（2）黄疸：鲜全草二两，水煎服。（3）痢疾：鲜全草二两，水煎，加糖适量服。

常用量： 二至三钱，鲜品量可适当增加。

—196—

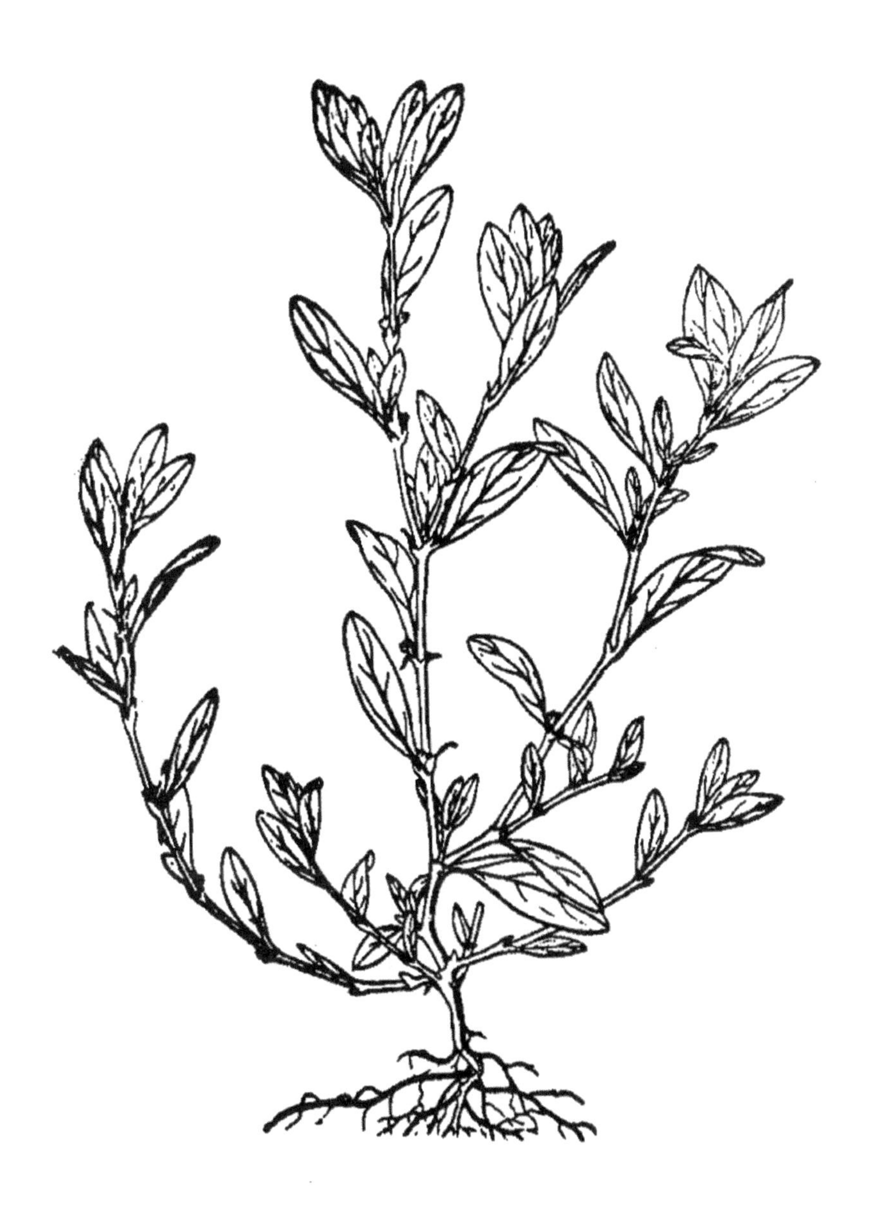

图86 萹蓄（蓼科，蓼属）

Polygonum aviculare L.

地肤子（附：地肤苗）

别名：扫帚苗，地肤。

识别：一年生草本，高60～150厘米。茎直立，多分枝，秋季常变红色，幼枝有白色柔毛。叶互生，狭披针形，全缘，通常无毛，幼叶有白色长柔毛。花小，两性，1～2朵腋生，黄绿色。胞果，扁圆形。种子一个，黑色。

生长环境：生于山野、路边、沟旁、田间。市郊有野生，也有种植。

采集加工：药用果实及全草。地肤苗：夏季摘取嫩枝叶，晒干。地肤子：秋季果实成熟时，割取全株，晒干，打下果实，去净杂质。

性味功能：性寒，味甘、苦。能清湿热，消炎，利尿，祛风，止痒，解毒。

主治应用：（1）小便少、浮肿，肾炎：地肤子四钱，生甘草二钱，水煎服。（2）湿疹，皮肤痒，阴囊湿痒：地肤子、苦参各三钱，水煎服；或煎汤熏洗。（3）腰痛，小便少而黄：地肤子四两，研末，每服二钱，黄酒冲服，每天两次。

常用量：一至三钱。

附注（1）地肤苗性味功能同地肤子。可治风湿性关节炎，手足关节痛，小便少等。地肤苗四钱，水煎服。

—198—

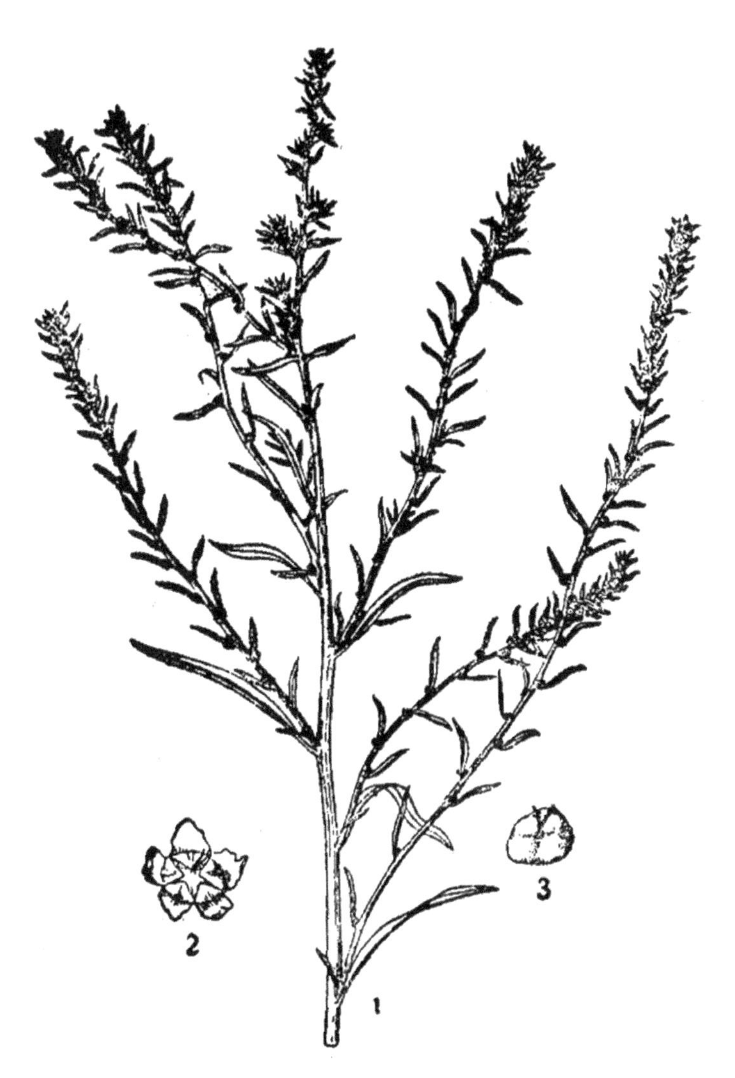

图87　地肤（藜科，地肤属）

Kochia scoparia (L.) Schrad.

1.植株上部；2.胞果及有横翅的萼；3.胞果

龙　葵（附：龙葵子）

别名：天茄子。

识别：一年生草本，高30～60厘米。茎直立，上部多分枝，稀被白色毛。叶互生，叶片卵形，边缘波状缺裂，基部渐狭，延至叶柄，背面叶脉明显突出。花小白色，4～10朵簇生于总花梗顶端，小花梗下垂。浆果球形，成熟后黑紫色，有光泽。

生长环境：生于田野、渠边、山坡林下。市郊有野生。

采集加工：药用全草及果实。全草：夏秋割取全草，晒干。龙葵子：果实由绿变紫黑色时摘下晒干。

性味功能：性寒，味苦，有小毒。能清热解毒，利尿，解疲劳。治痈疽肿毒，跌打损伤。

主治应用：（1）疔疮肿毒：龙葵五钱。水煎服。并用鲜全草捣烂和蜜敷患处。（2）癣癞：龙葵四两，煎水，洗患处。（3）白带：龙葵四钱，水煎服。（4）急性扁桃体炎：龙葵子三

—200—

钱，煎汤含漱后，吐出。

常用量：二至三钱。

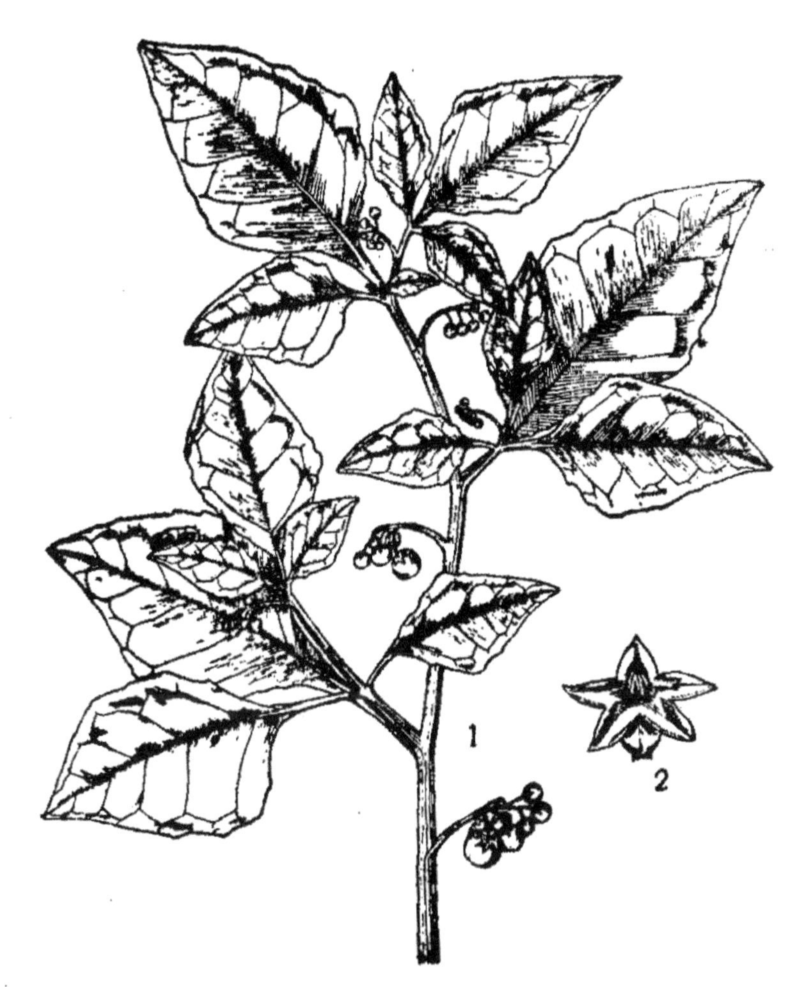

图88 龙葵（茄科，茄属）
Solanum nigrum L.
1.植物上枝； 2.花。

蜀葵花（附：蜀葵子）

别名：蜀葵。

识别特征：二年生草本，高三至五尺，全株有星状毛。茎下部木质化，不分枝；叶互生，近圆形，通常3～7浅裂或波状浅裂，边缘有圆齿；脉掌状5～7条；花单生叶腋，五至七月开放，花瓣5或重瓣，紫红色、淡红色至白色；果为扁球形多心皮的分果，八至十月成熟。

生长环境：我市及市郊有栽培，偶有野生。

采集加工：药用花和种子。花：夏末采集，把近枯萎的花摘下，晒干备用；种子：夏末秋初果实成熟时采摘，晒干，打下种子备用。

性味功能：性寒，味咸。能利小便，通大便。

主治应用：（1）大小便不畅：蜀葵花二钱，水煎服；（2）带下，脐腹痛，面色萎黄：蜀葵花一两，研末，每服一钱，开水送服，每天二次。

常用量：一至二钱。

附注：蜀葵子性寒，味甘。可治大小便不畅，尿路结石：蜀葵子三两，研末，每服二钱，开水送服，每天二次。

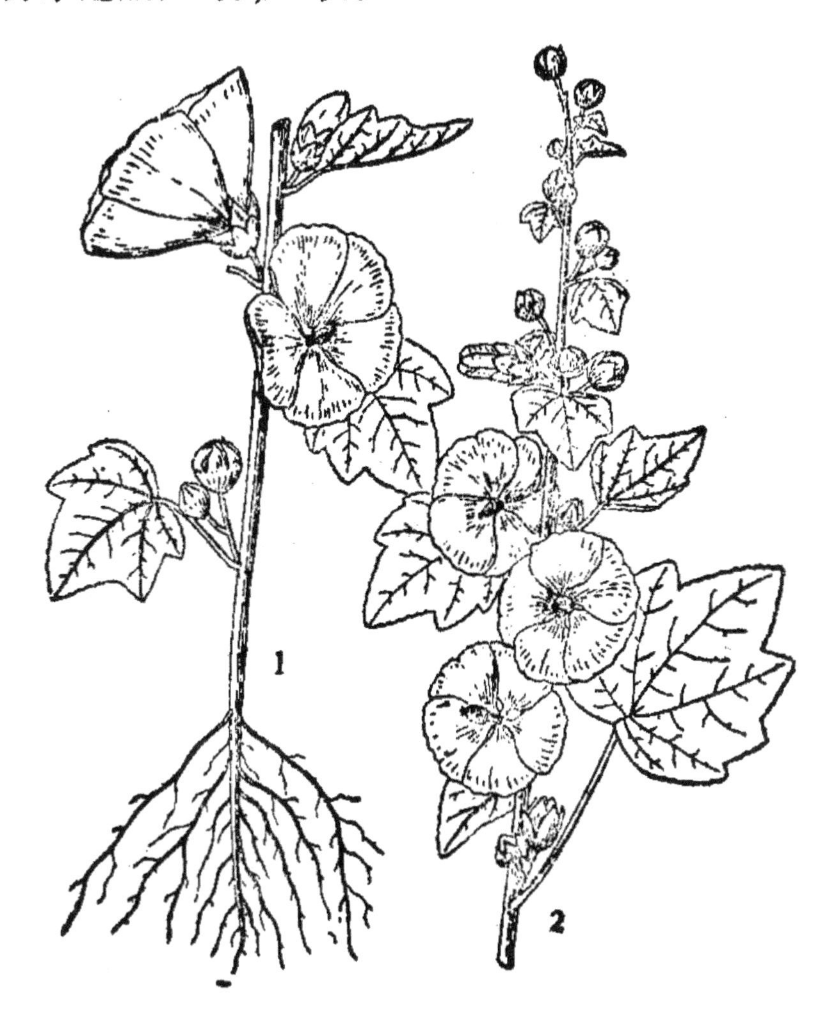

图89　蜀葵（锦葵科，蜀葵属）

Ahhaea rosea Cav.

1.植株下部；　2.植株上部。

问　荆

别名：节节草。

识别：多年生草本，高15～60厘米。地下茎细长，横生。分营养茎和生孢子囊茎。常见多为营养茎，圆柱形，绿色，有棱脊6～15条，节上有轮生分枝，小枝又再分枝。生孢子囊穗的茎初夏生出，不分枝，淡褐色，无叶绿素，顶端着生毛笔头样的孢子囊穗。叶退变为有齿的管状。

生长环境：生于渠边，沟旁的潮湿地区。市郊、贺兰山均有野生。

采集加工：药用全草。夏秋割取全草，晒干。

性味功能：性平，味苦。能止血，利小便治衄血，肠出血，痔出血，月经过多，小便不利。

主治应用：（1）尿道炎，小便涩痛：问荆五钱，水煎服。（2）肠风下血，赤白带下：问荆三钱，水煎服。（3）疟疾：问荆二钱，水煎服；或鲜草捣烂敷大椎穴。

常用量：二至三钱。

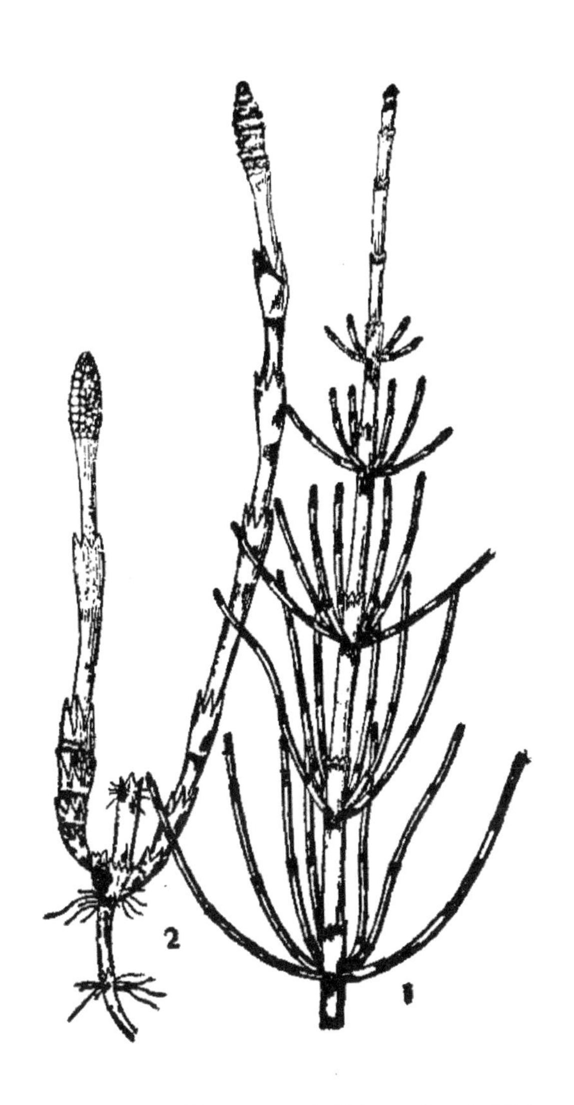

图90 问荆（木贼科，木贼属）

Equisetum arvense L.

1.植株； 2.孢子囊茎。

—205—

瞿　麦

识别：多年生草本，茎直立，高一至二尺，有膨大的节，上部分枝；叶对生，两叶基部合生成短鞘围抱茎节，叶片线状披针形，全缘；花2～3朵聚生，红色、淡紫色或粉红色，花萼筒状，花瓣5片，顶端有燧裂；蒴果长圆筒形，熟时顶端4—5齿裂。

生长环境：生于贺兰山杂草丛及水沟边。

采集加工：药用全草，夏秋开花时采割，切段，晒干备用。

性味功能：性寒，味苦。能清湿热，利小便。

主治应用：急性尿道炎，膀胱炎：瞿麦，萹蓄，生甘草各三钱，水煎服。（2）妇女外阴糜烂，皮肤湿疮：瞿麦适量，研末，外搽患处；亦可煎汤洗患处。

常用量：二至三钱。

注意：孕妇慎服。

附注：瞿麦与石竹同收供药用。其主要区别特征是瞿麦的花瓣前部深裂成丝状。生长分布与石竹相同。

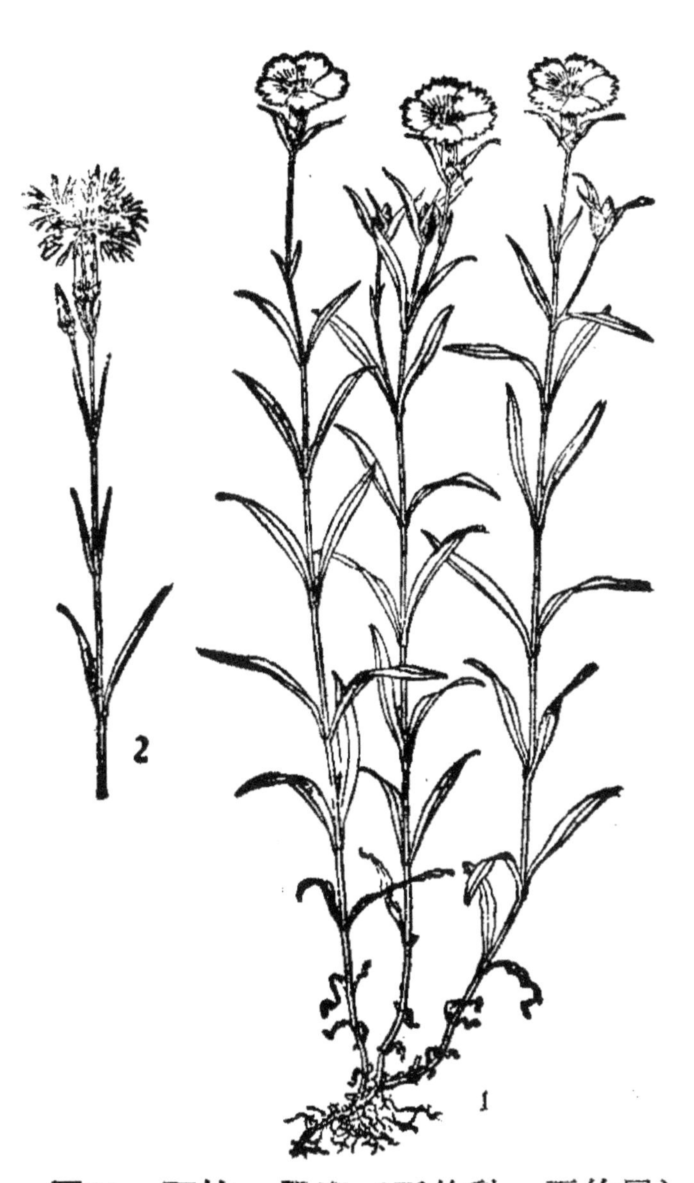

图91 石竹，瞿麦（石竹科，石竹属）

1.石竹 Dianthus cdiueusis L.

2.瞿麦 Dianthus supevbus L.

—207—

向日葵

别名：葵花。

药物来源：本品为农作物向日葵的茎芯和花盘。市郊有大量种植。

采集加工：药用茎芯和葵花盘。种子成熟时，拔取全株，分别剥取茎芯和葵花盘，晒干。

性味功能：性平，味甘。能祛风，平肝，清湿热，散滞气。

主治应用：（1）小便不通：茎芯五钱，水煎服。（2）头痛、头晕：向日葵盘一至二两，水煎汁，冲鸡蛋三个服。（3）咳嗽痰喘：茎芯三两，水煎服。

常用量：五钱至一两。

附注：向日葵根与茎芯功效相同，能治淋病、阴茎澁痛：向日葵根一两，水煎数沸服（不要久煎）。

向日葵（菊科，向日葵属）

Helianthus annuus L.

玉米须（附：玉米根、叶）

别名：包谷，棒子。

药物来源：本品为粮食作物玉米的种子、根、叶。市郊有大量种植。

采集加工：药用须、根、叶。秋季收割玉米时分别采收须、根、叶，晒干。

性味功能：性平，味甘。能利尿，降压，消炎，止汗。

主治应用：（1）急、慢性膀胱炎，尿道炎，胆囊炎：玉米须适量，水煎当茶饮。（2）急、慢性肾炎水肿，小便少：玉米须一两或根、叶适量，水煎当茶饮。（3）尿路结石：鲜玉米根、叶二两，水煎服。（4）自汗、盗汗：玉米秆芯适量，水煎服。

常用量：五钱至一两。

玉米（禾本科，玉蜀黍属）

Zea mays L.

冬瓜皮(附:冬瓜子)

药物来源:本品为栽培蔬菜冬瓜的种子,瓜皮,市郊有栽培。

采集加工:药用外皮、种子。冬瓜成熟时采下。削下外皮,掏出种子;分别洗净晒干。

性味功能:冬瓜皮:性寒,味甘。能行水消肿。治浮肿腹水,小便不利。冬瓜子:性平,味甘。能利尿止渴、清热润肺、消痈肿。治痰热咳嗽,肠痈、肺痈。

主治应用:(1)体虚浮肿:冬瓜皮一两,赤小豆二两,红糖适量,煮烂吃。(2)慢性肾炎,浮肿,蛋白尿:冬瓜皮,生黄芪各一两,水煎服。(3)肠痈:冬瓜子四钱,大黄三钱,丹皮三钱,桃仁三钱,芒硝一钱五分,水煎服。(4)白带:冬瓜子四两,炒干研细末每服五钱,开水送服,每天二次。

常用量:皮:五钱至一两,子:四钱至八钱。

冬瓜(葫芦科,冬瓜属)

Benincasa hispida Cogn.

葫　　芦

别名：葫芦壳。

药物来源：本品为栽培蔬菜葫芦的瓜皮。市郊有栽培。

采集加工：药用瓜皮，未成熟萎缩的幼葫芦（抽葫芦）。瓠果成熟时，摘下，挂起晒干。抽葫芦：将萎缩的幼葫芦摘下，晒干。

性味功能：性平，味甘、淡。能利小便，解热除烦。治腹胀小便不利，面目浮肿。

主治应用：（1）腹胀小便短少：葫芦三钱，水煎服。（2）肝硬变并发轻度腹水：抽葫芦一斤，焙研细末，每服三钱，开水送服，每天三次，连服二周；或抽葫芦一两，水煎服。

常用量：三钱至一两。

葫　芦（葫芦科，葫芦属）

Lagenaria siceraria (molina) Standl.

苜　蓿

识别：二年或多年生草本。茎直立，分枝很多，高30～70厘米，叶为三出复叶，倒卵圆形，先端微凹，全缘，托叶细裂，叶腋着生3～5朵小花，蝶形花冠。紫色或黄色。荚果呈螺状，有毛状突起的刺。

生长环境：生于潮湿土壤中，田边有野生。市郊有栽培。

采集加工：药用全草和根。全草：夏季割取地上全草，晒干或鲜用。根：秋季挖取根，去掉泥土，须根，晒干。

性味功能：全草性平，味苦、微涩；根性寒。全草为解尿酸性的利尿药，治酸性膀胱结石，并有开胃和中，营养等功效。治脾胃、小肠诸邪热气。根可治黄疸、热病、目黄赤、小便黄，尿路结石。

主治应用：（1）尿酸性结石：鲜苜蓿适量，捣汁约半杯，温服，一日三次。

常用量：五钱至一两。

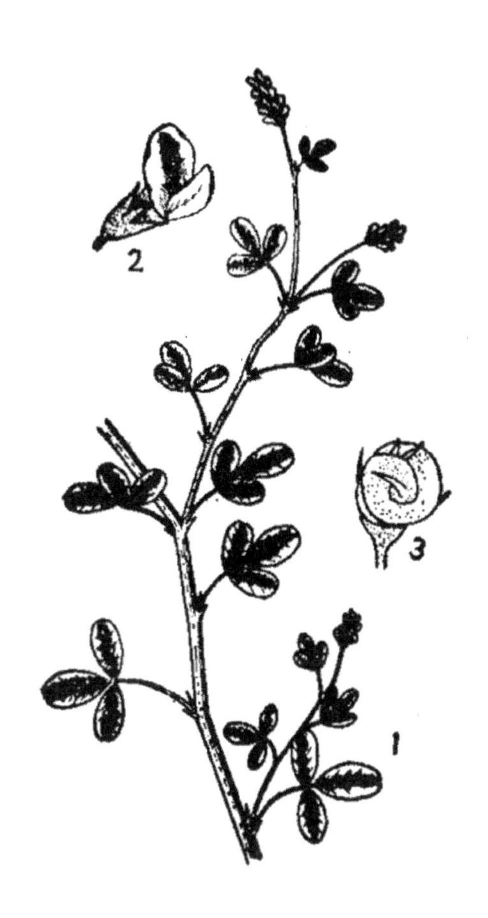

图92 苜 蓿（豆科，苜蓿属）

Medicago sativa L.

1.植株上部； 2.花； 3.果。

蝼　蛄

别名：拉拉蛄、土狗子。

识别：虫体黄褐色，长3～4.5米，长圆形，密被短毛，脚部多毛。有脚三对，前脚发达，爪锋利。有翅二对，尾部有尾毛二根伸长。

生长环境：生于潮湿温暖的土壤中。常危害农作物。市郊田间均有。

采集加工：药用全虫体。夏秋捕捉后，用开水烫死，晒干。

性味功能：性寒，味咸。能利尿、消水肿。

主治应用：（1）肝硬化并发轻度腹水，小便少：蝼蛄六个，焙干，研末，分三次，开水送服。（2）肾炎、尿路结石，小便痛：蝼蛄七个，焙干，研末，分三次黄酒冲服。

常用量：二至三个。

附注：体虚者慎用；孕妇忌服。

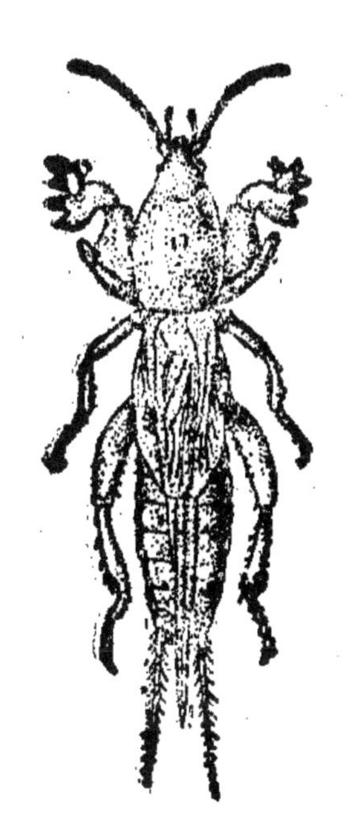

图93 蝼 蛄

—215—

冬葵子（附：冬葵叶）

别名： 青麻，苘麻，野旱烟。

识别： 一年生草本，高1米左右，茎直立，被柔毛。叶互生，具长柄，叶片圆心形，先端长尖，边缘具圆齿或粗细不等的锯齿，两面均具柔毛。花1～3朵腋生，金黄色。果实半球形，棕黑色，密生黄绿色毛，熟后形成离果（分果），状如橘子果瓣，先端各有外向的刺头。种子肾形，黑色。

生长环境： 栽培或野生于田间、路旁。市郊有野生。

采集加工： 药用种子。9～10月果实成熟后，割取地上茎，晒干，打出种子。

性味功能： 性寒，味甘。能滑肠通便，利尿下乳。治大便秘结，小便不利，淋病，水肿，乳闭肿胀。

主治应用：（1）小便不利：冬葵子二钱，滑石五钱，藿香二钱，水煎服。（2）盗汗：冬葵子三钱，水煎加白糖适量服。（3）产后乳汁不下，乳房胀痛：冬葵子二两，研末，每服二钱，黄酒冲服，每天二次。

常用量： 一钱五分至四钱。

—216—

附注：（1）冬葵子孕妇慎服。（2）鲜冬葵子叶，能清热解毒，捣烂加蜂蜜外敷，治痈疽肿疮。

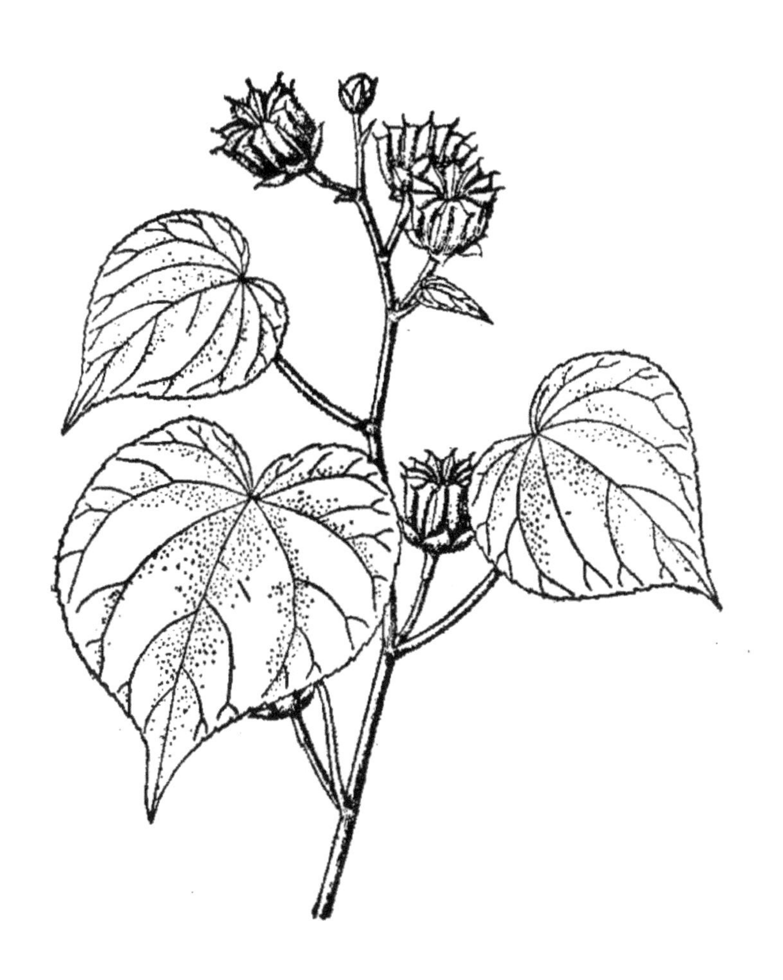

图94 **苘麻**（锦葵科，苘麻属）

Abutilon theophrasti Medic.

通大便药

一、泻下逐水药

芒 硝（附：元明粉）

别名：朴硝，皮硝。

药物来源：本品为天然的硝盐类，经加工而成的结晶体。呈不规则的柱状或块状，青白色透明。

采集加工：秋、冬提炼为宜，将含有芒硝原料的土（卤土），放锅内加水煮沸约一小时，然后过滤，滤液静置一天便有晶体析出，即为皮硝。将水倒掉，密封。成品洁净。

芒硝：鲜萝卜2斤，洗净，切片，放锅内加水煮透，加入皮硝10斤共煮，至全部溶化，过滤倒入盆内，静置一夜，倒去上层水，取冷却后析出的芒硝即成。本品见风即风化，温度较高即溶化，必须放容器内密闭，置阴凉处。元明粉：将净芒硝放搪瓷盆内，将盆再放水锅内加热，芒硝溶化后水分逐渐消失，最后呈白色粉末状即为元明粉。

性味功能：性大寒，味苦、辛、咸。能泻下。

主治应用：（1）大便干燥：芒硝三钱，蜂蜜一两，开水化服。（2）大便燥结，肚子胀满，心烦、口干：芒硝三钱，大黄、生甘草各二钱，水煎服。

常用量：二至三钱。

注意：芒硝不宜与三棱同用；孕妇忌服。

附注：元明粉性寒，味辛、甘。功能主治与芒硝同，并可外用治急、慢性咽炎，嗓子红肿疼或口疮：元明粉二钱，薄荷二钱生甘草五分，冰片二分共研细末，吹患处。

牵牛子

别名：牵牛，二丑。

识别：一年生缠绕草本，长2米左右，有短毛。叶互生，有长柄，叶片椭圆形，基部心脏形，有短毛，全缘。花腋生，每总梗上有花1～8朵，花冠喇叭状，蓝色、紫色或红色。蒴果：球形，有宿存的花萼，种子三棱形，背圆，向内两个腹面扁平，棕黑色或白色。

生长环境：生于向阳地方，菜园，庭院有栽培。

采集加工：药用种子。秋季果实成熟时，趁果壳未裂开时采下，晒干，打下种子，除净杂质。

性味功能：性寒，味苦，有小毒。能泻水通便，利尿，杀虫。治水肿，大小便困难。

主治应用：（1）水肿二便不通：单味研末，每次一钱，温开水送服。（2）蛔虫腹痛：牵牛子、槟榔、大黄各等量，研细末，每次一钱，开水冲服。

常用量：一至二钱。

附注：（1）另有一种牵牛的子亦可同等入

药；其叶为心脏形，常三裂。（2）牵牛能解巴豆中毒。则不宜与巴豆同用。（3）孕妇忌服。

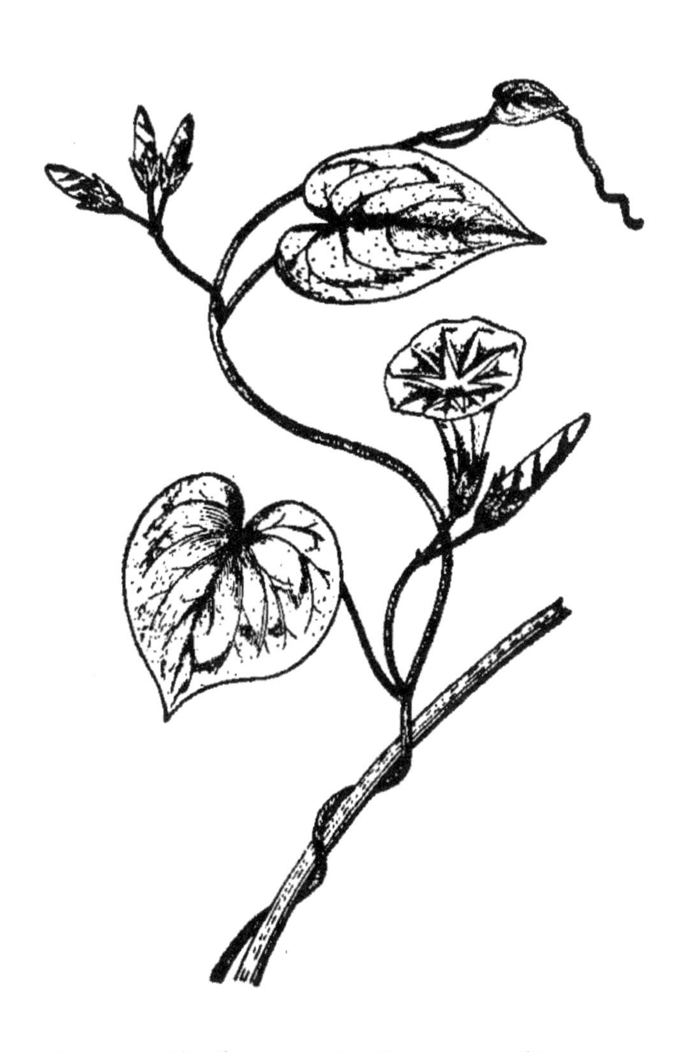

图95　牵牛（旋花科、牵牛属）

Pharbitis hispida Choisy.

大　　黄

别名：川军。

识别：多年生草本，高150厘米左右，茎结上具膜质叶鞘。根茎肥大，粗壮，味苦。根生叶大，叶柄长，肉质，叶片圆形或宽心脏形，3～7掌状深裂，边缘常呈羽状浅裂；茎生叶小，互生，柄短。花为圆锥花序，花小，数朵簇生，紫红色或绿白色。果实三角形，有翅，熟时棕褐色。

生长环境：生于山坡草丛中；市郊有栽培。

采集加工：药用根茎。秋末、冬初，地上茎枯萎时，挖取地下根茎，用碗片刮去外粗皮和顶芽，阴干或烘干。

性味功能：性寒，味苦。能泻火解毒，通便逐淤。

主治应用：（1）肠胃实热便闭：大黄二钱五分，枳实一钱五分，厚朴二钱，元明粉三钱（后下），水煎服。（2）血淤经闭：大黄二钱，当归、桃仁、土鳖虫各三钱，水煎服。（3）跌打损伤：大黄，当归各三钱，研末，酒调服；或水酒各半煎服。

常用量：一至四钱。

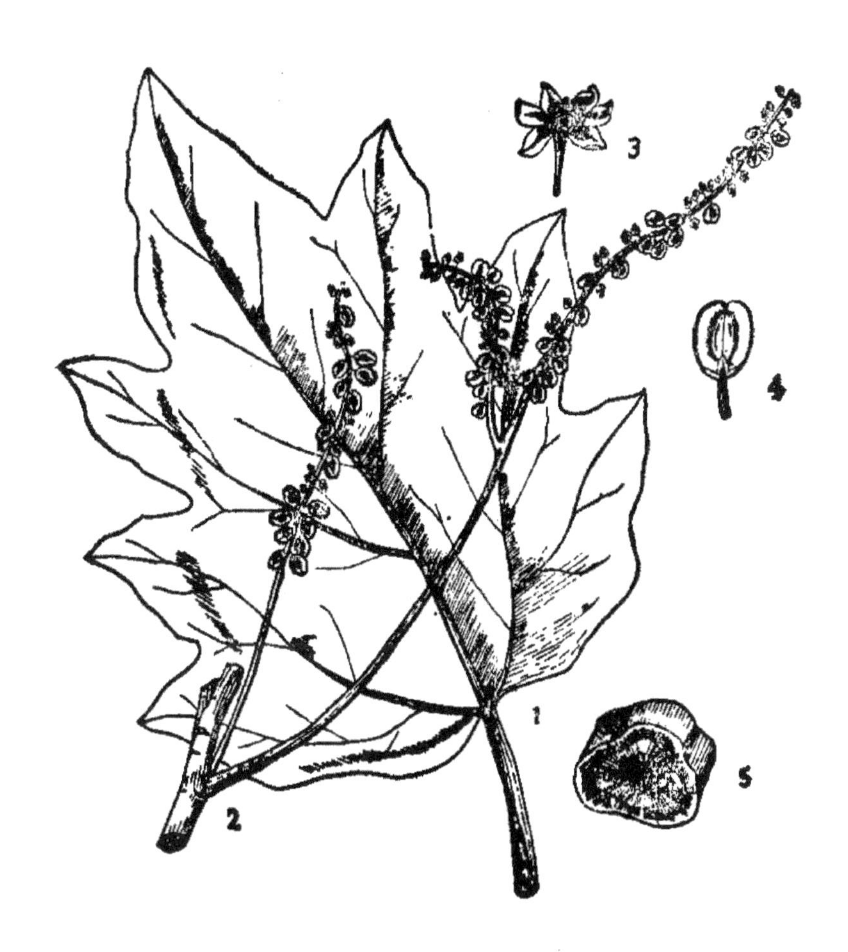

图96 大黄（蓼科，大黄属）

Rheum Palmatum L.

1.叶；2.花枝；3.花；4.果；5.药材。

（二）潤下葯

郁李仁

别名：郁李。

识别：直立灌木，高1～1.5米，嫩枝有短柔毛。叶互生，狭倒卵形或椭圆形，先端尖，边缘有细锯齿，叶柄短。花单生或2朵生于叶腋，有明显的梗，花白色或淡红色。核果，圆球形，成熟后鲜红色，味酸。

生长环境：生于果园，市郊有栽培。

采集加工：药用核仁。秋季果实成熟后采收，将核砸开，取净仁，晒干。

性味功能：性平，味辛、苦、甘。能润肠，通便，利水。治大便燥结及水肿。

主治应用：（1）大便干燥：郁李仁、火麻仁各三钱，水煎服。（2）肾炎、腿脚浮肿、大便燥结，小便少：郁李仁、生薏仁各三钱，水煎服。

常用量：一至三钱。孕妇慎用。

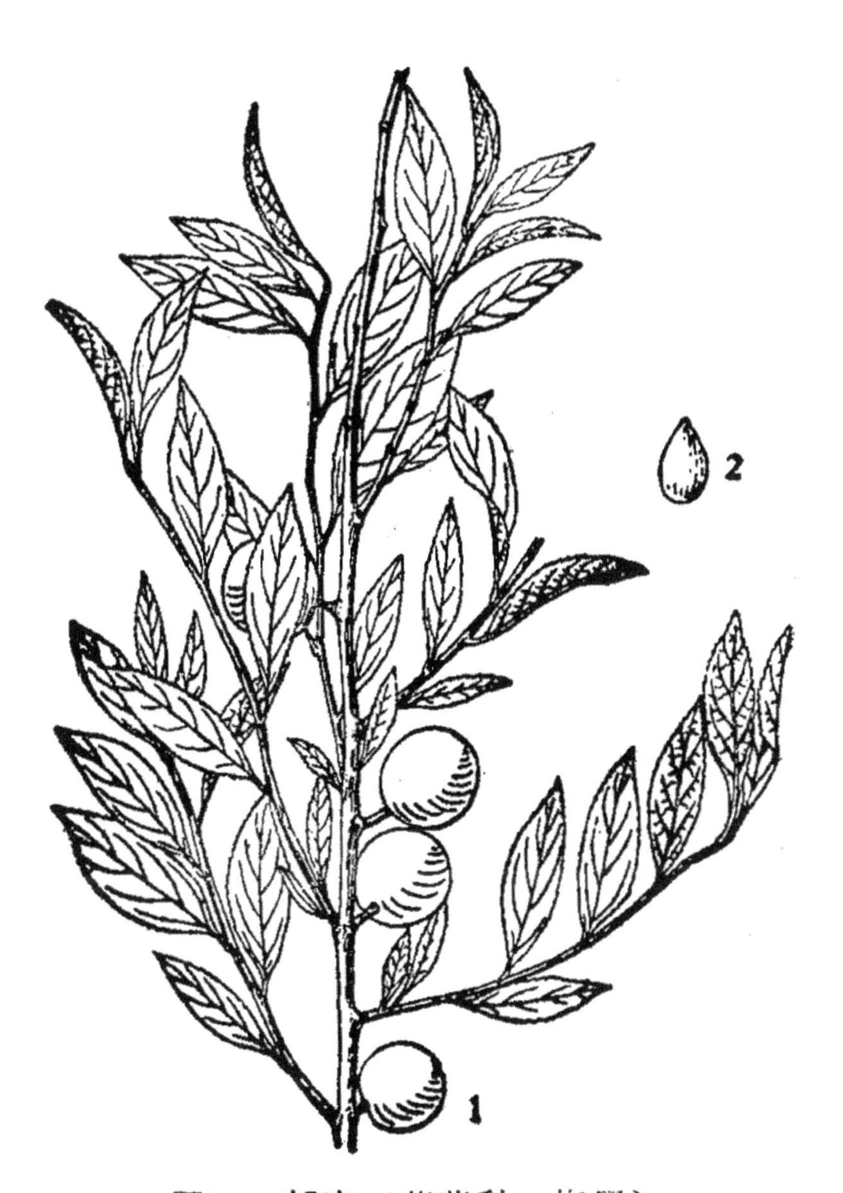

图97　郁李（蔷薇科，梅属）

Prunus humilis Bge.

1.果枝；　　2.种仁。

火麻仁

别名：线麻，麻仁。

识别：一年生草本，高1～3米。茎略呈五棱形，有纵纹沟。叶，下部对生，上部互生；成掌状复叶，小叶通常三至五片，披针形，边缘有锯齿。叶柄长。单性花，雌雄异株，排列成穗状花序。果实扁卵圆形，灰黄色，一端微尖，另端中部有圆脐，内有白色种仁，油质。

生长环境：喜生潮湿肥沃土壤。市郊均有种植。

采集加工：药用种仁。秋季果实成熟时割取全株或摘下种穗，晒干，打下果实，簸净杂质。

性味功能：性平，味甘。能润燥滑肠。

主治应用：（1）肠燥便秘：火麻仁、杏仁、柏子仁各三钱，水煎服。（2）老人或产后大便秘结：火麻仁五钱，紫苏子三钱，水煎服。

常用量：三至五钱。

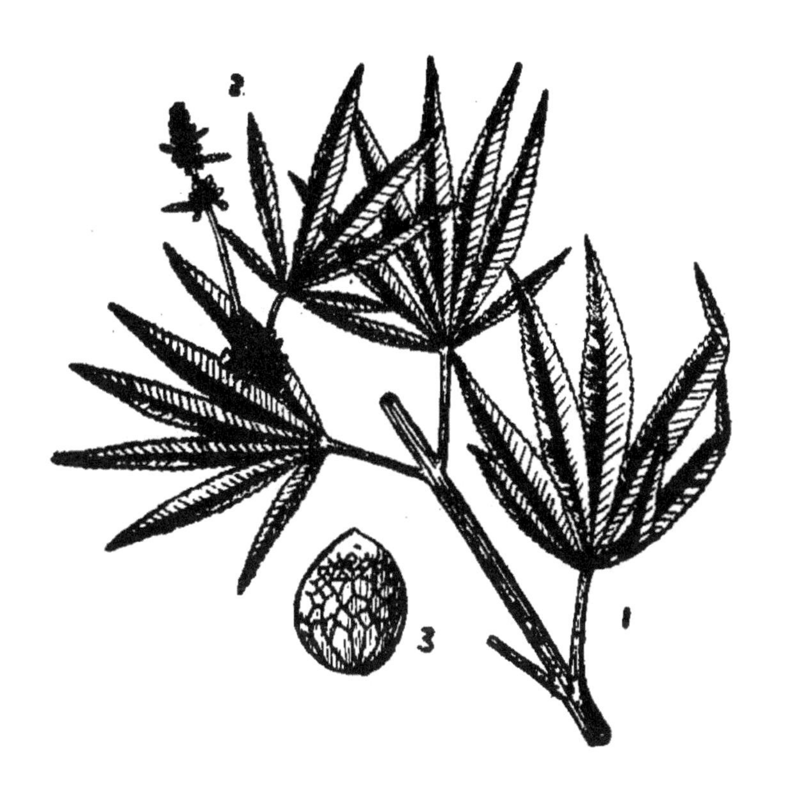

图98 大麻（桑科，大麻属）

Cannabis sativa L。

1.茎及叶；　2.花枝；　3.果

胡麻仁

别名：亚麻仁。

识别：一年生直立草本，高30～100厘米。全体平滑无毛，圆柱形，表面具纵条纹，基部梢木质化，上部分枝。叶互生，线形或披针形，先端尖，全缘，基部渐狭，近无柄，花顶生，排列成聚伞状圆锥花序，花小，蓝色。蒴果，近球形，微扁，先端较尖。种子瓜子形。

生长环境：栽培油料作物。市郊种植较多。

采集加工：药用亚麻种子。秋季果实成熟时采割，晒干，打下种子，去净杂质。

性味功能：性平，味甘。能补肝肾，润大肠。治病后体虚，大便燥结。

主治应用：（1）体虚，大便燥结：胡麻仁三钱，水煎服；或研末冲服。

常用量：二至三钱。

附注：种仁可榨油食用。

亚麻（亚麻科，亚麻属）

Linum usitatissimum Linn.

消肿排膿葯

马　勃

别名：灰包，马粪包。

药物来源：本品为马勃菌的干燥子实体。扁球形，幼时白色肉质，表面光滑，成熟时黄褐色，皮薄容易撕下，内棕褐色，松软有弹性，手捻细软光滑。

生长环境：山野林下阴湿处。

采集加工：秋季皮色变黄褐色时及时采下，去掉泥土，晒干。成品皮软，粉足。

性味功能：性平，味辛。能消肿，止血，清咽喉。

主治应用：（1）慢性扁桃体炎：马勃一钱，山豆根三钱，生甘草二钱，水煎服。（2）喉炎、声带炎、声音嘶哑：马勃、芒硝各一钱，水煎，加红糖适量服。（3）鼻出血：马勃一小块，塞鼻孔。（4）外伤出血：马勃适量，压敷出血处。

常用量：五分至一钱。

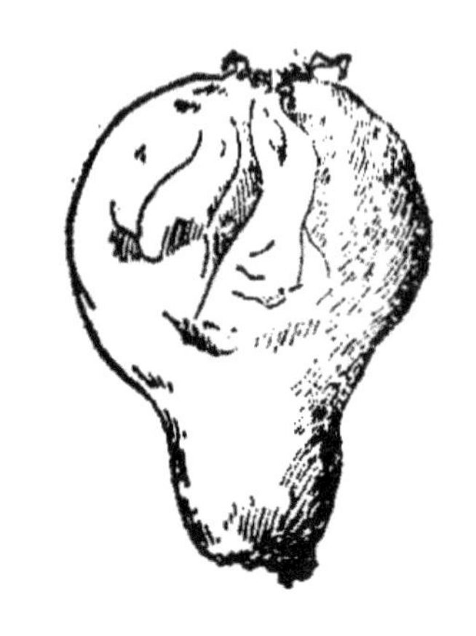

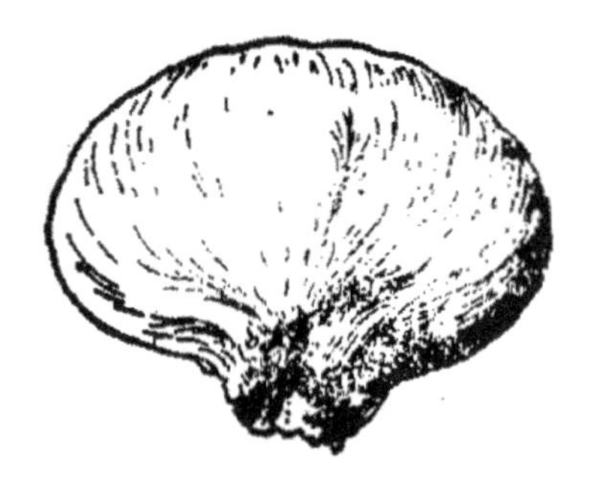

图99 马勃（马勃科）

Lasiospnaeva sp.

—230—

水红花子（附：全草）

别名：狗尾巴花。

识别：一年生草本，全体有毛。茎直立，中空，高50～200厘米，多分枝，节膨大。叶互生，卵形，托叶鞘状包茎。花序成穗状，顶生或腋生，细长，下垂，有时集成圆锥状；花淡红色或白色。瘦果，扁圆形，黑色，有光泽。

生长环境：渠边、沟旁、沼泽、湖泊均有野生。

采集加工：药用果实，全草。果实：秋季割取果穗，晒干，搓出种子，去净杂质。全草：夏秋割取全草，晒干。

性味功能：性微寒，味咸。能去热明目，治瘰疬，消渴，产后腹痛；全草味辛，有毒。能消肿，祛风湿。

主治应用：（1）颈淋巴结核(未破或已破)：水红花子二两，炒至半生半熟，研末，每服一钱，饭后开水送服，每天二次。（2）脾脏肿大，肚子胀：水红花子一斤，水煎熬膏，每服一汤匙，黄酒或开水送服，每天二次；并用水红花子膏摊布外贴患处，每天换药一次。（3）痢疾便血：水红花草五钱，水煎服。（4）慢性风湿性关节炎，及其他风湿痛：水红花草三至五钱，水煎服。

常用量：三至五钱。

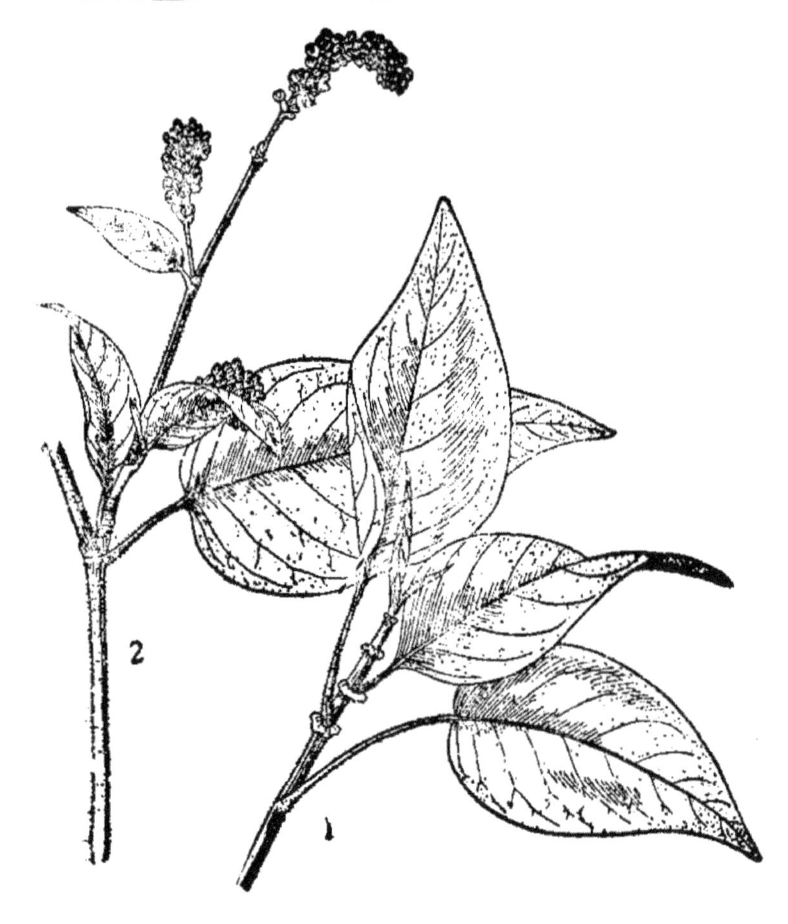

图100 荭 草（蓼科，蓼属）

Polygonum orientale Linn.

1.植株上部枝叶； 2.花枝。

—232—

蜂　房

别名：马蜂窝，巢。

识别：本品为黄蜂的蜂窝。外形为圆盘状扁平或莲蓬形，背面有小柄，腹面为大小不等六角形的孔。灰白色，纸质，稍有弹性。

生长环境：生于房檐下和山野的树枝、岩石上。市郊各地均有。

采集加工：药用蜂房。冬季采收，稍蒸，取出死蜂，晒干。

性味功能：性平，味甘，有毒。能解毒，消肿，祛风、杀虫。

主治应用：（1）奶汁不下，乳房胀痛：蜂房一两，煅存性，研末，每服五分，开水或黄酒冲服，每天两次。（2）龋齿痛（蛀牙痛）：蜂房五钱，煅研细末，敷患牙上，不可咽下。（3）皮肤疮癣：蜂房适量，煅研细末，胡麻油调敷患处，每天换药一次。

常用量：五分至一钱。

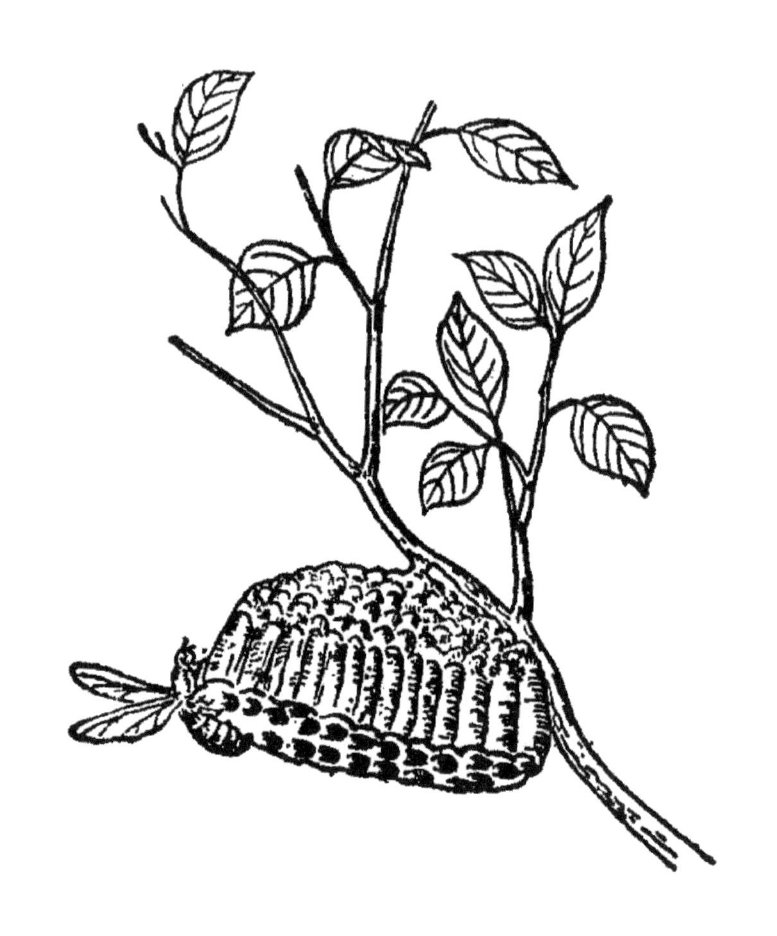

图101 蜂 房

止汗、收敛、止泻药

浮 小 麦

药物来源：本品为禾本科植物小麦的干燥轻浮瘪瘦的果实。

采集加工：夏至前后收割小麦时，收集轻浮瘪瘦的麦粒，去净杂质即得。

性味功能：性凉，味甘，咸。能止汗。

主治应用：（1）体虚多汗（自汗，盗汗）：浮小麦八钱，黄芪三钱，麻黄根二钱，生牡蛎五钱，水煎服。（2）肺结核病或其它原因引起的下午低烧，多汗，心烦，口渴：浮小麦八钱，地骨皮三钱，水煎服。

常用量：三至八钱。

麻 黄 根

药物来源：本品为麻黄的根，识别，生长环境见麻黄。

采集加工：药用根，春秋季采挖，去净泥土，除去秧苗，晒干备用。

性味功能：性平，味甘，能止汗。

主治应用：（1）自汗，盗汗：麻黄根三钱，牡蛎，浮小麦各五钱，水煎服。（2）体虚、自汗：麻黄根三钱，黄芪、牡蛎各五钱，水煎服。（3）产后虚汗：麻黄根五钱，黄芪、当归各三钱，水煎服。

常用量：二至三钱。

椿根皮（附：风眼草）

别名：臭椿皮。

识别：落叶乔木，根皮淡黄白色，奇数羽状复叶，互生，叶片披针状卵形，叶缘上半部全缘，基部有少数粗齿，齿端背面有腺体一枚。花小而多，绿白色，合成顶生圆锥花序。翅果扁平，中央有一粒种子。

生长环境：生于山野、路旁、村边，野生或种植。市郊有栽培。

采集加工：药用根皮和果实（风眼草）。椿皮：春季刨树根，剥取根皮，去净外粗皮，晒干。风眼草：秋季果实成熟时采摘。去净枝梗。晒干。

性味功能：性寒，味苦、涩。能清热利湿、涩肠、止血、止带。

主治应用：（1）慢性痢疾：椿皮四两，焙干研末，每服三钱，开水送服，每天二次。（2）赤白带、小肚子痛：椿皮一两五钱，炮姜炭、白芍、炒黄柏各二钱，研末或做水丸，每服三钱，开水送服，每天二次。（3）大便带血：风眼草二两，微炒研末，每服一钱，开水送服，每天二次。

常用量：一至三钱。

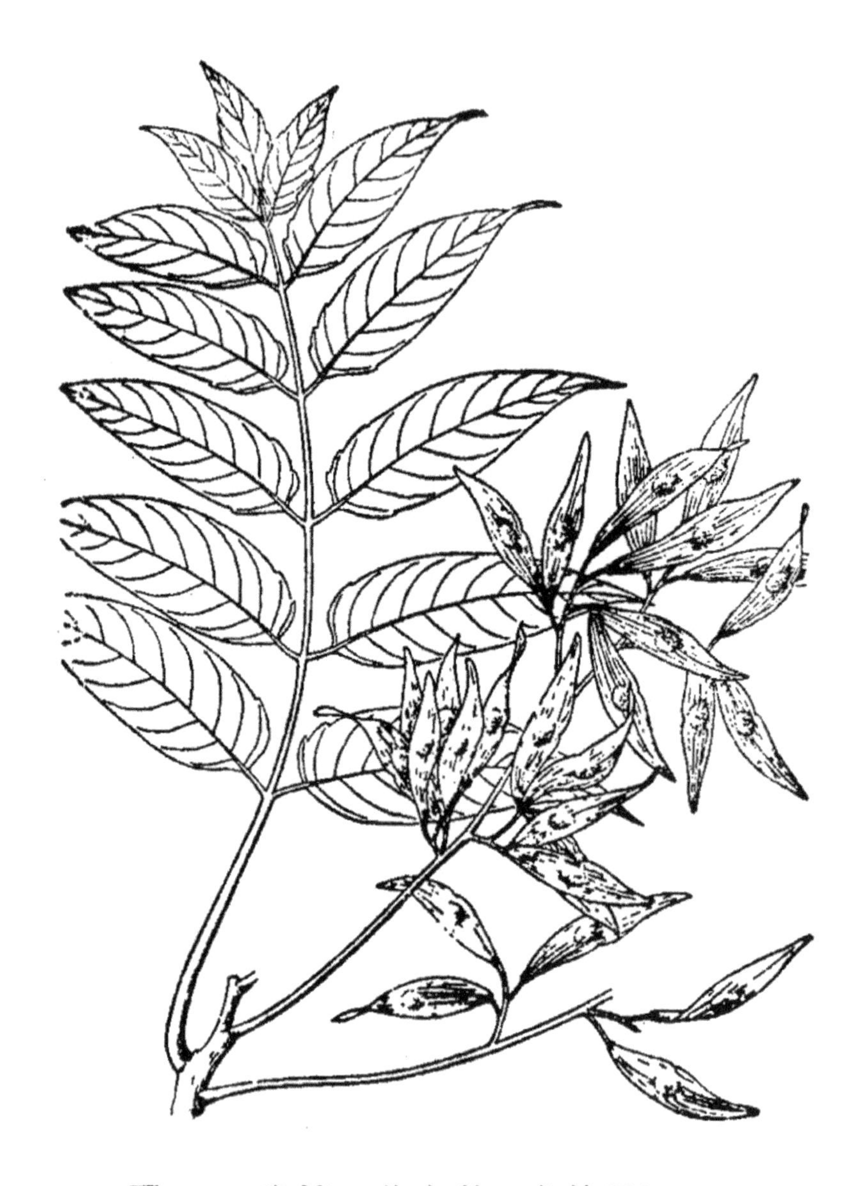

图102 臭椿（苦木科，臭椿属）
Ailanthus altissma (Mill.) Swingle.

—238—

灰 条（附：灰条子）

别名：藜，灰灰菜。

识别：一年生草本，高50～90厘米。茎带紫红色，有棱角和深色条纹，老时坚硬。叶互生，下部叶带菱形或三角形，有波状齿，上部叶较狭小，正反面都有粉粒。花极小，黄绿色，簇生成团。

生长环境：田野、路边、渠旁，山坡均有野生。市郊普遍生长。

采集加工：药用全草和种子。6～7月采全草，晒干。9～10月采果实，晒干。

性味功能：性平，味甘，有小毒。能止泻痢，止痒。

主治应用：（1）痢疾腹泻：灰条一至二两，煎服。（2）皮肤湿毒、周身发痒：可配野菊等量煎汤熏洗。

附注：灰条子（果实）功效与灰条相似，治痢疾腹泻。

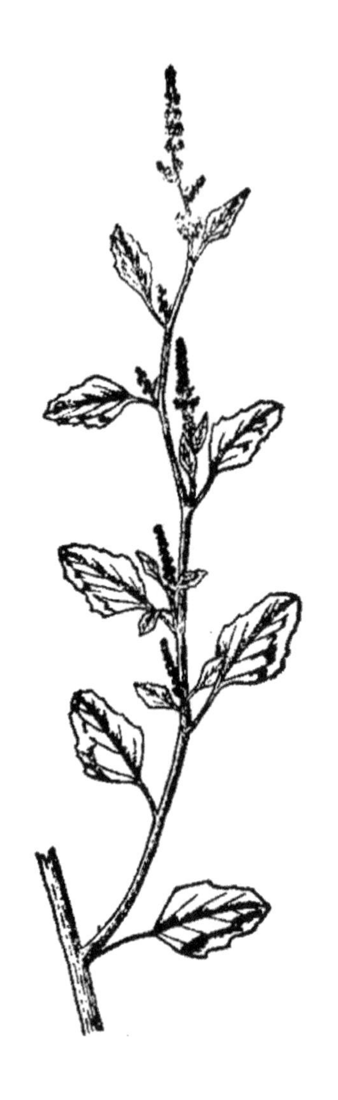

图103 藜（藜科，藜属）
Chenopodium album L.

—240—

荞　　麦

别名：花荞。

药物来源：本品为粮食作物荞麦。

采集加工：药用种子、叶、秸。秋季成熟时收割，分别晒干。

性味功能：性寒，味甘，平。能健胃、止痢、收敛、消炎、退肿。治泄泻，淋浊带下。

主治应用：（1）痢疾：荞麦面二钱，砂糖水调服。（2）男子白浊，女子赤白带下：荞麦炒焦为末，用鸡蛋白和丸如梧桐子大，每次服50丸，盐汤送服，每日服三次。

常用量：三至五钱。

荞麦（蓼科，蓼属）

Polygonnm fagopyrum L.

刺 猬 皮

别名： 猬皮。

识别： 为动物刺猬的干燥外皮。外形呈多角形板刷状。

生长环境： 生于山坡石洞中，贺兰山较多。

采集加工： 药用皮。初夏至秋末捕捉，剖开，剥下外皮，去净残肉，撒一层草木灰，晾干。

性味功能： 性平，味甘、苦。能凉血，止血，固精。治小儿遗尿。

主治应用：（1）痔漏下血：炒刺猬皮二钱，水煎服。（2）遗精：炒刺猬皮二两，研末，每服二钱，开水送服，每天二次。（3）小儿遗尿：炒刺猬皮、益智仁各一两，研末，每服一钱，开水送服，每天二次。

常用量： 二至三钱。孕妇忌服。

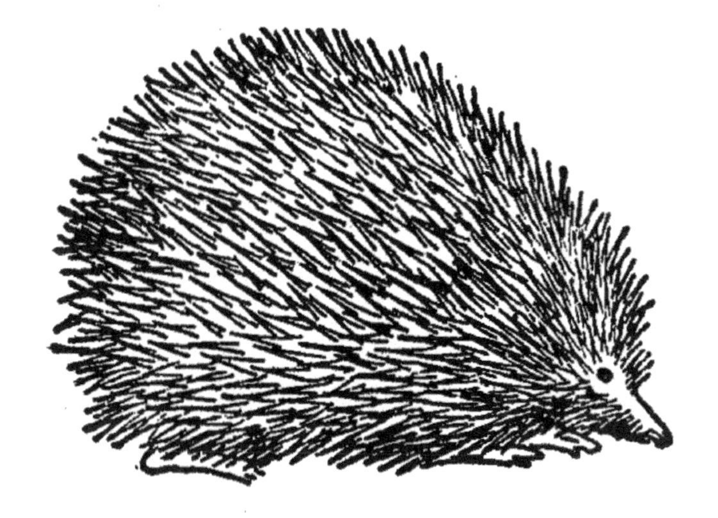

图104　刺猬（刺猬科）

安神、鎮靜、解痙葯

柏子仁

药物来源：本品为侧柏树的种仁。识别、生长环境见侧柏叶。

采集加工：药用种仁，秋季果实成熟后采集，晒干，打下种子，碾去皮，筛出种仁

性味功能：性平，味甘、辛，能养心安神，润肠通便。

主治应用：（1）体虚失眠：柏子仁三钱，熟地黄，首乌各四钱，牡蛎一两，水煎服。（2）肠燥便秘：柏子仁三钱，大麻仁三钱，水煎服或研末吞服。

常用量：二至四钱。

酸枣仁（附：酸枣根）

别名：酸枣，山枣。

识别：落叶灌木，高1～2米。茎红褐色，上有针刺。叶互生，长卵形或椭圆形，有光泽，主腺3条，边缘有细齿。花2～3朵，簇生叶腋，花小，黄绿色。核果球形或长圆形，熟时暗红色，核两头钝。

生长环境：生于山坡，沙滩，路旁。贺兰山野生较多。

采集加工：药用核仁和根。秋季果实成熟时采收，去除果肉、核壳，取净仁，晒干。秋末挖根，晒干。

性味功能：性平，味甘、酸。能养心安神，敛汗。

主治应用：（1）神经衰弱、失眠心烦，惊悸，健忘：酸枣仁五钱，丹参、知母各三钱，水煎服。或酸枣根煎汤，浓缩成膏服用。（2）手足心发热，盗汗、头昏：酸枣仁五钱，白芍三钱，五味子二钱，牡蛎一两，水煎服。

常用量：三至五钱。

附注：酸枣根熬膏服用，治失眠疗效尚好。

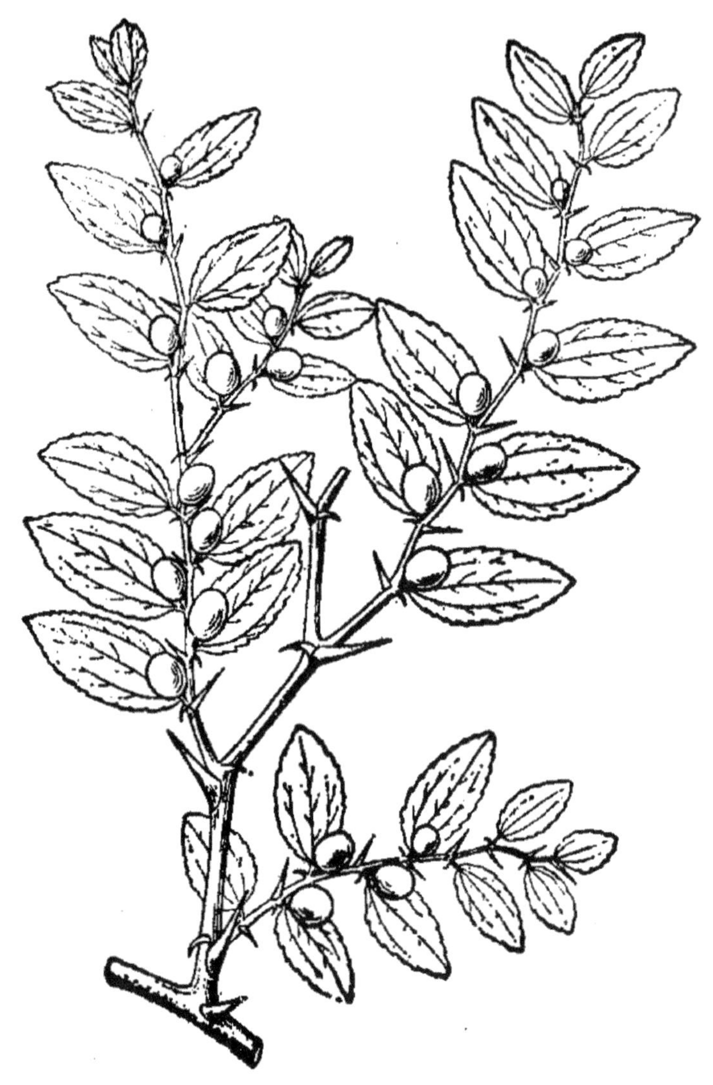

图105 酸枣（鼠李科，枣属）

Zizyphuzs jujuba rar spinosus (Bge.) Hu

—246—

远　　志

别名：细叶远志。

识别：多年生草本，高30厘米左右。根长，圆柱形，微弯曲，淡灰黄色。茎基木质化，斜上或直立，细弱，上部多分枝。叶互生，线形，全缘，无柄或近无柄。总状花序顶生；花小，有长梗，淡紫色。蒴果扁平，倒圆心形，边有窄翅，无毛。

生长环境：生于山坡草丛中。贺兰山野生较多。

采集加工：药用根皮。春、秋挖取根部，梢晒，搓至皮肉与木心分离，抽掉木心，晒干。

性味功能：性温，味苦、辛。能安神，化痰。治惊悸健忘，咳嗽多痰。

主治应用：（1）神经衰弱，心慌，记忆力减退，夜眠多梦：炙远志三两，研末，每服五分，米汤（大米、小米均可）调服，每天二次。（2）慢性气管炎，咳嗽，多痰：炙远志、炙甘草各三钱，陈皮二钱，水煎服。

常用量：一至三钱。

附注： 还有一种宽叶远志 Polygala sibirica L. 的根也可药用。

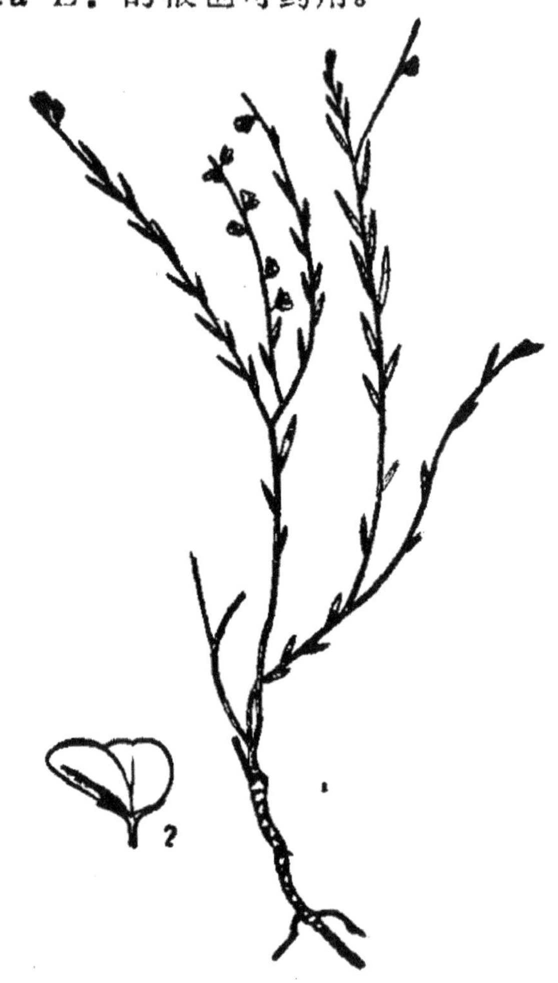

图106　远志（远志科，远志属）
polygala tenuifolia Willd.
1.植株　2.果。

—248—

榆　钱（附：榆树皮、叶）

别名：榆树。

识别：落叶乔木，树干高大。叶互生，椭圆状，披针形或卵形，基部稍偏斜，边缘有锯齿。春季先开花，后长叶，花簇生，萼4片，紫色，无花瓣。翅果卵状圆形，端有凹缺，无毛，果核位于翅果的中部。

生长环境：生于路旁、田边。市郊有野生，亦可栽培。

采集加工：药用果实和皮、叶。榆钱：春季未出叶前采摘绿色未成熟的翅果，晒干。皮：秋季割锯树枝剥皮，晒干。或伐榆木时剥下皮，晒干。叶：夏秋间采叶，晒干。

性味功能：性平，味微辛。能安神，利小便。

主治应用：（1）神经衰弱，失眠：榆钱三钱，水煎服。或榆树皮（或叶）三钱，水煎服。（2）体虚白带：榆钱四钱，水煎服。（3）体虚浮肿：榆树皮（或叶）五钱，水煎服。

常用量：一至三钱。

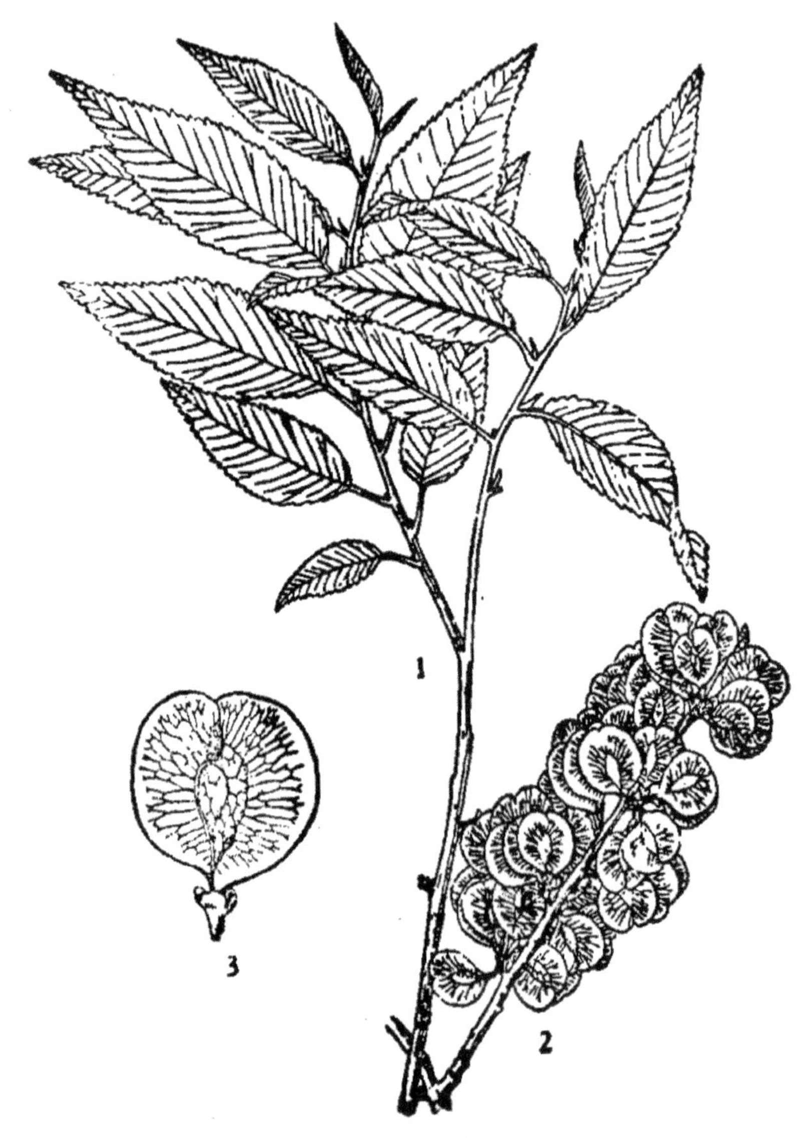

图107 榆（榆科，榆属）
Ulmus pumila L.
1.枝叶；2.果枝；3.果实。

—250—

萱草叶(附：萱草根)

别名：黄花菜，金针菜。

识别：多年生草本，高一米左右，根丛生，圆柱形，黄棕色，有密环纹。根生叶线形，两面光滑，主脉明显，茎顶生数花，黄色，有香气。蒴果长圆形，三瓣裂，熟时开裂，种子黑色，有光泽。

生长环境：栽培植物。

采集加工：药用叶和根。叶：夏秋季采割，晒干。根：秋季刨挖，去掉秧苗，晒干。

性味功能：叶性凉，味甘。能安神。根性凉，味甘。能利水，凉血，消肿。

主治应用：(1)神经衰弱，心烦，失眠：萱草叶二钱，水煎服。(2)肿胀，黄疸，小便少，尿路结石：萱草根二钱，水煎服。(3)乳腺炎：鲜萱草根适量，洗净，捣烂，外敷患处，每日二至三次。

用量：一钱五分至三钱。

附注：萱草根有小毒，服用不宜过量。花可供食用。

—251—

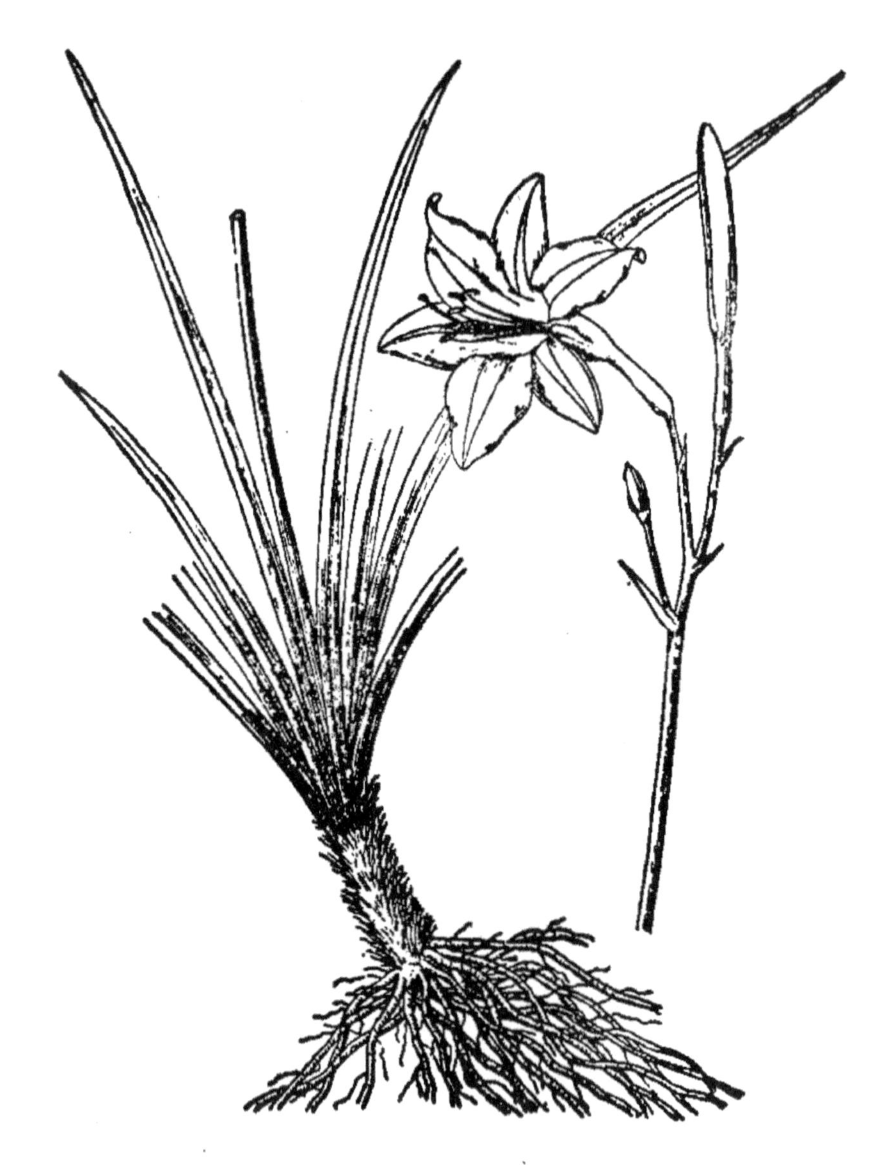

图108　小萱草（百合科，萱草属）

Hemerocalis minor Mill.

—252—

水菖蒲

别名：臭菖蒲。

识别：多年生草本，高70～150厘米，有特殊臭味。根茎横卧，外皮黄褐色。叶基生，无柄；叶长50～80厘米，剑状线形，两面光滑无毛，暗绿色，有光泽，中脉明显。花茎扁三棱形，佛焰苞叶状。肉穗花序，无柄，呈狭圆柱形，柔软，花两性，淡黄色，密生；浆果，肉质，倒卵形。

生长环境：渠边、沟旁均有野生。

采集加工：药用根茎。春秋两季采挖，除去泥土、须根，晒干。

性味功能：性温，味辛。能镇静安神，化痰健胃。治癫痫惊狂，风寒湿痹，胸腹胀闷。

主治应用：（1）痫症：水菖蒲二钱，水煎服。（2）耳鸣，听觉不灵：水菖蒲二钱，水煎服。（3）慢性胃炎，胃口不好：水菖蒲、蒲公英各三钱，陈皮、草豆叩各三钱，水煎服。

常用量：一至二钱。

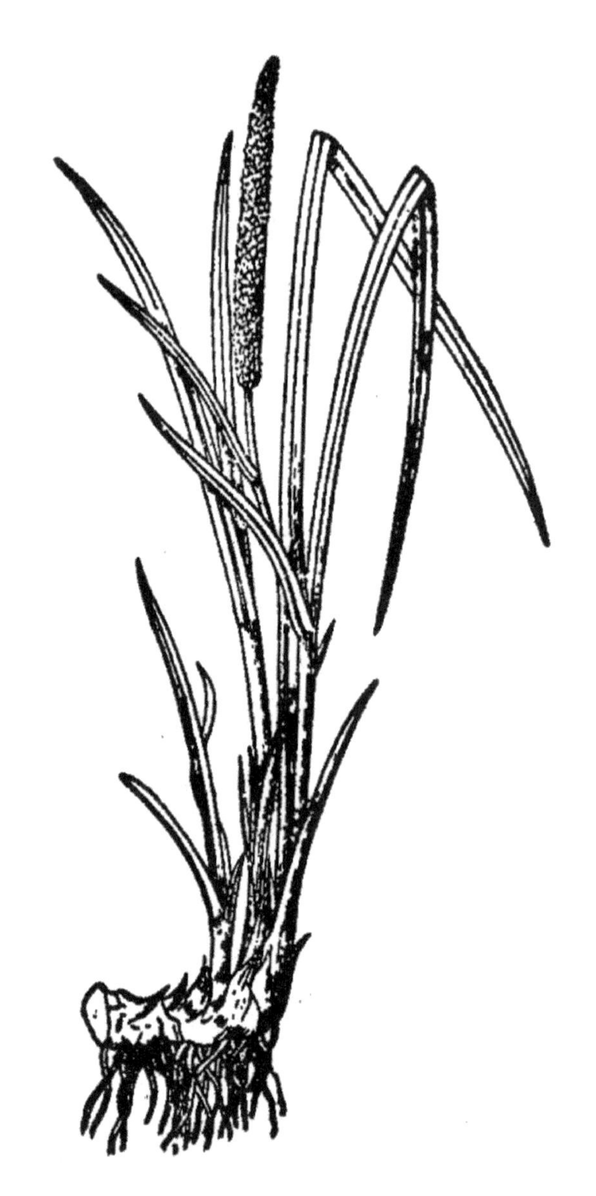

图109 水菖蒲（天南星科，菖蒲属）

Acorus calamus L.

—254—

全　蝎

别名：蝎子，全虫。

识别：本品系节肢动物。体分头胸部与腹部，腹部分前腹（7节）及后腹（6节）。头部具附肢两对，一为钳角（即口旁螯），一为强大角须，形似蟹螯。背前缘两侧各有一团单眼，后中央背部有一对复眼。胸部具步足4对，末端具两钩爪。最后腹节呈钩状且向上屈成尾刺，有两毒腺开口于此，内含毒汁。

生长环境：生于山野阳坡石板或石缝、墙壁中。贺兰山较多。

采集加工：药用蝎子全体。春、夏、秋捕捉。捉后将蝎子放淡盐水中，使其吐出泥土。再按一斤蝎子，2两盐放锅内加水煮，至蝎子脊背凹下成瓦垄块，捞出用清水洗净，放席上晾干。

性味功能：性平，味甘、辛；有毒。能镇静，止痛。

主治应用：（1）脑血管意外（中风），半身不遂，言语不清，口眼歪斜：全蝎五钱，研末，每服五分，开水或薄荷二钱，煎汤服，每天两次。（2）颜面神经麻痹：全蝎、制白附、蜈蚣、钩藤、白芷各四钱，共研细末，每服二钱，每天两次。（3）风湿性关节痛：油炸全蝎成黄色，研末，每服五分，每天两次。

常用量：五分至一钱五分。

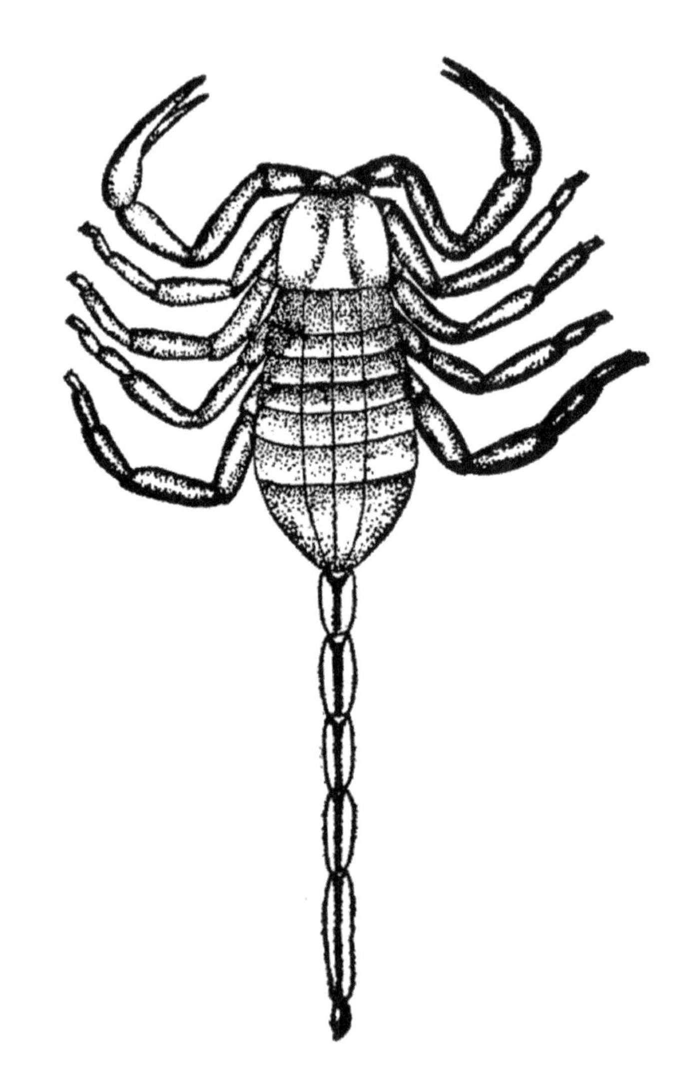

图110 蝎（钳蝎科）

地　　龙

别名： 蚯蚓，曲蟮。

识别： 全体呈圆柱形，长10～20厘米。外皮灰褐色或灰棕色，有明显的环节；头部环节突出，顶端中央有小圆孔。

生长环境： 喜栖息于潮湿肥沃土壤中，韭菜田里较多。市郊田野均有。

采集加工： 药用全体。春秋两季均可挖捉，捉后用草木灰呛死，剖腹洗净，贴于木板上晒干。

性味功能： 性寒，味咸。能清热利尿，镇痉活络，平喘。治高热发狂，小便不通，高血压，动脉硬化，风湿痛，抽搐及半身不遂。

主治应用：（1）支气管哮喘：鲜蚯蚓100条（干品亦可），洗净，用水煎熬，去渣，加白糖收膏，每服一茶匙，开水冲服，每天二次。（2）高血压：单味水煎服或研末吞服。半身不遂加当归，赤芍各三钱，黄芪一两，川芎一钱五分，红花一钱，水煎服。（3）热结尿闭：单味水煎服。

补养药

一、补气药

党参

别名：野党。

识别：多年生缠绕草本。根肥厚、圆锥形。表面有皱纹。嫩茎有白色细毛，长而多分枝，折断有白色乳汁。叶对生或互生，叶片卵形，全缘或稍波状，两面有毛，表面绿色，背面粉绿色。花单生于叶腋，有梗，花冠钟形，先端5裂，萼片长而明显。蒴果圆锥形。有多数细小种子，褐色，有光泽。

生长环境：生于荒山、林下肥沃土壤中。市郊有栽培。

采集加工：药用根。秋季挖取根，去净泥土，晒干。

性味功能：性平，味甘。能强壮，补中益气，调和脾胃。治脾虚泄泻，肺虚咳嗽。

主治应用：（1）脾胃虚弱，食少便溏：党参、炒白术、茯苓各三钱，炙甘草一钱，水煎服。（2）肺虚咳嗽，不能平卧：党参三钱，五味子一钱，核桃肉五个，水煎服。（8）贫血，慢性肾炎，浮肿：党参、黄芪各四钱，当归三钱，水煎服。（4）血虚心悸，健忘失眠：党参、熟地、黄芪各四钱，当归三钱，远志一钱，水煎服。

常用量：三至四钱。

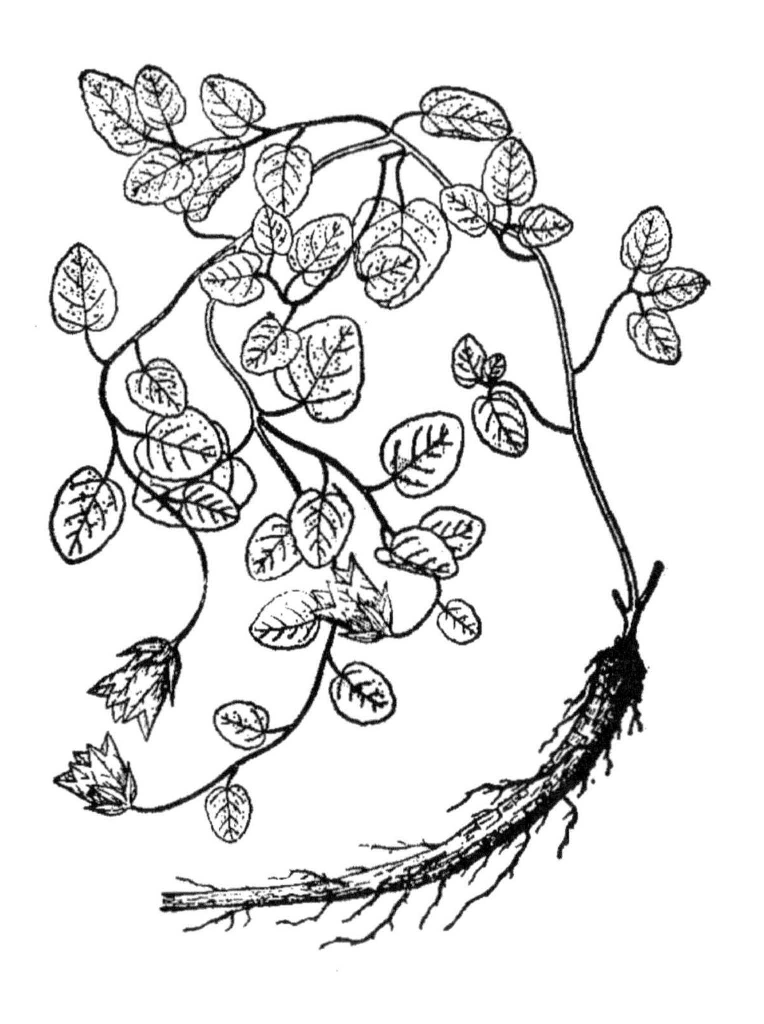

图111 党参（桔梗科，党参属）
Codonopsis Pilosula (Franch.) Nannf.

—260—

黄　　芪

别名：膜荚黄芪、西黄芪。

识别：多年生草本，高 50～100 厘米，主根深长，圆柱形，稍带木质，不易折断，外皮红褐色。茎直立，上部分枝，奇数羽状复叶，互生，小叶13～25片，小叶片椭圆形至长卵圆形，背面有白色毛。总状花序，腋生或顶生，花冠蝶形，黄色。荚果半圆形，稍扁，果先端尖刺状，有黑色短毛。内有黑色种子。

生长环境：喜生于砂质土壤的山坡、草丛中。贺兰山有大量野生。

采集加工：药用根。春秋两季挖，去净秧苗及须根、芦头，晒干。

性味功能：性微温，味甘。能强壮，补气固表，利水托疮。治表虚自汗，脾虚泄泻，痈疽。

主治应用：（1）体虚多汗：黄芪五钱，白术三钱，防风二钱，水煎服。（2）贫血：黄芪一两，当归三钱，水煎服。（3）面目四肢浮肿，小便不利：黄芪五钱，防己、白术各三钱，甘草一钱，水煎服。（4）慢性肾炎，蛋白尿、浮肿：黄芪一两，水煎服。

常用量：二至五钱。

附注：贺兰山分布多种黄芪，其根均可入药。

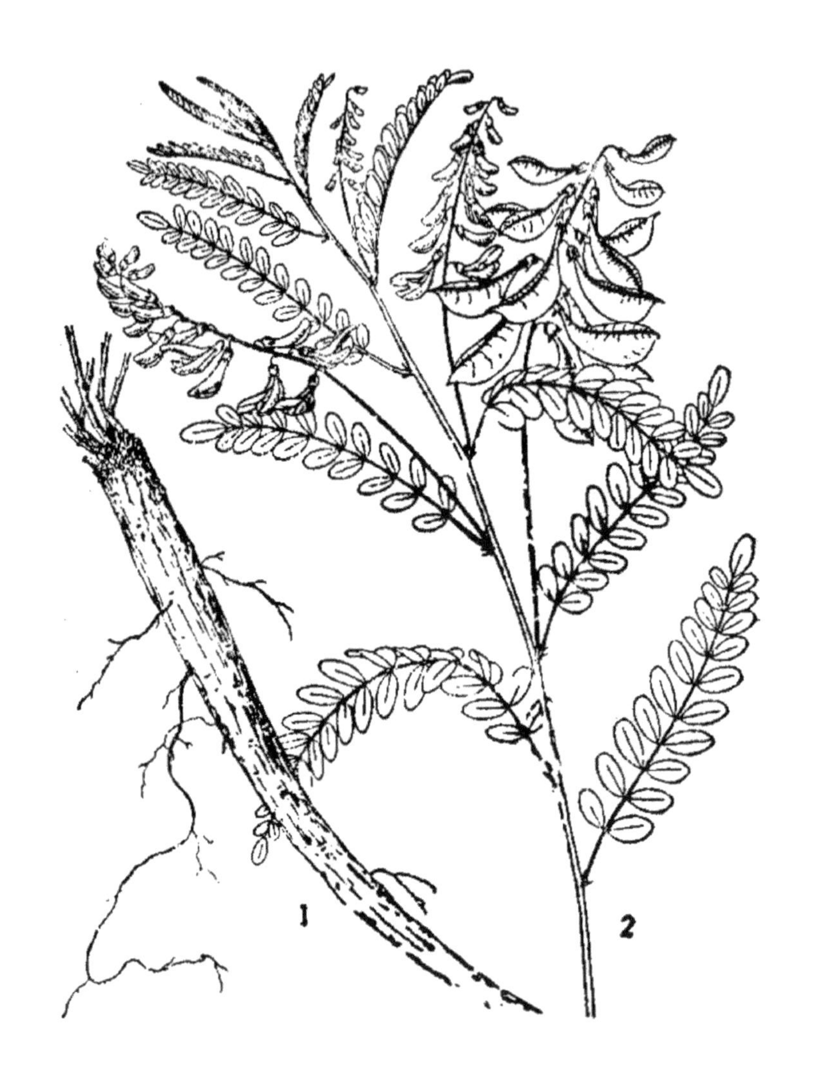

图112 黄芪（豆科，黄芪属）
Astragalus membranaceus Bge.
1.根； 2.植株上部，示果序和花序。

—262—

莲　子（附：莲须、莲房、莲心）

识别、生长环境： 见荷叶。

采集加工： 药用莲子、莲须（雄蕊），莲房（花托），莲心（胚芽）。莲子：果实成熟时，割下莲蓬，剥取莲子，去掉果皮，晒干。莲须：花盛开时采取，阴干。莲房：种子成熟时，割下莲蓬，剥去莲子，晒干。莲心：剥开莲子，取出绿心，晒干。

性味功能： 莲子性平，味甘、涩。能健脾止泻。莲须性平，味甘涩。能固精、止带。莲房性温，味苦、涩。能消淤，止血。莲心性寒，味苦。能清心火，降血压。

主治应用：（1）慢性肠炎，腹泻，身体虚弱：莲子（去心）、薏苡仁各四钱，白扁豆三钱，大枣十个，煮熟当粥吃。（2）遗精：莲须三钱，水煎服；或配金樱子三钱，水煎服。（3）月经过多：莲房炭、荆芥穗（炒黑）各三两，研末，每服二钱，开水送服，每天二次。（4）高血压，头晕，心慌，失眠：莲心三钱，远志二钱，酸枣仁四钱，水煎服。（5）舌炎：莲子心二钱，灯心草五分，水煎服。

常用量： 一钱五分至三钱。

大　枣

别名：枣子，枣。

识别：落叶灌木。枝平滑无毛，刺细，对生，一长一短，长者直伸，短者向下钩曲。叶互生，长圆状卵形或卵状披针形，先端微尖，有时钝，基部偏斜，具三至五叶脉，边缘有细钝锯齿，硬质，有短柄。花小，呈短聚伞花序，丛生于叶腋，萼绿色，五片。核果，广倒卵形，熟时暗红色，内含二室的核；种子长椭圆形，褐色有光泽。

生长环境：栽培植物。郊区有分布。

采集加工：药用果实。九至十月果实成熟时，打下晒干。

性味功能：性温，味甘。能补中气，生津液，健脾，和百药。治脾虚便泄，痢疾，过敏性紫癜，贫血，高血压。

主治应用：(1)胃寒腹痛，腹泻：大枣两枚(烧存性)，姜两片，水煎，加红糖适量，内服。(2)过敏性紫癜：红枣十枚，日服三次。亦可红枣四两，浓煎服。(3)气管炎，咳嗽：大枣四钱，桔梗一钱，杏仁二钱五分，桑白皮二钱，麻黄八分，水煎服。

常用量：三至十二枚。

大枣(鼠李科)

Zizyphus jujuba Mill.

补 骨 脂

别名： 破故纸，故子。

识别： 一年生草本，高30～60厘米，茎直立，有纵棱，全株有黄白色毛及腺点。单叶互生，叶柄长，叶片阔卵形或长卵形边缘具稀疏的粗齿，两面均被褐色腺点。小花多数，密集成腋生穗状的总状花序；花蝶形。淡紫色。荚果椭圆形，不开裂，果皮黑色，与种子粘贴；种子扁，1枚，有香气。

生长环境： 生于湿润肥沃的土壤中．市郊有栽培。

采集加工： 药用种子。秋季果实成熟时采摘果枝，晒干，打出种子，去净杂质。

性味功能： 性大温，味辛、苦。能强壮，止泻。治脾胃虚寒，五更泄泻，阳痿遗精。

主治应用： （1）肾虚阳痿，早泄，遗精：炒补骨脂、菟丝子、胡桃仁等量研末，用温黄酒或淡盐水调服，每天两次，每次二钱。（2）脾胃虚寒，五更泄泻：补骨脂、吴茱萸、五味子各一钱，生姜一片，红枣4枚，水煎服。（3）小便频数，腰腿酸痛：补骨脂二两，研末；胡桃仁四两，捣烂，混匀，每服三次，加蜂蜜适量，开水送服。

常用量： 一至三钱。

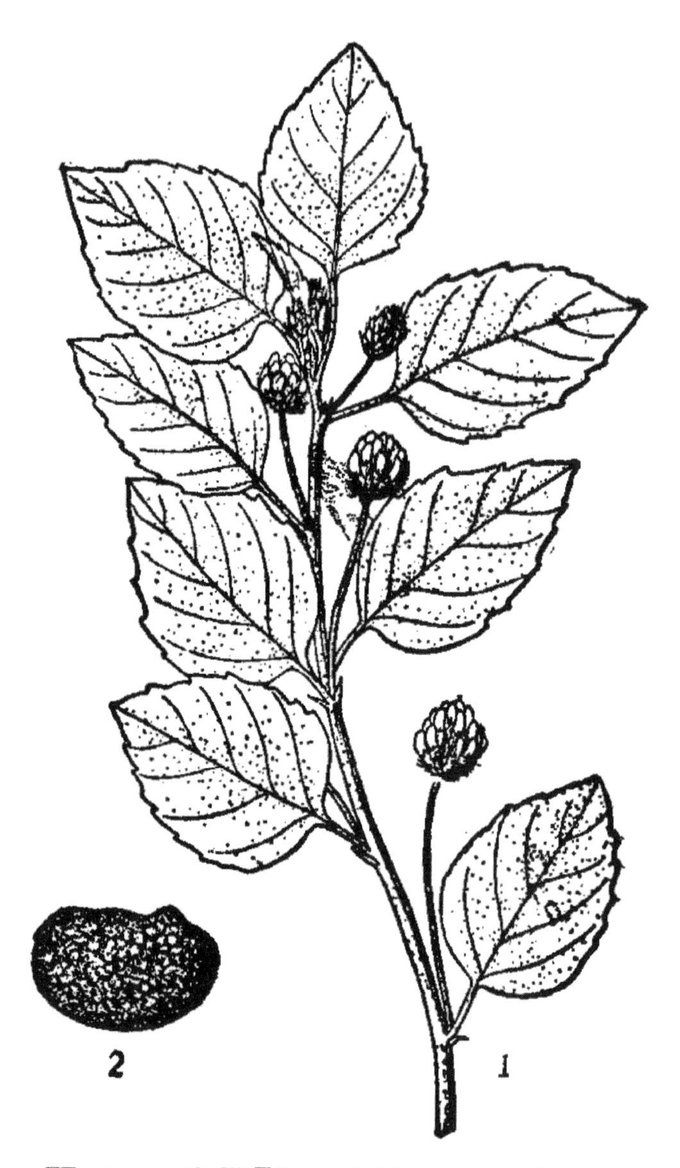

图113 补骨脂（豆科，补骨脂属）
Psoralea corylifolia L.
1.花枝； 2.种子。

沙 苑 子

别名：沙苑蒺藜，潼蒺藜。

药物来源：本品是黄芪的种子。

生长分布：生于贺兰山山坡。

采集加工：药用种子，秋末果实成熟时采摘荚果，晒干，打下种子备用。

性味功能：性温，味苦。能强壮。

主治应用：（1）体虚，腰酸背痛：沙苑子，五钱，水煎服。（2）久病体虚，视力减退：沙苑子、枸杞子、熟地黄各三钱，水煎服。

常用量：二至三钱。

附注：贺兰山产数种黄芪，其种子均可做沙苑子用。

列　当

别名：草苁蓉。

识别：一年生寄生草本，全株有蛛丝状毛。茎直立，暗黄褐色，高15～30厘米。叶互生，鳞片状，暗黄褐色。花密集成顶生穗状花序，花冠唇形，淡紫色。蒴果卵状椭圆形；种子多数。

生长环境：生于山野、草地、渠边。市郊、贺兰山均有野生。

采集加工：药用全草。夏初采割。晒干。

性味功能：性温，味甘。能强筋骨，润肠。

主治应用：（1）体虚，腰酸腿软：列当，续断、寄生各三钱，水煎服。（2）体虚，大便干燥：列当、火麻仁各三钱，水煎服。

常用量：二至三钱。

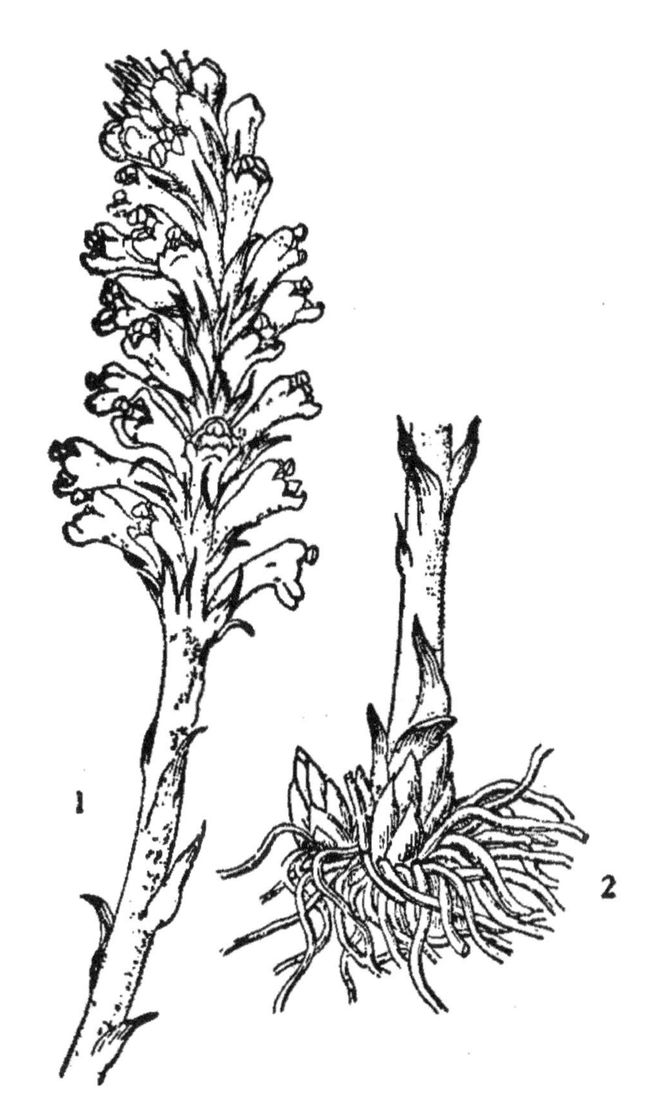

图114 列当（列当科，列当属）

Orobanche caerulescens Steph.

1.茎上部，示花序； 2.植株下部，示根

菟丝子（附：菟丝子苗）

别名： 黄豆子。

识别： 一年寄生草本。茎橙黄色，丝状，缠绕在其他植物上。叶退化消失，花小，白色，多数簇生成球形。果小，圆球形，集聚成堆。种子很小，淡褐色。

生长环境： 多寄生于豆类、杂草、野蒿等植物上。市郊野生较多。

采集加工： 药用种子及全草。菟丝子：秋季果实成熟时，同被缠绕的植物一齐割下，晒干，打下种子。菟丝苗：夏季茎枝幼嫩时采集，阴干。

性味功能： 性平，味辛、甘，能补肝肾，益精明目。

主治应用： （1）体虚、腰腿酸痛，遗精：菟丝子、牛膝各三钱，五味子二钱，水煎服。（2）小儿头面疮疖，痱子：菟丝子苗煎汤熏洗患处。

常用量： 二至三钱。

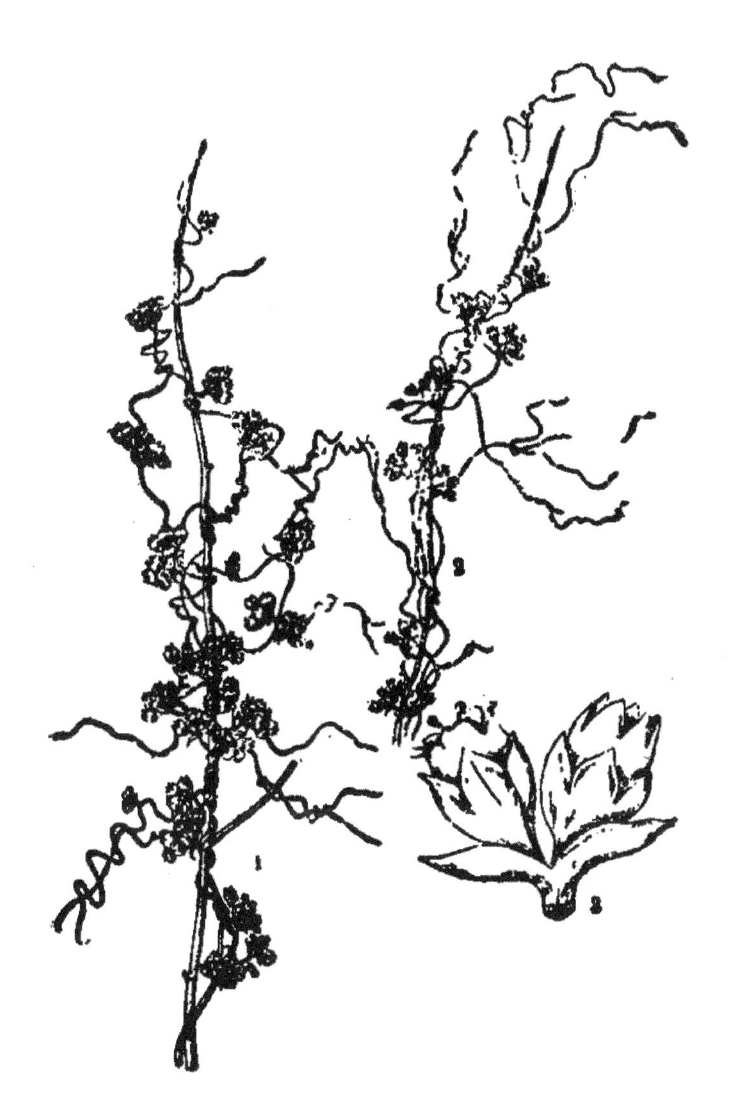

图115 菟丝子（旋花科，菟丝子属）

Cuscuta chinensis Lam

1.着果枝； 2.着花枝； 3.花。

韭菜子

别名：韭菜。

识别：本品为食用蔬菜韭菜的种子。

生长环境：生于肥沃的田间。市郊有种植。

采集加工：药用种子。秋季果实成熟时采下，晒干，打下种子。

性味功能：性温，味辛、甘。能强壮。

主治应用：（1）体虚遗精：韭菜子四两，研末，每服二钱，开水送服，每天二次。（2）体虚怕冷，小便次数多，阴囊潮湿发凉：韭菜子、桑螵蛸各三钱，水煎服。（3）蛀牙痛：韭菜子五钱，煎汤，先趁热熏口腔，后含嗽吐出。

常用量：一钱五分至三钱。

狗　肾

识别：本品为家畜动物雄狗的阴茎及睾丸。成品条顺质坚，色黄亮。

采集加工：宰狗后割取阴茎及睾丸。去净残肉及油脂和外皮，晾干或烘干。

性味功能：性平，味咸酸。能强壮。

主治应用：（1）老年体虚，怕冷、腰腿酸软：狗肾一个，先将滑石粉放锅内炒热，再放入狗肾炒至鼓起，去掉滑石粉，取狗肾切断后，研末，每服一钱，开水送服，每天两次。

常用量：每服五分至一钱。

驴　肾

药物来源：本品为饲养的牲畜雄驴的阴茎及睾丸。

采集加工：全年均可采收。宰驴后，将阴茎及睾丸割下。去净残肉及油脂，晒干即为成品。

性味功能：性温，味甘。能强壮。服法用量与狗肾相同。

当 归

识别：多年生草本，高30～60厘米。

根肥厚，圆锥形，有数条支根，外皮黄棕色。茎直立，有明显的纵槽，带紫色有分枝。叶互生，柄长3～10厘米，基部膨大成叶鞘；叶片2～3回羽状分裂，近叶柄的一对小叶柄较长，近顶端的几无柄。裂片再作1～2回羽状分裂，最终裂片卵形至卵状披针形，边缘有缺齿。复伞形花序，顶生，伞梗10～14条，长短不等，小伞梗密生细柔毛；花白色。双悬果，椭圆形，悬果有5条果棱，侧棱有宽翅。

生长环境：生于潮湿肥沃的土壤。市郊有栽培。贺兰山有野生。

采集加工：药用根。霜降后挖取根，去净泥土及秧苗，文火烘干。

性味功能：性温，味甘、辛。能补血，活血，调经，润燥，滑肠。

主治应用：（1）血虚月经不调：当归，熟地各三钱，川芎、白芍各二钱，水煎服。如痛经加香附二钱，艾叶一钱，水煎服；如闭经加桃仁三钱，红花二钱，水煎服。（2）肩胛关节周围炎或肩臂疼痛：当归四钱，片姜黄二钱，水煎服。（3）贫血：当归三钱，黄芪一两，水煎服。（4）血虚肠燥，便秘：当归，火麻仁各三钱，水煎调蜂蜜冲服。

常用量：二至五钱。

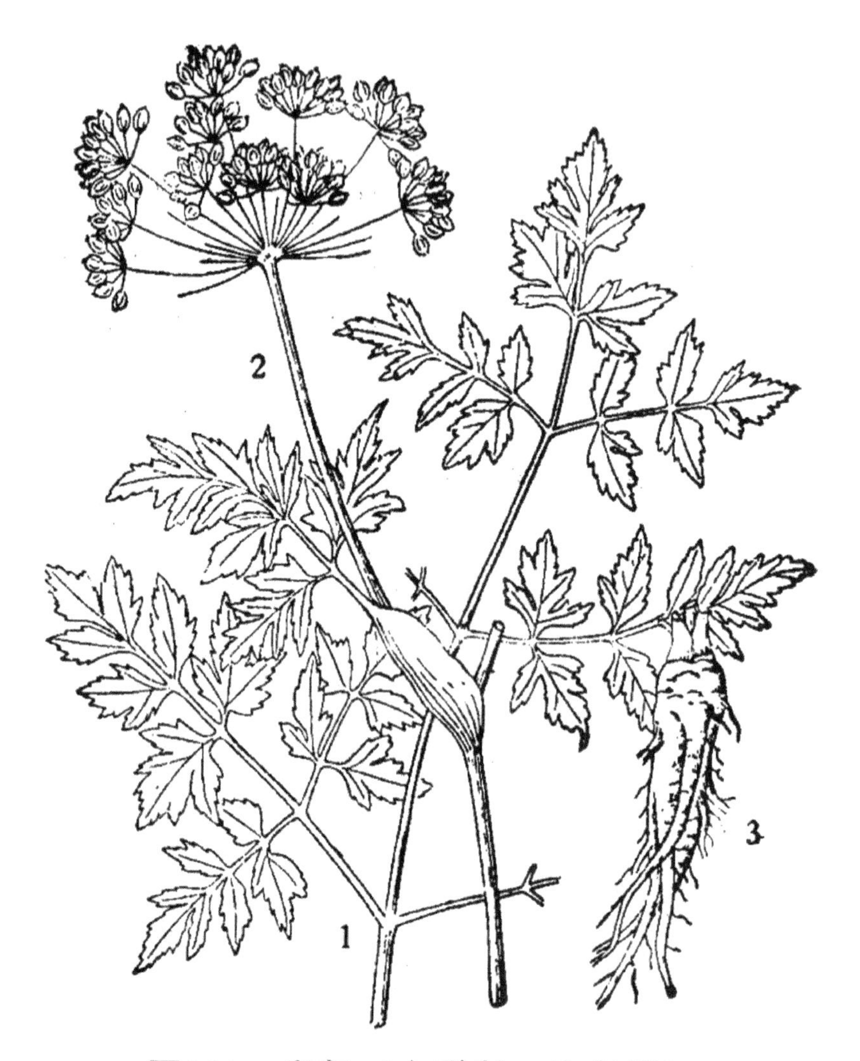

图116 当归（伞形科，当归属）

Angelica sinensis(Oliv.) Diels

1.叶；2.茎上部，示花序；3.根。

—276—

黄　　精

别名：鸡头参。

识别：多年生直立草本，高30～60厘米。根茎横生，肥厚，黄白色，节明显，节痕部分膨大，须根少。叶狭长，通常三枚轮生，无柄，线状披针形，先端卷曲。花腋生，下垂，花梗顶端二分叉，各叉着花1朵；花被筒状，6裂，淡绿白色。浆果球形，熟时黑色。

生长环境：生于杂木林或灌木丛的边缘及山坡上。贺兰山野生较多。

采集加工：药用根茎。春秋刨其根，去掉泥土及须根，晒至半干，搓至无硬心，再晒干。

性味功能：性平，味甘。能滋润心肺，生津止渴。治心烦咽干口渴，虚劳咳嗽，衰弱无力。

主治应用：（1）面黄肌瘦，腰腿无力：黄精、当归各四钱，水煎服。（2）足癣：黄精半斤，加水熬清膏，涂患处。每天二次。（3）脾胃虚弱，肺虚咳嗽：黄精五钱，水煎服。

常用量：三至四钱。

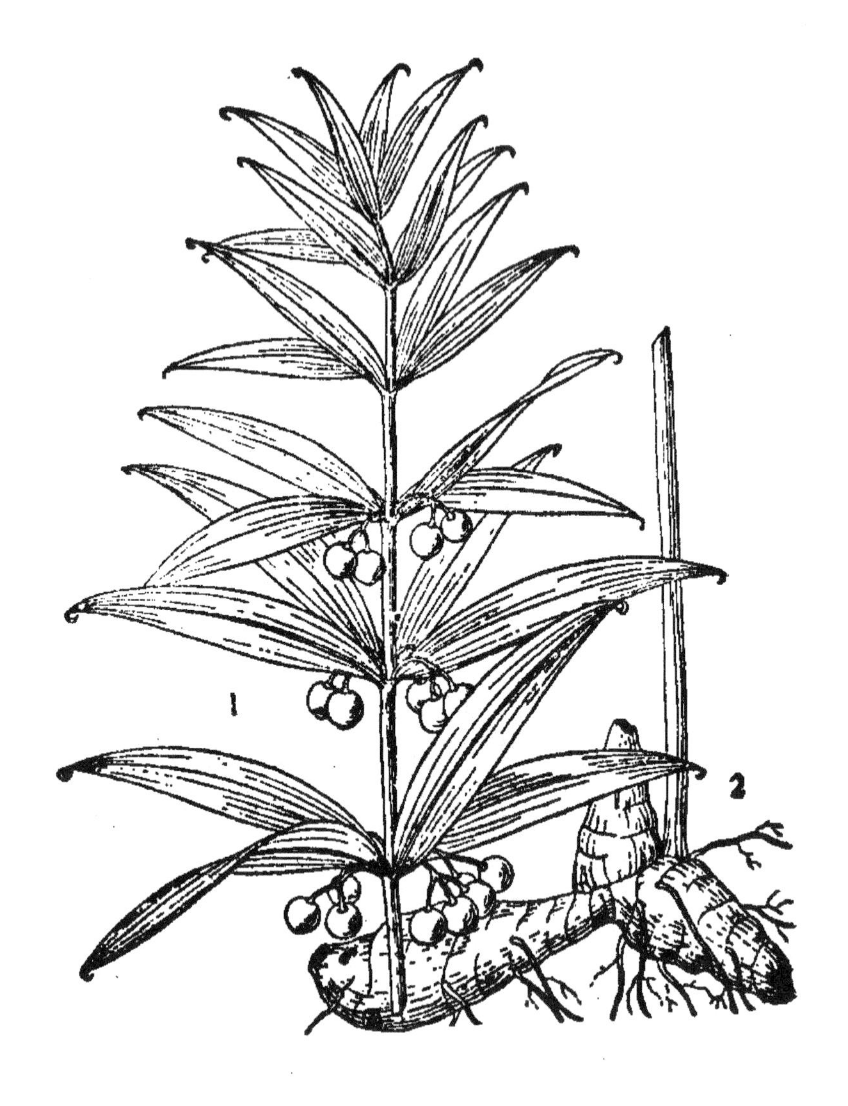

图117 黄精（百合科，黄精属）

Polygonatum sibiricum Redoute

1.植株上部，示叶与果序；2.根茎

—278—

玉　　竹

别名：山姜。

识别：多年生草本，高30～60厘米。根茎横生，白色或淡黄白色，肥厚有膨大的节和不等长的节间。密生多数细小的须根。茎单一，向一边倾斜。叶互生，茎基部无叶，叶片长椭圆形，无柄。花腋生，总花梗上着生1～2朵花。花冠筒状，白色。浆果球形，成熟时暗紫色。

生长环境：生于山坡林下或荫湿的地方。贺兰山野生较多。

采集加工：药用根茎。春秋两季均可采挖。采挖后除净泥土，洗净，晾晒至表面由白色变微黄色，用手揉搓，再晒。如此反复至根茎内无硬心止，最后晒干。

性味功能：性平，味甘。能养阴润燥，补中和胃，润肺。

主治应用：（1）阴虚肺热，干咳无痰，口干舌燥：玉竹、麦冬、北沙参、天花粉各三钱，水煎服。（2）多汗：玉竹，黄芪、防风各三钱，水煎服。（8）身体虚弱或病后体虚：单味水煎服或配党参、白术各三钱，水煎服。（4）跌打损伤：玉竹五钱，泡酒服。

常用量：二至五钱。

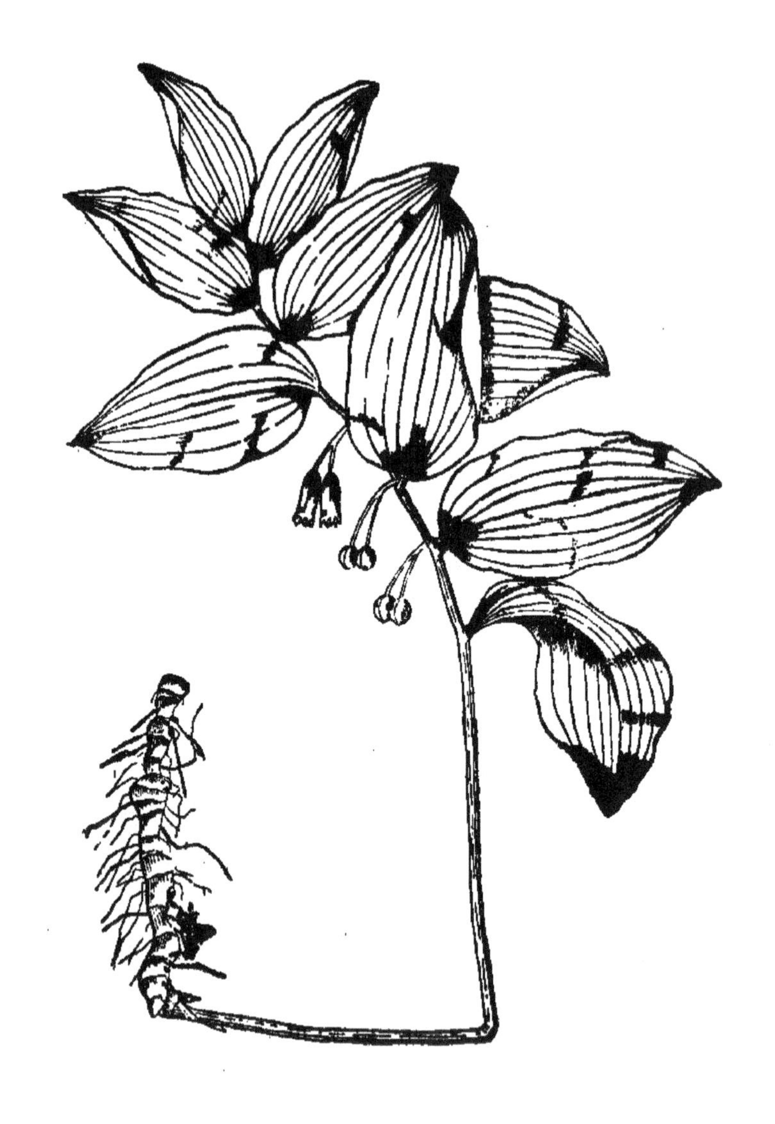

图118 玉竹（百合科，黄精属）

Polygonatum officinale All.

—280—

枸杞子（附：枸杞叶）

别名：红果子。

识别：灌木，高1～1.5米。主根长，有支根，外皮褐色。枝条细长，先端常弯曲下垂，有短刺，叶互生，或数片丛生，叶柄短，叶片卵状披针形，全缘。花单生或数朵簇生于叶腋，淡紫色或紫红色，花梗细，花冠漏斗状。果卵圆形，红色或橘红色，种子多数。

生长环境：栽培植物。市郊有栽培。

采集加工：药用果实、嫩叶。子：夏秋两季果实成熟时采下，晒干或烘干。叶：春夏季采取嫩叶，晒干。

性味功能：性平，味甘。能滋补肝肾，益精明目。

主治应用：（1）老年体衰，视力减退、腰

背酸疼：枸杞子、黄精各三钱，水煎服。或单味煎服。(2) 肝肾不足，头晕眼花：枸杞子、菊花各三钱，山萸肉二钱，山药、熟地黄各四钱，水煎服。(3) 扁桃体周围脓肿，出脓后：枸杞叶一两，水煎服，连服一周可防止复发。(4) 皮肤湿疹，关节痛：枸杞叶适量，煎汤洗患处；或枸杞叶一两，水煎服。

常用量：二至三钱。

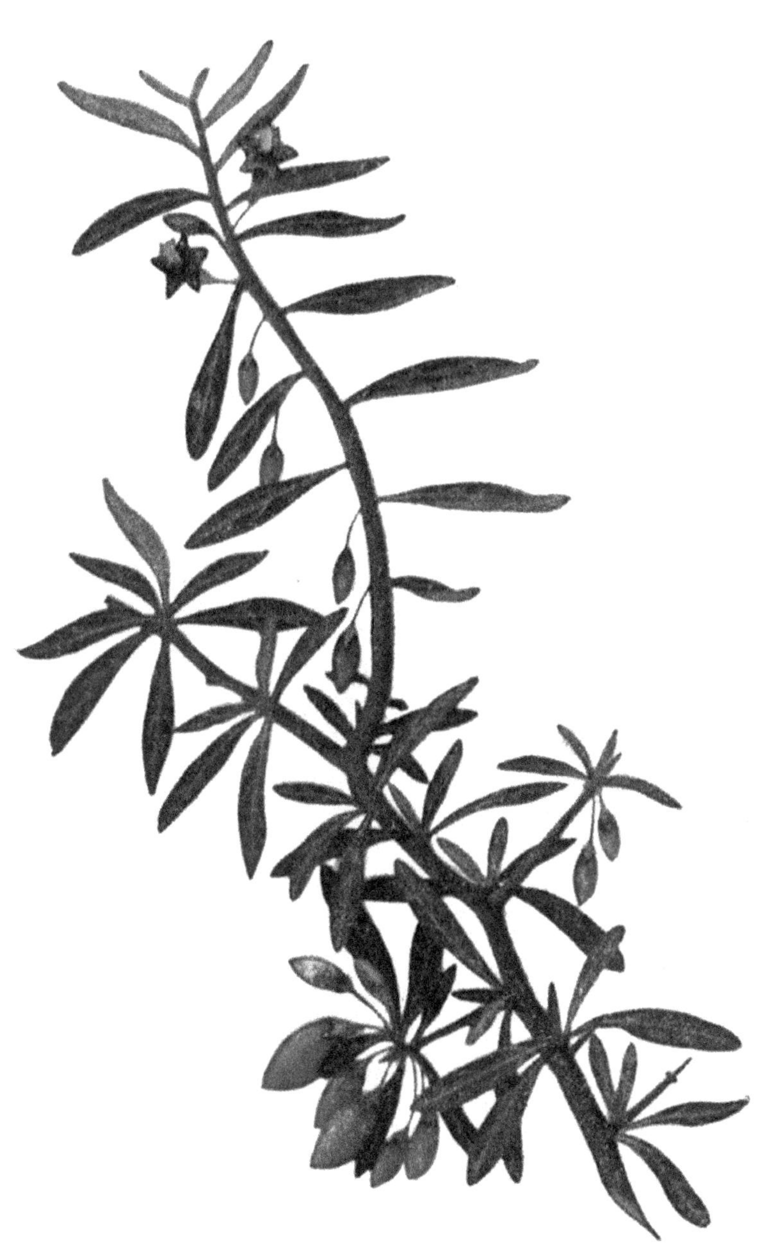

图119 枸 杞（茄科，枸杞属）

Lycium barbarum L.

·白页·

胎　　盘

别名：紫河车，人胎衣。

识别：本品为产妇分娩后的胎盘。

采集加工：取健康产妇的胎盘，去掉筋膜，用竹签将脐带周围血管挑破，用水浸泡，揉洗至血净水清为止，放开水锅内煮至浮起，捞出烤干。

性味功能：性温，味甘、咸。能强壮，补气血。

主治应用：（1）肺结核咳嗽吐痰，痰中带血，下午低热：胎盘、百部、贝母各二两，白芨八两，海螵蛸五钱，共研细末，每服二钱，开水送下。（2）支气管哮喘：胎盘一个，焙干研末，每服一钱，每天二次，温开水送下，可连服一个月。

常用量：二至四钱。

五、助阳药

肉苁蓉

别名： 大芸。

识别： 多年生寄生草本。茎肉质肥厚，圆柱形，不分枝，被多数鳞片状叶。叶肉质，复瓦状排列于茎上；茎下部者排列较紧，上部排列较松。穗状花序，圆锥形，紫色，管部白色。蒴果椭圆形，2裂，种子多数。

生长环境： 生于盐碱地、沙地、寄生于红沙、盐爪爪等植物根上。贺兰山有野生。

采集加工： 药用全草。春秋刨挖。春季挖后半埋半晒在沙土中，晒干后为甜大芸。秋季挖后，因水分多不易晒干，腌盐碱湖中1～3年，为盐大芸。

性味功能： 性温，味甘、酸、咸。能滋补精血，助阳滑肠。治男子阳萎，女子不孕，血枯便秘。

主治应用： （1）阳萎：大芸半斤。黄酒一斤，浸泡两周。每日服一次，每次饮一两。（2）便秘：大芸一两，水煎服。

常用量： 二至三钱。

—284—

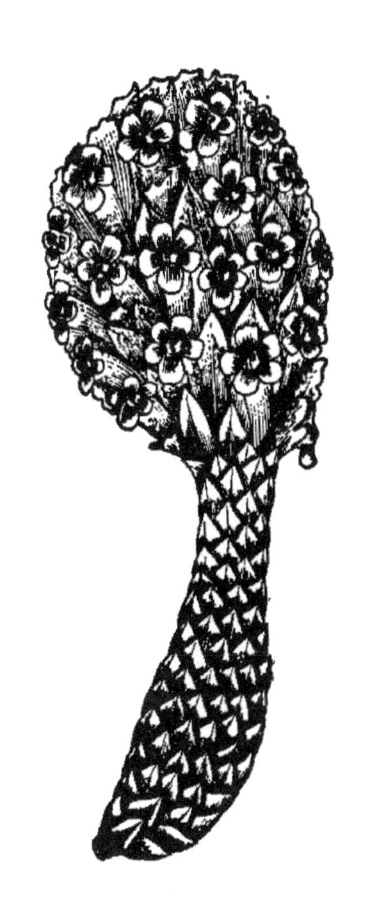

图120 肉苁蓉（列当科）

Cistanche salsa (G. A. Mey.) G. Beck.

胡桃仁(附：分心木、青龙衣)

别名：核桃。

识别：落叶乔木。树皮银灰色。树杆高达10余米，叶互生，奇数羽状复叶，小叶椭圆形，先端尖或钝，全缘，绿色，叶脉显著，小叶柄极短。核果圆形，绿色。

生长环境：栽培植物，贺兰山有野生。

采集加工：药用核仁、分心木、青龙衣。核仁：将鲜核桃外面的肉质果皮砸烂除去，洗净，砸破核取仁。分心木：砸破核取仁时，取出中间的木质种隔，晒干。青龙衣：夏秋间果实未成熟时，采取肉质外果皮，鲜用或晒干。

性味功能：性温，味甘。能强壮，敛肺定喘，治腰痛，劳嗽喘息。

主治应用：(1)肾虚腰背痛：胡桃仁二钱，补骨脂二钱，杜仲三钱，水煎服或研末制丸服。

（2）慢性气管炎，咳嗽气喘，大便干燥：胡桃仁四两，甜杏仁二两，捣烂如泥，加蜂蜜，生姜汁适量，搅匀，每天临睡前，嚼服三钱。（3）慢性中耳炎，耳流脓水：胡桃仁适量，捣烂挤油，滴入耳内，每天二至三次，每次二至三滴，滴前用棉签拭净外耳道。（4）遗精：分心木三钱，水煎服。（5）牛皮癣，鱼鳞癣，秃疮：用鲜青龙衣擦患处，可连用十至二十天，每天三次。亦用干品煎汤洗患处。

常用量：二至五钱

胡桃（胡桃科，胡桃属）

Juglans regia Linn.

外 用 药

蓖麻子（附：蓖麻子叶）

别名：蓖麻。

识别：一年生草本，茎高1～2米，中空，有分枝，幼茎绿色，有白粉。叶互生，盾形，掌状分裂，先端尖，边缘有锯齿，绿色，圆锥状花序。雌雄同株，上部为雌花，下部为雄花，淡黄色，具花柄。蒴果球形，表面密布尖刺，成熟后3裂，每室有种子一粒，种子光滑，椭圆形，有花纹。

生长环境：生于田边，路旁。市郊有种植。

采集加工：药用种仁及叶。秋季果实成熟后将果实摘下，取种子，晒干。夏季采叶，鲜用或晒干。

性味功能：性平，味甘、辛，有小毒。外用消肿排脓。内服蓖麻油能泻下通便。

主治应用：（1）疮疡肿毒：蓖麻子五分，捣烂，放膏药内，外敷患处。（2）胞衣不下：蓖麻子、巴豆等量共研末，贴足心。（3）口眼歪斜：蓖麻子捣烂成糊状，病左贴右，病右贴左。

常用量：外用适量。

附注：（1）蓖麻子生用有毒，一般不内服。（2）蓖麻叶煎水外洗治疥疮搔痒。

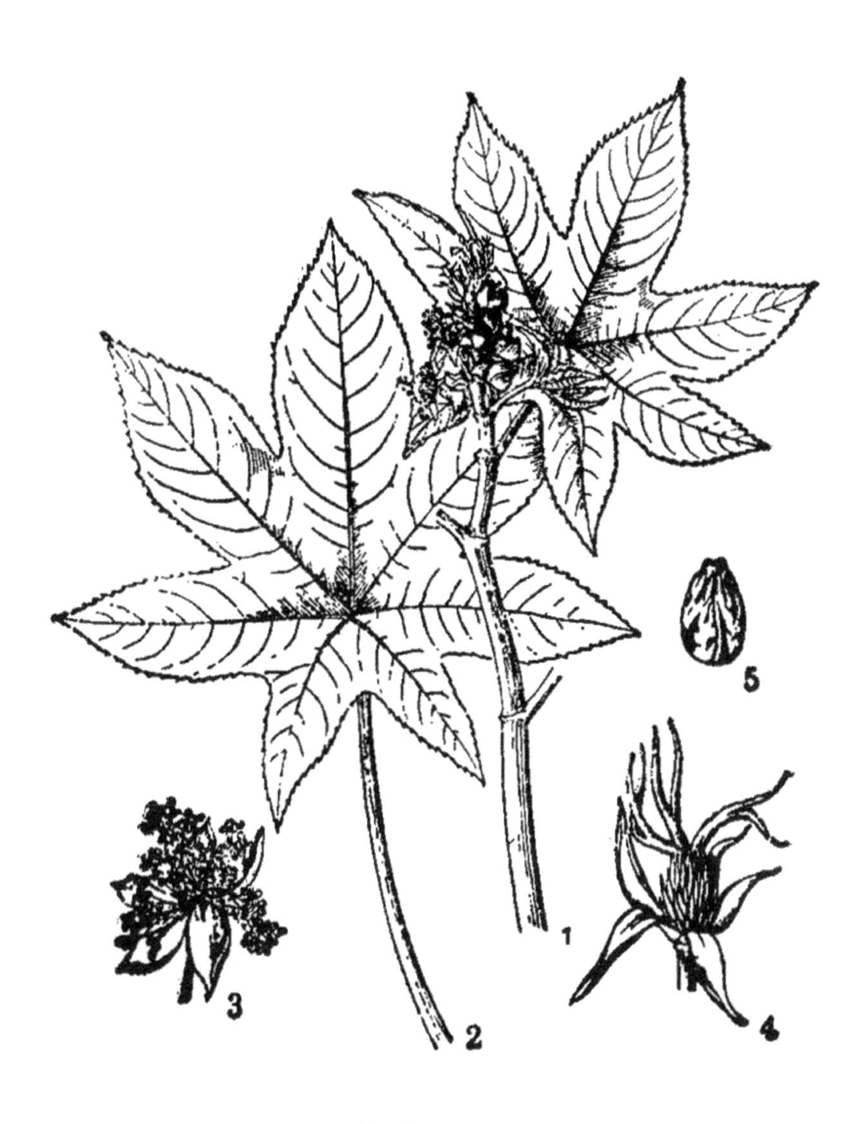

图121　蓖麻（大戟科）

Ricinus communis L.

1.花枝；2.叶；3.雄花；4.雌花；5.种子。

—289—

瓦　松

别名：瓦花。

识别：多年生肉质草本，高10～30厘米。全株粉白色，密被紫红色细点。肉质叶，基生叶复瓦状排列，绿色带紫，长圆状披针形，先端渐尖；茎生叶细小，先端渐尖。圆锥状花序，苞片针形，花梗极短，花粉红色，花萼五片，花瓣五片。

生长环境：生于古老瓦房上或向阳山坡石缝中。贺兰山有野生。

采集加工：药用全草。6～8月挖取全株去根，晒干。

性味功能：性平，味甘、微辛。能清凉收敛，止血。治口干、血痢，疮口不愈。

主治应用：（1）顽固性溃疡，久不收口：先以淡盐水（1%）洗净患处，再用瓦松末，擦患处，每天一次。（2）牙龈出血，肿痛：瓦松三钱，白矾一钱，煎汤含漱后吐出，每天二至三次。（3）鼻衄：鲜瓦松适量，捣烂，敷额门。

常用量：五分至一钱。

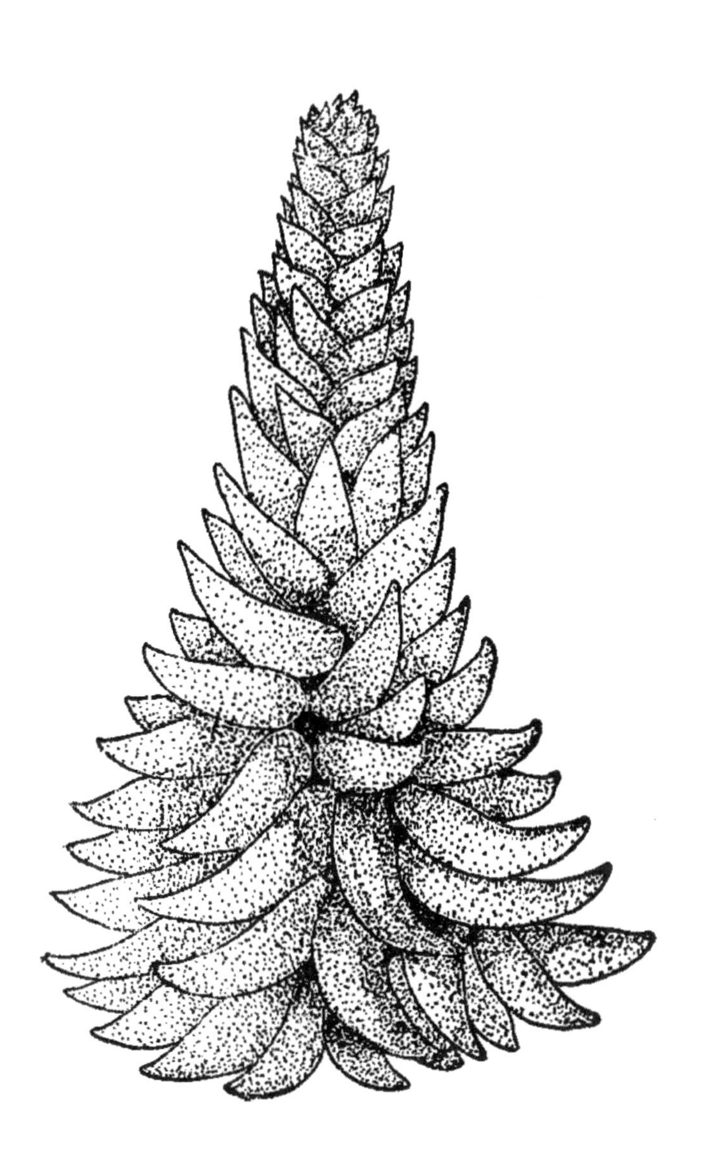

图122 瓦松（景天科，瓦松属）
Orostachys cartilaginea A.Bor.

瓦　韦

别名：金星草。

识别：多年生常绿草本。根茎横生，密生黑褐色鳞片，下生须根。叶由基部生出，狭披针形，并列丛生，革质而厚，绿色，柄短或无柄，两面中脉隆起。孢子囊群生于叶背中脉两侧，形大而圆，黄色，半圆形或肾形。

生长环境：生于山坡阴湿处岩石或树干上。贺兰山有野生。

采集加工：药用全草。春秋两季采挖，去净泥土，晒干。

性味功能：性平，味苦。能辟恶散风，解热消肿，止血，利尿，消炎，治痢。

主治应用：（1）刀伤出血：刮取瓦韦的孢子囊群，致伤口处即可止血。（2）泌尿系感染：瓦韦五钱，野菊花、银花各一两，水煎当茶饮。（3）哮喘：瓦韦一两。水煎服，每日一剂。

常用量：一钱五分至三钱。

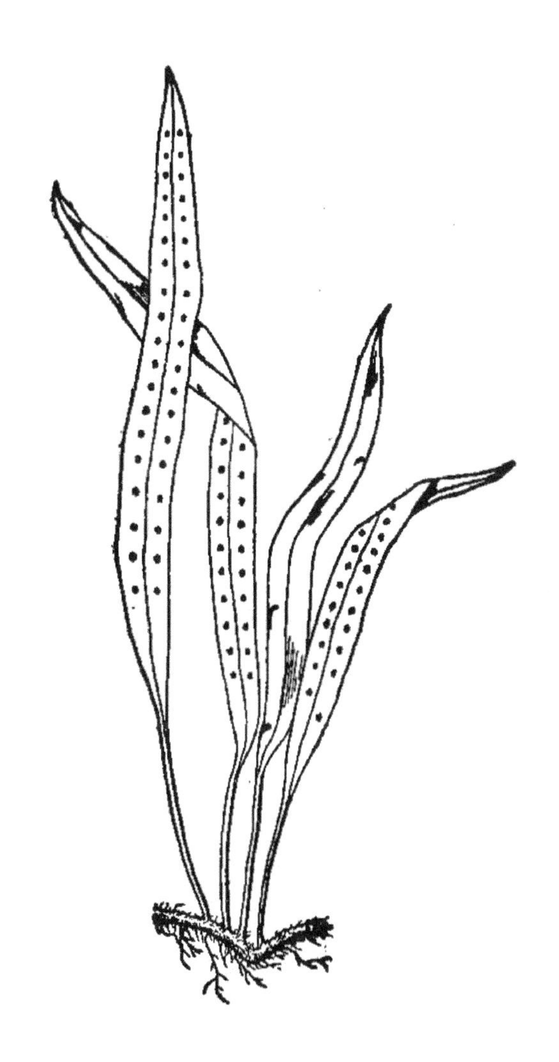

图123 瓦韦（水龙骨科，瓦韦属）

Lepisorus ussuriensis (Regel et Magck) ching

辣　椒（附：辣椒秸）

别名：辣子。

识别：本品为食用蔬菜辣椒的果实和茎枝。

生长环境：栽培植物。市郊均有种植。

采集加工：药用果实和辣椒秸。辣椒：秋季果实成熟时采摘，晒干。辣椒秸：秋季摘辣椒后，连根拔取，晒干。

性味功能：性温，味辛、辣。外用能治扭伤，风湿性关节炎。内服能健胃。

主治应用：（1）扭伤或挫伤(皮肤未破)：干红辣椒去子，研末，取末一两，配凡士林五两，熔化后调匀，涂纱布上贴伤处，每天换药一次。（2）风湿性关节炎，关节疼痛：辣椒秸四两，煎汤熏洗患处，每天一次。

斑 蝥

别名：斑毛，花斑蝥。

识别：成虫长约五分，长圆形，头部黑色，背部硬鞘翅被黑、黄相间的横纹，腹部有黑色的绒毛，有足三对亦被黑色绒毛。

捕捉加工：夏秋季捕捉（捉时带手套，口罩，以防中毒），用开水烫死，晒干。

性味功能：性寒，味辛，有大毒。能破血，利水，攻毒。

主治应用：（1）外治颈淋巴结结核，顽癣。研末敷或浸酒涂患处。（2）神经性皮炎：斑蝥一钱二分，百部三钱，紫槿皮三钱，樟脑三钱，柳酸三钱，研末，酒精1000毫升浸泡涂患处。（注意：切勿涂在好皮肤上）。

蛇　　蜕

别名：长虫皮，龙衣。

识别：本品为蛇蜕下的外皮膜。

生长环境：生长于阴湿山林草丛中。贺兰山较多。

采集加工：春秋拣回蜕下的蛇外皮膜，去净杂质，晒干。

性味功能：性平，味咸、甘，有小毒。能祛风镇痉，解毒退翳，消肿。治惊风、癫痫，腮腺炎，眼生翳膜。

主治应用：（1）眼生翳膜：蛇蜕适量，焙黄研末，每服五分，饭后温开水送服，每天三次。（2）流行性腮腺炎：蛇蜕二钱，洗净，切碎，和鸡蛋两个，加油盐炒熟吃。（3）中耳炎：蛇蜕二钱(炒炭)加冰片二分，研细末，取少量，吹入耳内。

常用量：一至二钱。

蛇蜕（游蛇科）

蜗　牛

别名：山蜗。

识别：壳类小软体动物。壳呈螺旋状，外表淡黄棕色或灰白色，有光泽，薄而易碎。体粘滑，头尖，有触角一对，爬行时将壳托着。遇惊动则将体缩入壳内。

生长环境：生于潮湿荫凉处。夏日雨后常爬行在树木上。

采集加工：药用全虫体。夏季采收，捕后用开水烫死，晒干。

性味功能：性寒，味咸，有小毒。能清热解毒，利水。

主治应用：（1）流行性腮腺炎：蜗牛与面粉适量捣烂成糊状，外敷患处，每天一至二次。（2）脱肛，痔疮肿痛：蜗牛焙干，研末，油调敷患处。

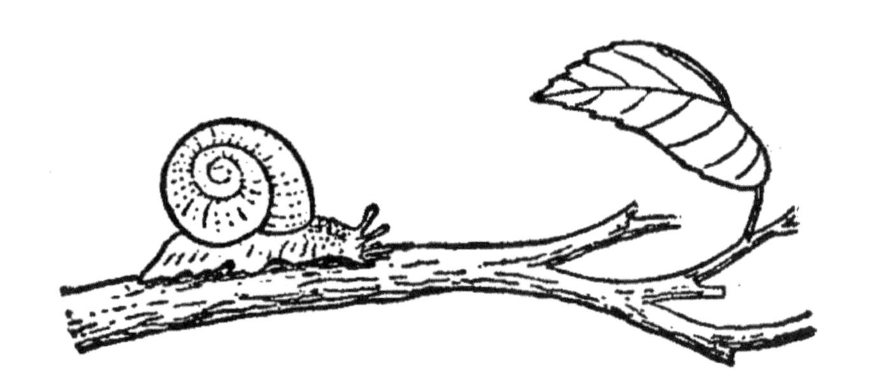

图124 蜗牛

—298—

飞燕草

别名：大飞燕草，兰鸽子草。

识别：多年生草本，高30～60厘米，全株被白色短毛。茎直立，呈疏散二歧状的分枝。叶基生，有长柄，向上部渐短或无柄；叶片一回或二回三出全裂，裂片最终成线状，表面深绿色，背面浅绿色，两面均具白色毛。花蓝色，排列成疏总状花序；上生数个小苞，细线形。花萼五片，蓝色，倒卵形或椭圆形，密生白色毛，花瓣四片，较萼片小。果为蓇葖果，长椭圆形，淡黄绿色。

生长环境：生于树林、草丛中，贺兰山有生长。

采集加工：药用全草。9～10月挖取全草，晒干。

性味功能：有毒。内服类似乌头。全草作寄生虫的驱除剂和杀灭某些农作物的害虫。外治虱子、跳蚤。根主治腹痛。

常用量：五分至一钱。

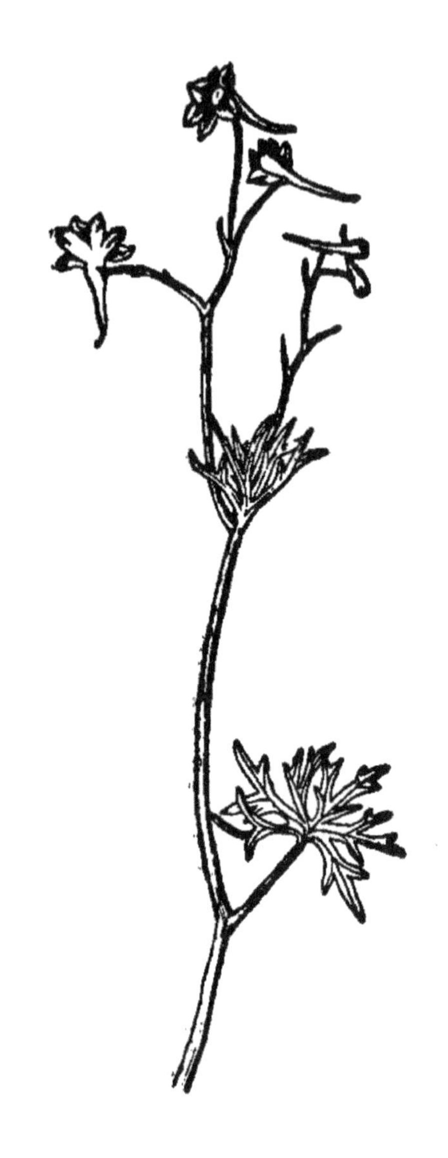

图125 飞燕草（毛茛科，飞燕草属）

Delphinium grandiflorum L.

—300—

验方部份

· 白页 ·

二、传染病篇

传染病防治

主治：预防流感、流脑、流行性腮腺炎、肝炎。

处方：贯众二斤，防风二斤，白常山二斤，黄芩二斤，牛蒡子一斤。

制法：加水适量煎两次，每次四十分钟。取两次煎液3,000毫升、加胎盘粉500克，搅匀即成。

用法：每日两次，每次10毫升，连服五天。

感　　冒

感冒是一种外受风寒而得的常见病。由于四季气候、各地环境、各人体质强弱的不同，表现症状也不一致。治疗时必须辨证施治。通常感冒可以分为风寒、风热、挟湿等几种类型。如在冬季偶然发生发热怕冷、头痛无汗、鼻流清涕等症状的，多属于风寒感冒，治疗时则应以辛温解表为宜。如在冬末春初病人感冒后，发生头疼发热、轻微怕冷、口干、嗓子疼、小便黄等症的，则属于风热感冒，治疗就应以辛凉解表为宜。倘在夏季感冒以后，患者有怕冷、头重、胸闷、周身无力、恶心呕吐、小便黄而少、甚至腹泻等症状时，多属挟湿感冒，治疗就应以疏风散湿、芳香化浊为宜。

此外流行性感冒，又和普通感冒不同，除感冒症状很重以外，它有流行快的特点，在短期内，大人小孩互相传染，病的很多，一般多在冬春季发生。表现症状和风热感冒相似，治疗方法也大同小异。

①**主治**：流行性感冒。

处方：茵陈五钱。

用法：水煎服。

②**主治**：流行性感冒。

处方：生绿豆一把。

用法：捣碎，开水烫泡之后，水煎，趁热饮服发汗。

③主治：流行性感冒。

处方：葱白四两，生姜三片。

用法：切碎，开水泡，趁热熏口鼻，然后饮服发汗。

④主治：流行性感冒。

处方：苦瓜。

用法：取瓜瓤，煮熟服。

⑤主治：流行性感冒。

处方：生艾叶四钱，槟榔一钱，葛根四钱，藿香四钱，防风四钱。

用法：水煎服。

⑥主治：风寒感冒。

处方：生葱白二两，淡豆豉四钱；头痛加白芷三钱。

用法：水煎服。

⑦主治：风寒感冒。

处方：葱白二根，茶叶三钱，绿豆三十粒，核桃一个（连皮打碎），大枣二个。

用法：水煎趁热服下。

⑧注治：风寒感冒。

处方： 花椒一钱，红糖一两，生姜三片，灶心土四钱。

用法： 水煎服。

⑨**主治：** 风热感冒。

处方： 生石膏四钱，葛根三钱，生姜三片。

用法： 水煎温服。

⑩**主治：** 感冒挟湿。

处方： 车前草一两，白米一撮。

用法： 炒焦压碎，开水冲泡当茶饮。

麻　　疹

麻疹是儿童时期发病率最高而最易传染的一种急性传染病。常在冬末春初流行。患者多是六个月以上至五岁的儿童。初起常常出现困倦喜睡，呵欠，喷嚏，流泪等症。继则身热，或微恶寒，咳嗽目赤。眼泪汪汪，有似感冒的现象，耳根颈项以及前胸后背有疹点出现。口颊内近臼齿处有淡白小点，周围绕以红晕。全身发热而指尖耳边微凉。经过二、三日热度增高，气急烦闷，麻疹随即出现。按一般发展规律，可分前驱期、发疹期、恢复期三个阶段。此病易出现兼症。主要是麻疹陷肺的喘逆（肺炎），咽喉肿痛等。本病又有顺疹和逆疹的不同。顺疹就是出的快、出的透、出的齐，疹子退的也缓慢。逆疹就是出的慢、出的不透，出的不齐，或忽然退疹。

（一）预防麻疹。

①**处方**：鸽子蛋六～七个。

用法：煮熟吃。

②**处方**：丝瓜络三钱。

用法：煎汤一日服三次，连服三日。

（二）麻疹不透

①**处方**：公鸡血四～五滴，白酒少许。

用法：白开水冲服。

②**处方**：葡萄干二两，芦根（鲜品）二～三两，（干品一两）。

用法：水煎当茶饮，一日数次。

③**处方**：芫荽根三棵，芦根六钱。

用法：水煎服。

④处方：西河柳三钱，薄荷二钱，升麻一钱，麻黄七分。

用法：水煎服。

⑤处方：葛根三钱，升麻一钱，赤芍三钱，甘草二钱。

用法：水煎服。

备注：发热加大青叶三钱，疹内陷加附子一钱，人参一钱。

⑥处方：芫荽一撮。

用法：搓前后心。

百 日 咳

百日咳也叫顿咳，因其病程较长，所以叫百日咳，此病传染性很强，常在冬末春初季节流行。患者是以二至四岁小儿为最多。主要的症状是阵发性痉咳，咳时面红目赤。流鼻涕，眼流泪，甚至呕吐鼻出血或咯血。咳时有如鸡鸣的吼声。

①处方：鸡苦胆一个。

用法：白糖调服，每日服一个，连服三日。

（二至四岁患儿用量）

②处方： 独头蒜一头。

用法： 切碎加水，泡十六小时后，调糖内服。

③处方： 核桃一个，杏仁一钱。

用法： 捣碎，用生姜二片煎汤送下，服时酌加冰糖或每日早晚各服核桃三个。

④处方： 马齿苋一两。

用法： 水煎两次滤汁，装热水瓶内分四次服，服时酌加冰糖。

⑤处方： 鲜侧柏叶三～四钱，红枣五个。

用法： 水煎服。

⑥处方： 川贝母五钱，青黛五钱，白果一钱，石膏一钱，朱砂三钱。

用法： 共研细末，每日两次，每次一钱。

⑦处方： 百部二钱，鲜茅根一两，旋复花二钱代赭石二钱，淡竹茹二钱，半夏一钱五分，桔梗二钱，前胡一钱，甘草五分。

用法： 水煎温服。

⑧处方： 桑白皮五钱，白果十五枚，麻黄一钱，附子一钱，桂枝二钱，当归二钱，杏仁

二钱，桔红二钱，

用法：水煎服。（十岁左右量）

流行性腮腺炎

本病多流行在冬春两季，以4—15岁小儿最多患病，患儿多无不适，而耳下腮腺肿大。局部痛胀，重者有红肿发烧现象。

①处方：金银花五钱，板兰根一两。

用法：水煎服。

②处方：瓦松，鸡蛋清，白矾各等分。

用法：混合敷患处。

③处方：大青叶六钱。

用法：水煎后，加白糖二匙，一日内分数次服完。

④处方：墨一块，鸡蛋清适量

用法：用墨研鸡蛋清，擦患处。

⑤处方：蛇蜕适量，鸡蛋一个。

用法：将蛇蜕洗净切碎同鸡蛋炒熟内服。每日三次。

⑥处方：蒲公英（量不拘）。

用法：将新鲜的蒲公英捣成浆状，敷患处三至四次，干即换敷，并水煎内服。

⑦处方：板兰根四钱，蒲公英四钱。

用法：水煎服。

⑧处方：黄芪三钱，白芥子三钱，金银花二钱，当归二钱，升麻一钱，桂枝一钱半，炙麻黄一钱。

用法：水煎服。

⑨处方：蒲公英一两，夏枯草一两，金银花一两，桃仁二钱，元参五钱，桂枝三钱，板兰根一两，射干二钱。

用法：水煎服。

⑩处方：蒲公英一两，贝母四钱，板兰根三钱，青黛三钱，金银花四钱，射干三钱，黄芩三钱，灯心、竹叶为引

用法：水煎服。

⑪处方：板兰根一至二两，紫草五至八钱。

用法：水煎服。

痢疾

痢疾，俗名“下痢”。主要症状是大便次数增多，肚子痛，下坠，大便赤白脓血。为夏秋季节流行的常见病之一。

①**主治**：细菌性痢疾。

处方：马齿苋一至二两（鲜品三至五两）

用法：切碎，水煎数滚，酌加红糖调服，日服一至二次。

②**处方**：紫皮蒜一头。

用法：用木炭煨熟一次吃，连服二次。或水煎加红、白糖调服。

③**处方**：白头翁一两，白芍三钱。

用法：水煎服。

④**处方**：山楂片（去核炒黑研末）茶叶三钱（炒酥）

用法：将上二味药研为末，加红、白糖调服。

⑤**处方**：吴芋三钱，黄连二钱，广木香二钱。

用法：水煎服。

⑥**处方**：黄酒一两，白糖一两，冻豆腐五钱。

用法：将冻豆腐焙干，黄酒煮热，然后放入冻豆腐与白糖内服。（白痢加红糖）

⑦处方：当归八钱，杭芍八钱，炒莱菔子三钱，广木香二钱。

用法：水煎服。

⑧主治：阿米巴痢疾。

处方：鸭胆子七个。

用法：用面裹成小团，慢火煨，开水吞下，饭后服。

备注：勿嚼碎。

黄疸（传染性肝炎）

黄疸是指皮肤及眼珠发黄的一种疾病。俗名“黄病”。

中医治疗时分阳黄与阴黄两大类。阳黄的主要症状是，黄色鲜明而润泽，如桔子色，发热口渴烦燥，小便色黄而少，脉数有力；阴黄的主要症状是，黄色枯暗如烟熏，病者四肢发冷，或有微热，大便稀薄，小便清长，脉迟不数。下列数方，临症可选用。

①处方：茵陈一两，柴胡一两。

用法：水煎服。

②处方：田鸡二钱（田鸡腿去皮晒干），银珠五分。

用法：共研为细末，每日服二次。

③处方：鲜马齿苋四两。

用法：捣碎绞汁，加开水冲服。

④处方：茵陈三钱，薏苡仁一两。

用法：水煎服。

⑤处方：大蓟一两。

用法：水煎服。

⑥处方：茵陈一两，泽泻三钱，扁蓄三钱。

用法：水煎服。

⑦处方：茵陈一两，淡竹叶三钱，栀子三钱、焦三仙各三钱。

用法：水煎服。

⑧处方：金钱草一两。

用法：水煎服。

⑨处方：黑豆五两，白糖三两。

用法：将黑豆煮熟加白糖，分两次服。

⑩处方：生鸡蛋一个，黑矾（豆粒大的一块）。

用法：将黑矾纳入鸡蛋内封口，放在火上烤熟吃。

⑪处方：黄芪五钱，黄芩三钱，茵陈一两，柴胡四钱，大黄三钱，甘草三钱。

制法：炼蜜为丸，每丸重三钱。

用法：每服二丸，一日二次。

⑫主治：早期肝硬化。

处方：炙鳖甲八钱，黄芪八钱，莪术一钱半，桃仁四钱，红花四钱，琥珀二钱，青陈皮各三钱，银柴胡四钱，杭芍五钱，川楝子四钱，丁香二钱，龙胆草二钱，台乌五钱，香附五钱，二丑一钱，砂仁二钱。

用法：水煎服。

禁忌：生冷辛辣食物。

白　喉

本病多发于冬春季节，一般均由飞沫传染，也可通过食物传染。

初起发热，咽痛，失音，干咳，面色苍白；重症呼吸困难，扁桃体上可以看到灰白色假膜，不易剥离，如蔓延至喉部或气管则情况更为严重。

①处方：斑蝥一个去头足。

用法：研面，用小膏药两张贴颌下两侧，一小时后起水泡，用针挑破出水。

②处方：白地龙三条。

用法：焙干研末吹入喉中。

流行性脑膜炎

本病在冬春之间流行，患者多为小儿和青壮年。初期有发冷发烧，头痛、颈强。全身酸痛，甚时头痛剧烈，呕吐，颈项强直昏迷。有的病人身上有出血斑。

①主治：预防流脑。

处方：大青叶六钱。

用法：水煎服。

②处方：板兰根一两，甘草二钱。

用法：水煎服。

③**主治**：流行性脑膜炎。

处方：金银花二钱，菊花二钱，薄荷一钱，连翘二钱，甘草一钱。

用法：水煎服。

④**处方**：马齿苋一两，青蒿四钱，石菖蒲三钱。

用法：水煎服。

⑤**处方**：大青叶一两，生石膏二两，玄明粉二钱，葛根三钱，连翘四钱，寒水石五钱。

用法：水煎服。

肺　结　核

肺结核是一种慢性传染病。由结核杆菌引起。俗称“肺痨”，在中医书上列在“痨瘵”一证中。主要症状有咳嗽胸痛，重则咳血、咯血，午后潮热，夜间盗汗。其次有全身无力，精神萎靡不振，消化不好，身体逐渐消瘦，妇女可有月经迟延或闭经。本病轻者可无症状，重者症状明显而且严重，相差很大。同时与其他慢性病症状容易混淆（如克山病区某些痨型克山病人，有时也有类似肺结核的一些症状），必须细心辨别，有条件的可以到医院透视、拍片确诊。

①**主治：**肺空洞、咯血。

处方：白芨三钱，三七一钱半。

用法：研成细粉，每服五分，开水送下。

②**处方：**白芨一两，青黛六钱。

用法：研成细末，每服三钱，开水送下。

③**处方：**蛤粉三钱。

用法：每服一钱半，一日两次。

④**处方：**白芨一两，元参三钱，沙参三钱，天冬三钱，川百合三钱。

用法：研成细末，每服三钱，一日两次。

⑤**主治：**肺结核、咳嗽、胸痛、夜间盗汗。

处方：羊胆汁三碗，蒸干成粉装入胶囊内。

用法：一日三次，每次0.5克。

⑥**处方：**大蒜四两，百部半斤。

用法：水煎半小时，日服三次。

⑦**处方：**鸡皮。

用法：将鸡皮洗净，放在锅内烤干，研碎过筛，每日服三分至五分。

⑧处方：桂园七个，红枣十四个，莲子二十一个，小黑豆四十九个。

用法：水煎服。晨起空心服，连果一起吃。

⑨处方：百部二钱，天冬四钱。

用法：水煎服。

⑩处方：阿胶四钱另，侧柏炭三钱，白芨四钱，煅蛤壳四钱，仙鹤草五钱。

用法：水煎服。

瘰疬

瘰疬即颈淋巴腺结核，俗名"老鼠疮"，生在颈部两侧。或圆或长，或一串。不红，不热，不甚痛。初起尚小，逐渐长大。破后很难收口。

①处方：山甲珠二两，皂角刺三两。

用法：共研末混合均匀，每服三钱，黄酒送下。

②处方：夏枯草一两，地丁草四钱。

用法：水煎滤出，打入鲜鸡蛋一个服下，一日两次。

③处方：蝎子勾三个，膏药一张。

用法： 研末，撒在膏药上贴患处。

④处方： 蚯蚓六条（焙干），雄黄一钱。

用法： 将二药为细末，纳入鸡蛋内为一剂，封口蒸熟，每日服一剂，连服二十剂。

⑤处方： 蝎虎头，

用法： 将蝎虎头纳入鸡蛋内封口，七天后将原孔打开涂患处。

⑥处方： 蜈蚣十条，穿山甲五钱，全蝎十四个，火硝三分，核桃十个。

用法： 共研末，每服一钱半，白酒送下。

⑦处方： 蜈蚣一条，鸡蛋一个。

用法： 将蜈蚣去头足研面，纳入鸡蛋内煮熟，每服一个，一日两次，连服一月。

⑧处方： 穿山甲、斑蝥、赤小豆、僵蚕、龙全风（挡刀布）烧灰存性，白丁香（公麻雀粪）各等分。

用法： 每服一钱半，日服一次，空心服下。服后四小时喝绿豆汤二碗以解毒。

备注： 此方要在医务人员指导下服用。

⑨主治： 瘰疬破溃，用于拔脓。

处方： 铜绿一钱，蓖麻子七个，苦杏仁六个，银珠五分，黄香一钱。

用法： 共研细末，外盖旧顶棚纸，每日换药一次。

⑩**主治：** 瘰疬脓液已尽，用于生肌长肉。

处方： 精猫骨一两，白糊椒一两，花椒五分，麝香一钱，陈醋二斤（二年以上）。

用法： 用醋煎熬、煎前三味药，至成糊状后放入麝香搅拌成膏，外盖旧顶棚纸，每日换药一次。

三、寄生虫篇

蛔虫

因小儿吃了不清洁的生菜或手不干净而将虫卵吞入腹内。有蛔虫的小孩多吃饭不好，腹痛、鼻痒、夜间咬牙。腹痛，一阵痛，一阵又好些。有时腹部有凸起包块。有时蛔虫钻入胆道内，腹痛很历害。小孩子经常有便蛔虫的历史。小儿面上有白色虫斑，白眼珠有蓝点，下唇内有小淡红疙瘩。可服以下诸方。

①**处方**：槟榔四两，苦楝皮一两。

用法：水煎服。（小儿酌减）

②**处方**：使君子三十粒（炒），陈皮少许。

用法：水煎内服。十岁以下小儿按一岁一粒为一次量。

③**处方**：椿树根皮五钱。

用法：水煎服。

④**处方**：乌梅二两，雷丸二两，槟榔二两。

用法：共研细末，日服二次，每服五钱，小儿酌减。

蛲　　虫

俗叫白线虫，小儿患蛲虫病后，肛门发痒，夜间尤甚。小儿食欲不好，夜惊、失眠。可用以下诸方。

①处方： 石榴皮四钱，槟榔四钱，大黄二钱，黄芩二钱，使君子三钱，甘草一钱。

用法： 共研细末，每服三钱，小儿减半。

②处方： 硫黄面适量。

用法： 撒肛门口。

③处方： 猪苦胆一个，葱白一寸

用法： 将葱白放入猪苦胆内泡一夜，取出葱白塞入肛门。

④处方： 百部一两。

用法： 水煎睡前灌肠。

蜍　　虫

本病因吃了带有绦虫幼虫不熟的猪肉、羊肉而得。患者腹部不适，消瘦、贫血。有时大便排下如韭叶宽的白色虫片。可以用下列诸方治疗。

①**处方**：醋制雷丸三两六钱。

用法：研为细末，每日三次，每次服四钱，空腹服下。

备注：忌食生冷。

②**处方**：槟榔四两，南瓜子五两，硫酸镁三十克。

用法：将南瓜子捣成糊状，稍加水，必要时加少量糖。将槟榔加水一斤，煎至半斤，先吃南瓜糊，一至二小时后喝槟榔汤，再过半小时喝硫酸镁。（加水60毫升）

备注：服药三小时后，准备二个盆，一个盆装温水，先下大便，当有便下虫感时即坐在温水盆内。水温在37°C，等全虫自动脱出，不能强拉。

四、内科篇

咳　　嗽

咳嗽是个常见的症状，许多疾病都可引起。凡是以咳嗽为主症的，中医都列在咳嗽一症。分为内伤、外感两大类。内伤为虚，外感为实。

①**主治**：风寒咳嗽

处方：炙麻黄三钱，五味子一钱半，桔红三钱，生草二钱。

用法：水煎服。

②**处方**：杏仁四钱，紫苏三钱，陈皮三钱，半夏三钱，云苓三钱，甘草一钱半。

用法：水煎服。

③**主治**：肺热咳嗽。

处方：鲜车前草二两，蜂房一两，冰糖五钱。

用法：水煎服。

④**主治**：干咳或风热咳嗽。

处方：鸭梨一个（去核），冰糖一两，川贝母一钱。

用法：蒸后内服。

⑤**主治：**干咳无痰。

处方：猪油一斤，蜂蜜一斤，花椒二两，胡桃仁一两，苦杏仁二两，细茶二两。

用法：蒸熟烤干，研面搅匀，每服一两，开水送下。

⑥**主治：**风热咳嗽。

处方：天冬五钱，麦冬五钱，桔红三钱，百部三钱，瓜蒌三钱，半夏二钱，川贝母三钱，竹茹二钱。

用法：煎汤后加入蜂蜜三两，一日内分数次服完。

⑦**处方：**桑白皮五钱，白萝卜二两。

用法：水煎服。

⑧**处方：**当归二钱，川贝母二钱，川芎二钱，桑白皮二钱，五味子二钱，茯苓二钱，杏仁二钱，青皮二钱，陈皮二钱，生草二钱，半夏二钱。

用法：水煎服，冰糖为引。

⑨**主治：**虚火咳嗽。

处方：川贝母一钱，冰糖四钱。

用法：水煎服。

⑩**处方：**川贝母二钱，甜杏仁四两，冰糖四两。

用法：共研细末，每服一匙，早晚各一次。

⑪**处方：**白梨四个，硼砂一钱。

用法：将白梨都挖一个小洞，将硼砂分别放入梨子洞内，再将挖出的梨皮原封盖好，放铝锅中煮，水以没过梨为准，煮熟后连汤带梨吃。

⑫**处方：**沙参五钱，川贝母一钱，百合五钱。

用法：水煎服，每日二次。

⑬**处方：**西红柿 3～4 斤，白糖 2 斤。

用法：将西红柿放入坛子内，用白糖淹上，把坛口密封，待20天后打开，每天连汤喝，量不拘。

⑭**主治：**体虚咳喘痰少，早轻晚重。

处方：核桃仁捣五钱，杏仁捣五钱，冰糖五钱，蜂蜜五钱。

用法：将上药混合，每晚临睡前服五钱，温开水送服。

⑮**主治**：体虚咳喘痰少。

处方：白花蛇一条，炒杏仁一两，川贝母一两，全瓜蒌一个。

用法：上药为末嫩蜜为丸，每丸重二钱，每服一丸，一日二次。

哮　　喘

哮喘，俗语叫“吼病”、“喘病”，有些地方叫“伤劳”。起病慢者，先有咳嗽，鼻子发痒，后即感到呼吸困难，喘不出气来；病起急者，患者突然觉得胸部憋闷及窒息感觉。因呼吸困难，患者有时张口抬肩，全力呼吸，不能平卧，长呼短吸痰吐不利，带有哮鸣音。时轻时重，往往多年不愈，一般是白天轻，夜间重，春夏轻，秋冬重（也有相反的）。屡次发作，可使病人身体逐渐虚弱，失去劳动能力。

这里讲的哮喘，主要是指“支气管哮喘”而言，至于心脏疾病引起的心慌气短、呼吸喘促，不属于这个范围，临症须辨别清楚，不可混为一谈。

本病目前尚无可靠的有效治疗方剂，现在许多新疗法如新针疗法、经络综合疗法、割治疗法等都有很好的效果，可以推行。下列一些方剂，可以参考试用。

①**处方**：麻黄三钱，豆腐四两。

用法：上药加水两小碗，煮沸四十分钟，挑出麻黄，喝汤吃豆腐。

②**处方**：冬虫夏草一两，白芨一两，川连一钱，鸡内金一钱。

用法：共研为末，每服1～2钱，一日三次。

③**处方**：杏仁一两，麻黄三钱，冰糖一两。

用法：水煎滤出再入冰糖，睡前服一汤匙。

④**处方**：霜桑叶一两。

用法：水煎当茶饮。

⑤**处方**：杨树黄叶。

用法：炒黑当茶饮，十二天为一疗程。

⑥**处方**：麻黄一钱，附子三钱，当归四钱，五味子二钱，细辛一钱，白术三钱，枳壳一钱半。

用法：水煎服。

⑦**处方：** 炒芝麻半斤，红糖半斤。

用法： 上药拌匀，每服三两。

⑧**处方：** 经霜茄子梗2个，白糖少许。

用法： 水煎喘时温服。

⑨**处方：** 五味子四两，鸡蛋七个。

用法： 先将五味子煮烂，然后放入鸡蛋，置罐内密封，浸泡10天后煮熟剥皮，每日吃一个。

⑩**处方：** 紫河车三钱。

用法： 研末白开水冲服，一日二次。

吐　血

吐血，是指呕吐出血，主要指胃出血。若咳嗽出血或痰中带血，血随痰出，叫咳血，是肺出血。吐血，中医分为胃热出血和肝火犯胃出血。由于热伤胃络，迫血妄行，所以用降逆、清火、止血的方法治疗。

下列各方，主要用于出血之时，重在止血。若出血过多或病久，又要根据脉证，有淤要散淤，气虚要补气，血虚要补血，不能死守一方来治疗。

①**处方**：藕节五钱至一两。

用法：水煎代茶饮。

②**处方**：鲜侧柏叶（量不拘），蜂蜜一两。

用法：捣烂酌加开水，蜂蜜调服。

③**处方**：生地一两，生大黄末一钱。

用法：先煎生地去渣后，入大黄末调服，一日二次。

④**处方**：荆芥三钱。

用法：童便炒黑，煎汤代茶饮。

⑤**处方**：干荷花叶一钱。

用法：为末，日服三次，每次三分。

⑥**处方**：旱莲草二两，白茅根二两。

用法：水煎分三次服。

⑦**处方**：花蕊石三钱，白芨一钱。

用法：研细末，分二次用童便冲服。

腹　泻（胃肠炎）

腹泻俗话叫“拉肚子”。一般说来，主要是由于内伤生冷、外受寒邪、饮食过饱或湿热积聚，影响脾胃正常运化，以致泄泻。

腹泻只是大便次数增多，粪便稀薄，甚至大便清水，而无脓血。若有脓血即属下痢，不属本病范围。

①**处方**：炒白术四钱，生扁豆三钱，川朴一钱半，香薷三钱。

用法：水煎服。

②**处方**：大葱三钱，黄柏三钱。

用法：水煎服。

③**处方**：白术一两，苍术五钱，车前子五钱。

用法：水煎服。

④**处方**：丁香、炮姜、白胡椒各等分。

用法：共研细末，成人服三钱，小儿服一钱，用灶心土一至二两，煎汤送下，一日二次。

⑤**处方**：酸奶子一碗，砖茶一钱，红白糖各三钱。

用法：微滚，温服。

⑥**处方**：砂仁三钱，红糖一两。

用法：用姜汁拌砂仁，加红糖水煎服。

⑦**处方**：炒山楂（去核炒焦）三两，红糖三两。

用法：开水冲服，一次三钱，一日两次。

⑧**处方**：大蒜头四～五个。

用法：烤黄吃。

⑨**处方**：生山药五钱。

用法：研末开水冲服。

⑩**主治**：五更泻。

处方：党参四钱，桃仁六钱，红花六钱，黄芪二两，升麻二钱，甘草二钱。

用法：水煎服。

胃　痛

胃痛俗称“肝胃气痛”、“心口痛”。其发病原因多因饮食失调或忧思、脑怒、惊恐所引起，根据辩证可采用以下诸方。

①**主治**：胃酸过多，嘈杂。

处方：鸡蛋壳，甘草粉。

用法：研细末，每服二至四钱，饭后服用，一日两次。

②**主治**：胃寒痛，吞酸。

处方：五倍子六分，陈皮四分，高良姜四分。

用法：用醋一盅，煎至半盅温服。

③**主治**：胃痛。

处方：五灵脂三钱，木香三钱，元胡索三钱。

用法：将上药研细，黄酒送下，每服三钱。

④**主治**：胃痛。

处方：陈石灰、红糖各等分。

用法：陈石灰研面过筛，然后与红糖合在一起，每服三钱。

⑤**主治**：胃寒痛。

处方：胡椒九个，红枣三个，杏仁五个。

用法：捣泥，热黄酒冲服。

⑥**主治**：胃痛，吞酸水。

处方：馒头干二斤，木香一钱，皂矾二钱，干姜一钱。

用法：共研细末，一次服二至三钱，一日三次。

⑦**主治**：胃寒痛。

处方：花椒二钱，白酒五钱。

用法：加水适量，煎至微滚服下。

⑧**主治**：胃痛。

处方：元胡索三钱，川楝子四钱。

用法：水煎服。

⑨**主治**：胃痛吐酸，胸烦闷。

处方：旋复花三钱，炒竹茹二钱，川楝子一钱，吴芋五分，乌贼骨三钱。

用法：水煎服。

⑩**主治**：胃酸过多，嘈杂。

处方：乌贼骨一两，浙贝母四钱。

用法：研细为末，每服二钱，每日三次。

⑪**主治**：胃痛。（痉挛性疼痛）

处方：杭芍八钱，生草五钱，红糖一两，木瓜一两，没药一钱，乳香一钱。

用法：水煎调红糖服。

⑫**主治**：胃痛。

处方：元胡索三钱，五灵脂六钱，片姜黄五钱，乳香三钱，没药三钱，蒲黄一钱半。

用法：共研细末，盐水送下，每服一钱。

⑬**主治**：胃痛。

处方：百合一两，乌药三钱，荔枝核二钱，木香二钱。

用法： 水煎服。

⑭**主治：** 胃寒痛。

处方： 冬虫夏草五分，茴香虫一个，上油桂五分，广木香五分，佛手一钱，炮姜八分。

用法： 共研细末，黄酒为引。

⑮**主治：** 胃寒痛。

处方： 良姜二钱，香附二钱，陈皮二钱，甘草二钱，元胡八分。

用法： 研细末，炼蜜为丸，每丸重二钱，每服一丸，一日两次。

胃及十二指肠溃疡

溃疡病是胃或十二指肠发生溃疡，以上腹痛为主要症状的一种慢性疾病。多见于20—50岁之间。

临床表现为：

1.上腹部疼痛，时发时止，秋冬两季发作最多。疼痛时有节律性，并和饮食有密切关系，如胃溃疡常在饭后一小时左右发生疼痛；十二指肠溃疡多在空腹或饭后2～4小时发生，有的在夜间或下午的某一固定时间疼痛，进食或服碱性药物后则逐渐缓解。胃溃疡压痛点在正中线或左上腹，十二指肠溃疡多在右上腹。

2.常伴有烧心、嗳气、反酸、恶心、呕吐。胃溃疡常有吐血，而十二指肠溃疡则多便血，发作时大便潜血阳性，经治疗后可转阴性。胸椎八～十二两侧有压痛点。钡餐检查有壁龛、变形，痉挛等。

3.病情进一步发展可并发胃及十二指肠大量出血、幽门梗阻或穿孔等。胃溃疡迁延日久常有癌变的可能。

①**处方**：乌贼骨二两，甘草二两。

用法：共研细末，每日两次，每服1～2钱。

②**处方**：良姜三钱，毕拨三钱，广木香三钱，上油桂一钱半，鸡内金三钱，佛手三钱，苏打十二两，

用法：将上药研成细末，过筛调苏打，每服五分至一钱，一日两次。

③**处方**：乌贼骨十二两，川贝母三两，天冬三

两，鸡内金三两。

用法：研成细末，炼蜜为丸，每丸重三钱，一日三次，一次一丸。

④处方：苏打四两，白矾一两，蜂蜜二斤。

用法：蜂蜜化开，兑入白矾面、苏打面，熬成糊状，一日两次，一次一匙。

⑤处方：益智仁三钱，香附三钱，石菖蒲四钱，高良姜二钱，草蔻三钱。

用法：共为细末，一日三次，一次一钱。

⑥处方：肉蔻一钱半，黄连五分。

用法：水煎服。

⑦处方：乌贼骨六钱，白芨一两，三七末一钱半，川贝母三钱。

用法：共研细末、一日服三次，每次一钱半。

⑧处方：变蛋八至十个，白胡椒三钱，砂仁三钱，苦丁香三钱，上油桂三钱，生姜三钱。

用法：将变蛋除去稻皮用瓦焙干，和其它药物共研成细末搅匀，每日服一次，每服三钱，空心服下。

备注：若有便干现象喝盐开水。

⑨处方：元胡索三钱，五灵脂三钱，香附三钱。

用法：水煎服。

⑩处方：白芍五钱，元胡索三钱，海螵硝五钱，白芨三钱，乳没各三钱，甘草三钱，冰片一钱。

用法：共研细末，每日三次，每次五分。

呕　　吐

呕吐一症，原因很多，大概以胃肠道疾病引起的占多数。其他如胆囊炎、阑尾炎、妇女妊娠等都能引起呕吐，这里讲的仅指胃肠疾病引起的，其它不包括在内。

祖国医学认为，呕吐总的原因是胃气不降，要分虚实寒热来治疗。

①主治：呃逆呕吐

处方：鲜姜一两，蜂蜜一两。

用法：取姜汁与蜂蜜调服。

②主治：胃寒呃逆呕吐

处方：毕拨、高良姜各三钱。

用法： 水煎加醋少许调服。

③**主治：** 呃逆呕吐

处方： 炙覆花四钱另，煅赭石一钱，生姜四钱，淡竹茹三钱，半夏四钱，吴芋二钱，藿香二钱，黄连一钱半，沉香一钱冲。

用法： 水煎服。

④**主治：** 呕吐

处方： 半夏二钱，生姜二钱。

用法： 水煎服。

⑤**处方：** 朱砂五分，薄荷水少许。

用法： 白开水送下。

⑥**处方：** 乌梅四钱，冰糖五钱。

用法： 水煎服。

⑦**处方：** 灶心土二两。

用法： 水煎服。

腹　痛

腹痛的原因很多，包括腹腔内各种脏器的疾患。其疼痛部位在大腹与小腹，均称为腹痛。现就其主要的如受寒腹痛，气郁腹痛，食积胀痛，小腹痛等选方如下。其他如阑尾炎、胆道蛔虫等腹痛，则可参考各该项。

①主治：受寒腹痛。
　处方：食盐半斤。
　用法：炒热用布包上，热敷痛处。

②处方：当归三钱，生姜五钱，红糖一两。
　用法：水煎服。

③处方：生姜三钱，红糖一两，白胡椒十粒。
　用法：水煎服。

④主治：气郁腹痛。
　处方：二丑三钱，莱菔子三钱，槟榔三钱，香附三钱，广木香五分。
　用法：水煎服。

⑤主治：消化不良腹胀痛。
　处方：生姜、葱白、生白萝卜各等分。
　用法：共捣烂炒热，用布包好敷患处。

⑥主治：食积、腹胀痛。
　处方：五灵脂五钱，炒莱菔子一两。
　用法：水煎服。

浮　肿

浮肿也叫水肿。起病症状不同，有的先从眼皮肿起，渐及颜面及四肢；有的先从下肢和脚肿起，逐渐自下而上蔓延。有的病人半身以上肿得厉害，也有的半身以下肿得厉害。祖国医学认为，浮肿与脾、肺、肾三脏功能障碍有关。关于治疗原则，古人有“腰以下肿，当利小便；腰以上肿，当发汗”的说法，也有把水肿分为阴水与阳水来治疗的，总之不离辨证施治，要尽量分清虚实寒热，对症下药。

浮肿，是指有肿可见的客观体征，不是本人自觉症状。一般眼皮肿胀，可以看见，下肢浮肿，在小腿下端内侧胫骨面上，以指压之凹陷者为水肿。浮肿包括了许多严重的疾病（如现代医学所说的肾脏病、心脏病等），浮肿消退并不能说明疾病完全痊愈。若有条件，最好配合其他物理、化验检查，详细观察，细心治疗。

另外肝硬化引起的腹水，肚子胀满肿大，祖国医学叫“单腹胀”，不属这个范围。

①**处方：**大麦芒。

用法：焙干、煎浓汁滤渣服。

②**处方：**黄芪一两，防已四钱，白术三钱，甘草二钱，生姜三片，大枣五枚。

用法：水煎分二次温服。

③**处方：**赤小豆（量不拘）。

用法：为细末，每次三钱，一日三次，开水冲服。

④**处方：**赤小豆四两，白茅根一两。

用法：水煎服。

⑤**主治：**营养不良性浮肿。

处方：黑豆五两，红糖五两。

用法：同煮烂，日服两次，连服一个月。

臌　　胀

①**主治：**水臌。

处方：黑白丑各二两，生姜四两，红枣四两。

用法：共研细末，捣成泥为丸，每丸三钱，每日服一丸，饭后两小时服，禁忌房事100天。

②处方：青蛙七个。

用法：用瓦焙干，研末，每天吃七个，连吃四天。

③处方：鸡蛋一个，硫黄一钱（为末）。

用法：将鸡蛋打碎后，拌硫黄蒸服，分两次服完。

④处方：砂仁八粒，白叩八个，山甲一片（为末），菜青蛙一只，朱砂少许。

用法：先将砂仁、白叩塞入青蛙腹中，用棉纸七张把青蛙包好，放阴阳瓦内，糊稀泥，用文火烤干研末，兑入朱砂、山甲，分成三包，成人每服一包。

备注：忌盐百日。

⑤主治：气臌胀。

处方：胡芦一个，砂仁四钱。

用法：水煎服。

高 血 压

高血压是一个现代医学病名，以血压高于正常标准（150/90毫米汞柱）为诊断的根据。其主要症状是：头晕、头痛、耳鸣，病重时四肢发麻。因此，它的治疗方法是包括在中医的头痛、眩晕等病中。当此病的后期，可发生脑出血，病人突然昏倒，不省人事，口眼㖞斜，或语言不利，半身不遂等症。这时就是中医所说的半身不遂，中风不语。

①处方：杜仲二钱。

用法：水煎服。

②处方：臭梧桐叶4片。

用法：水煎服，日服三次，连服半月。

③处方：桑寄生四钱，钩藤四钱，荷叶四钱，苦丁茶五钱。

用法：水煎服。

④处方：茺蔚子一两，桑枝一两，桑叶一两。

用法：煎汤洗脚，早晚各一次。

⑤处方：生杜仲三钱，玉米须适量。

用法：煎水当茶饮。

⑥处方：生锈的铁放在水里几天后，取出其水熬小米粥。

用法：早晚各服四两。

⑦**处方**：醋一斤，鸡蛋三个。

用法：用醋一斤煮三个鸡蛋至醋干为止，日服一至二次。

⑧**处方**：白杨树皮（一寸长）三十节。大枣三十个。

用法：水煎、饭后服。

⑨**处方**：杭芍五钱，当归四钱，柴胡五钱，茯苓五钱。

用法：水煎服。

⑩**处方**：玉米须二两。

用法：水煎服，一日两次。

⑪**处方**：丹皮三钱，生地三钱，龙骨一两，牡砺一两，菊花四钱，升麻一钱，朱砂五分，磁石一两。

用法：水煎服。

贫　血

贫血是一种综合征，主要表现为面色苍白，全身乏力，化验检查血红蛋白男性在12克%以下，女性在10克%以下。

①**处方**：公鸡血一两，大麦粉二两，皂矾一两，红糖二两。

用法：将大麦粉、皂矾、红糖共研，然后和鸡血为丸，如绿豆大，每服二至三钱，每晚服一次。

②**处方**：益母草一两，当归四钱，白芍四钱，生地四钱，陈皮二钱，砂仁二钱，红糖一两，川芎二钱，制香附三钱。

用法：水煎服。

惊悸怔忡

①**主治**：心神不宁。

处方：菖蒲二钱，炙远志一钱，合欢皮四钱，朱茯神三钱。

用法：水煎服。

主治：心悸头晕。

②**处方**：炙远志四钱，杭芍一两，炙甘草五钱，枳壳二钱。

用法：水煎服。

③**主治**：心悸胸闷不舒。

处方：万年青叶适量。

用法：水煎服。

④主治：心悸不安，头晕目眩。

处方：桂元肉一两。

用法：水煎服。

⑤处方：核桃仁一两，黑芝麻一两，桑叶一两。

用法：捣烂为丸，每丸重三钱，日服三次，每次一丸。

⑥处方：黄芪六钱，防己四钱，桂枝二钱，菖蒲三钱，云苓一两，白术三钱。

用法：水煎服。

主治：心阳虚衰，形寒肢冷。

⑦处方：附子三钱，白芷三钱，白术四钱，上肉桂一钱五分，麻黄五分，当归四钱。

用法：水煎服。

⑧主治：肺原性心脏病。

处方：防己三钱，黄芪五钱，炒杏仁三钱，桑皮三钱，桔梗三钱，川椒三钱，葶苈子二钱，大枣五枚，紫菀三钱，半夏曲三钱，炙远志三钱，五味子二钱。

用法：水煎服。

紫　　癜

紫癜是一种原因未明的出血性疾病。特征是皮肤、粘膜、内脏或其他组织自发性出血。患者多为儿童及青年人，成人中女性多于男性，儿童中男孩略多于女孩。

①**主治**：原发性血小板减少性紫癜。

处方：红枣二十一斤。

用法：每日服一斤，放锅内蒸煮，连服二十一天。

②**处方**：羊蹄草三钱。

用法：水煎服。

③**处方**：黄芪一两，当归三钱，阿胶珠三钱另，艾叶四钱，鹿茸一钱(另煎兑)，白术三钱，茜草二钱。

用法：水煎服。

④**处方**：党参五钱，血余炭三钱，阿胶三钱另，当归三钱，小蓟炭三钱，白茅根三钱，鹿角胶三钱另，炒杭芍三钱，炙黄芪

五钱，熟地三钱。

用法：水煎服。

过敏性紫癜

过敏性紫癜是一种变态反应性疾病，可因吃鱼虾、药物、或感染、受寒而引起。

本病多发于青年男子，症状轻重不一，多仅有皮肤紫癜，或伴有荨麻疹样红斑及血泡，在四肢关节伸侧常为对称性，或有腹痛、腹泻、黑便、关节疼痛肿胀、血尿、蛋白尿，侵犯神经可产生暂时性瘫痪或癫痫发作。

①**处方**：当归八钱，乌梅五钱，甘草八钱，大麦二两，大枣五个。

用法：水煎服。

②**处方**：大麦二两，大红枣五个。

用法：水煎服。

甲状腺肿大

甲状腺肿大是一种常见的地方病，又叫“大脖”，“瘿瓜瓜”，妇女尤为多见。患者颈部两侧或一侧的甲状腺肿大。本病主要是由于碘缺少所引起。可用下方剂治疗。

①**处方：**昆布一两，远志五钱，白酒一斤。

用法：泡一周，日服三次，每次一盅，亦可水煎服。

②**处方：**川芎二钱，川贝母二钱，丁香二钱，海带适量。

用法：水煎服。

③**处方：**黄药子二两，白酒一斤。

用法：切碎酒浸七八日，每次饮两小盅，每日三次。

④**处方：**昆布二钱，海藻二钱，元参三钱，牡蛎四钱，天花粉三钱，川贝母二钱，夏枯草三钱，白芥子一钱，麝香五厘另。

用法：水煎服。

糖　尿　病

糖尿病是机体醣代谢紊乱的疾病，多数人认为主要原因是胰岛素分泌不足而引起的。

有些糖尿病的患者在早期，或较轻的情况下

无明显症状。有些患者出现典型的三多症候群（多食、多饮、多尿），疲乏无力，体重减轻，血糖尿糖增高。酸中毒时出现恶心、呕吐、极度口渴；有时伴有腹痛、头痛、全身痛；血和尿中酮体增高。严重失水时则引起皮肤干燥、心跳加速、血压下降、四肢厥冷、甚至昏迷。

①**处方：** 蚕茧不拘量。

用法： 水煎服。

②**处方：** 鲜山药。

用法： 切碎煮粥，日服二～三次。

③**处方：** 大柿饼五钱，山萸肉二两，生地二两，山药一两，猪大肠二两。

用法： 水煎服。

④**处方：** 玉米须二两（鲜品），薏苡仁一两，炒绿豆一两。

用法： 水煎服。

⑤**处方：** 玉米杆或须。

用法： 水煎服当茶饮。

肾　炎

本病的初起常有眼睑及面部浮肿、血尿、小便减少、发热、头痛、血压增高、食欲不振。严重者可并发心力衰竭，引起下肢及全身浮肿，或伴有恶心、呕吐、视力障碍、搐搦、嗜睡、昏迷等症状。

①**处方**：白茅根一两，冬瓜皮五钱，白糖一两。

用法：水煎服。

②**处方**：蚕豆四两，红糖三两。

用法：水煎服，日服二次，早晚各一次。

③**处方**：西瓜一个，大蒜（一岁一瓣）。

用法：将蒜捣碎装入西瓜内将西瓜煮熟热饮。

④**处方**：桑寄生四钱，狗脊四钱，金银花一两，马齿苋一两，白薇四钱，毕澄茄四钱，冬瓜子五钱，车前子三钱。

用法：水煎服。

⑤**处方**：石斛三钱，金银花一两，连翘三钱，生白术三钱，泽泻三钱，杜仲三钱，冬瓜子、仁各三钱，生苡仁一两，焦黄柏二

钱，焦栀子三钱，白茅根一两，云苓四钱。

用法：水煎服。

加减：小便刺痛加牛膝三钱，车前子三钱。小便混浊加萆薢三钱，热甚者加川连一钱。血虚者加当归三钱，白芍三钱。

⑥处方：生地三钱，牛膝三钱，白茅根五钱，连翘三钱，车前子三钱，琥珀五分，金银花三钱，黄芩炭二钱，陈皮二钱，桑白皮二钱，生草一钱。

用法：水煎服。

⑦处方：黄芪一两，防己四钱。

用法：水煎服。

⑧处方：金钱草二两。

用法：水煎服，每日一剂。

⑨处方：枸杞根。

用法：用水煮沸数滚后，日服三～四次。

⑩处方：小茴香三钱，王不留行五钱。

用法：水煎服。

⑪处方：麻黄二钱，黑白丑五钱，甘草二钱。

用法：水煎服。

⑫处方：黄芪一两，当归四钱，白术四钱，车前子二钱，附子三钱，麻黄五分，云苓八钱。

用法：水煎服。

肾结核

处方：马齿苋三斤，黄酒二斤半。

用法：将马齿苋捣烂浸三昼夜，用白布滤出即成。每日饭前饮黄酒三两。

小便不通

小便不通，古书叫"癃闭"，是指小便不通利，甚至点滴不下，小肚子胀痛。它与淋病不同，淋病是指小便滴沥，尿道涩痛。小便不通的原因，中医认为是小肠积热，或是脾肾气虚，气化不利而造成。跌打损伤或手术后也能发生小便不通。

①处方：滑石六钱，琥珀一钱，生甘草一钱。

用法：共研细末，日分二次冲服。

②处方：鲜高粱花一两，鲜苦苦菜一两，小茴香五钱，红枣十个。

用法：水煎兑红糖调服。

③处方：马莲子适量。

用法：水煎服。

④处方：蟋蟀七个。

用法：焙黄为细末，白开水送下。

⑤处方：鲜大葱三钱，白矾五钱。

用法：共捣碎敷脐上。

⑥处方：韭菜籽五钱。

用法：炒后为末，开水送下。

尿　血

尿血是指小便中混有血液，或拌有血块夹杂而出。不痛的叫尿血，疼痛厉害的叫血淋。中医认为尿血是由于肾与膀胱积热造成的，或者心火过旺，移热小肠也能尿血。

若起病急骤，尿血鲜红，尿道有烧灼感的属于实证；若病久不愈，尿血淡红，尿道无烧灼感的则多属虚证。要区别对待，进行治疗。

另外，急性肾炎病人尿血停止，并不等于疾病痊愈，若有条件，最好能进行尿的化验检查，细心观察，为病人负责到底，不要轻易做出“痊愈”的结论，放弃治疗，遗患于后来。

①**处方**：山栀子一两。

用法：水煎后露一夜加白糖调服。

②**处方**：鲜生地一两，鲜茅根一两。

用法：水煎服。

③**处方**：荠菜四～五两（干品2～3两）。

用法：煎浓汁分三次服，一日一剂。

④**处方**：鸡蛋一个，大黄末五分。

用法：将蛋开一小孔，倒去蛋清入大黄末于内，搅匀蒸熟空心服，每日一个连服三日。

⑤**处方**：鲜益母草三钱，鲜车前叶一两，蚯蚓十条。

用法：将活蚯蚓洗净后，放入磁罐内，加白糖少许，待成水后滤渣，再加入鲜益母草汁，鲜车前叶汁，每服半盅。

⑥**处方**：小蓟一两，鲜茅根一两，滑石三钱，藕

节一两，甘草二钱。

用法：水煎服。

⑦**处方**：鲜艾叶、鲜荷叶、鲜生地、鲜侧柏叶各五钱。

用法：水煎服。

⑧**处方**：生侧柏三钱，生艾叶三钱，生地五钱，荷叶二钱，栀子三两，仙鹤草三钱，地榆炭四钱，甘草一钱半，旱莲草三钱，阿胶珠三钱另。

用法：水煎服。

膀胱结石

常见于老年人和小孩。女性少见。

处方：胡桃仁四两，冰糖四两。

用法：将胡桃仁放在香油内炸酥，加冰糖研成末，再以香油调成剂，每四小时吃一汤匙，切勿间断。

乳糜尿

处方：飞簾全草四两。

用法： 水煎服。

阳　　萎

①**处方：** 硫黄五分。

用法： 拌食中喂鸡，三周后杀鸡，白汤煮鸡吃，连吃五只。

备注： 以母鸡为佳。

②**处方：** 蜂窝一个。

用法： 在新瓦上焙干为末。开水调服。

③**处方：** 附子二钱(先煎)，肉桂二钱，熟地一两，丹皮三钱，山药五钱，山萸肉五钱，茯苓四钱，泽泻三钱，菟丝子五钱，枸杞五钱，锁阳四钱，巴戟天三钱，淫羊藿三钱，莲子四钱，煅龙牡各四钱。

用法： 水煎服。

遗　　精

遗精，有梦遗和滑精的分别。有梦而遗精的，叫梦遗；无梦或白天精自流出的，叫滑精。其实治疗都要分辨虚实。

一般成年男子，没有结婚或婚后长时间没有过性生活，偶然有一、二次遗精，不算病态，无需治疗。常常看到有的人，偶而有一、二次遗精或者尿道有些精液流出，就以为不得了，思想负担很大，结果越怕越发生，反而成病的。这个病精神因素相当重要，若不能正确对待，服药作用也不太大。下列数方，可以选用，另外针灸对于此病，效果很好，可以配合治疗，效果更好。

①**处方：**鸡蛋一个，白酒一至二两。

用法：将鸡蛋搅匀兑白酒睡前服下，连服一周。

②**处方：**小鸽子一只（不长毛的）白胡椒十个。

用法：鸽子去内脏，内放胡椒烧熟服下。

③**处方：**刺猬皮一个。

用法：洗净砂仁拌炒后，焙干呈黄色，研细末，黄酒冲服，早晚各服二钱。

④**处方：**炒五味子四十九粒。

用法：研末，睡前用盐开水一次冲服。

⑤**处方：**淫羊藿二两，鹿茸五分，食盐少许。

用法：同煎每次喝二盅。

⑥处方：油桂二钱，鲜公鸡肝一个。

用法：油桂研末与鸡肝同煮，食肝喝汤，一次服下。

⑦处方：生硫黄三两，朱砂九钱，赤石脂九钱，阳起石九钱。

用法：炼蜜为丸每丸重二钱，每日两次，每次服二丸，白开水送下。

风湿性关节炎

本病症状是周身关节痛，多因受风、寒、湿而发病，病轻的，肢体关节游走性酸痛，天气变化时加重。严重的疼痛较剧，关节肿大，反复发作，影响劳动。

①处方：全蝎一两。

用法：用香油炸全蝎，炸成深黄色。每服五分，一日两次。

②处方：牛膝三钱，威灵仙三钱，白酒半斤。

用法：将药放在酒内煮半小时，早晚服。

③处方：石菖蒲三钱。

用法：水煎服。

④**处方：**生蚕豆四十粒，白糖二两。

用法：开水泡透捣烂和白糖搅匀，敷肿痛处。

⑤**处方：**桑枝三钱，槐树枝三钱，柳树枝三钱。

用法：水煎后熏洗。

⑥**处方：**小茴香四两，食盐一斤。

用法：用纱布包，熨患处。

⑦**处方：**穿山甲三钱，杜仲炭三钱，追地风三钱，千年健三钱，淡竹茹三钱，海风屯三钱。

用法：上药为细末放在坛里封口，放白酒一斤，再放入水锅内烧二个开，取出即可，每天喝两小杯。

⑧**处方：**鸽子粪一两，艾叶一两。

用法：酒蒸鸽粪，乘热摊油纸上敷患处。

⑨**处方：**川乌三钱，白芷三钱，白术四钱，当归四钱，桂枝四钱，麻黄一钱。

用法：水煎服。

⑩**处方：**防已三钱，川断三钱，木瓜三钱，乳香三钱，灵仙三钱，川乌三钱，泽泻三钱，薏苡仁五钱，海风屯三钱，甘草一

钱，丝瓜络三钱。

用法：水煎服。

腰　　痛

腰痛是临证常见症状之一，很多疾病均可引起腰痛。选方如下：

①处方：鲜苍耳草十斤（九月中旬采 要根茎俱全）。

用法：加水煎二次过滤，将二次滤汁合并慢煎成膏。

②处方：桃仁10～20个。

用法：火烧去皮，研细用白开水冲服，连服半月。

③处方：胡桃肉二个，补故纸三钱。

用法：胡桃烧熟去皮，水煎服。

④处方：猪腰子十个，川断一钱，破故纸一钱。

用法：将上药为末，置猪腰子内、炭火焙干加热盐六粒，黄酒送下。

⑤处方：木瓜一两，当归一两，川芎五钱，官桂一两，延胡索八钱，杜仲一两，小茴香

一两，木香五钱，黑丑八钱，补骨脂一两，益智仁三钱，甘草二钱，川椒三钱，陈皮三钱，槟榔三钱。

用法：共研细末，每服三钱，黄酒送下。

手足麻木

患者自感手足发麻发木，多因外受风寒或身体虚弱血行不畅所致。

①**处方**：桑枝二斤，冰糖一斤。

用法：煎熬去渣，加冰糖一斤，熬膏。每晨服半汤匙白开水送下。

②**处方**：当归三钱，生地五钱，杭芍三钱，川芎二钱，羌独活各二钱，千年健三钱，追地风三钱，牛膝三钱，勾藤三钱，木瓜三钱，桂枝一钱，黄芩三钱，云苓三钱。

用法：水煎服。

闪腰岔气

因劳动或运动不慎，腰肌扭伤，致使腰部疼

痛，甚时胸胁均痛。

①**处方**：韭菜泥。

用法：外敷。

②**处方**：当归三钱，桔梗三钱，牛膝三钱，赤芍三钱，川芎二钱，桃仁三钱，红花二钱，生地三钱，酒军三钱，羌活二钱，桂枝二钱，山甲一钱半。

用法：水煎服。

头　痛

头痛是一种最常见的临床症状，其原因很多。头部本身的疾病如脑、眼、耳、鼻等的疾病，可以引起头痛。其他如高血压、贫血、心脏病等均可引起头痛。神经衰弱、偏头疼亦是以头疼头昏为主要症状之一。以下诸方主要用于治疗一般头疼、偏头疼，其他原因引起的头痛，则应以治疗本病为主。

①**主治**：偏正头痛。

处方：白芷（炒）二两五钱，川芎二两，甘草二两，川乌头一两（半生半熟）。

用法：上药共为细末，每服一钱用细茶、薄荷煎汤送下。

②**主治**：偏头痛（高血压所致更宜）。

处方：夏枯草五钱，黄芩二钱，生杜仲二钱。

用法：水煎服。

③**主治**：贫血性头痛。

处方：五味子。

用法：研末冲服，每日三次每次一钱。

④**主治**：偏头痛（偏虚热性）。

处方：枸杞根一两。

用法：水煎服。

⑤**主治**：偏正头痛。

处方：毕拨。

用法：研细吹入鼻孔，一次一钱。右侧疼吹入左鼻孔，左侧疼吹入右鼻孔，正头痛两侧鼻孔均吹入。

⑥**主治**：偏头痛。

处方：生萝卜汁加冰片少许。

用法：滴鼻孔。

⑦**处方**：樟脑一钱，冰片二分。

用法：将上两药放碗里点燃，鼻吸其烟。

⑧**处方：**川芎五钱，白芷二钱，葱头三个，茶叶一钱。

用法：水煎服。

⑨**主治：**头痛。

处方：白菊花五钱，苏叶五钱，薄荷三钱，牛蒡子三钱。

用法：煎水代茶喝。

⑩**处方：**鲜苇根二两，苍耳子五分。

用法：水煎服。

⑪**处方：**刀豆根五钱，黄酒一两。

用法：水煎服。

中风不语

①**主治：**中风不语、口眼歪斜，言语不利。

处方：大蒜二瓣。

用法：捣烂涂擦牙根部。

②**主治：**半身不遂，口眼歪斜，言语不利。

处方：紫石英五钱，磁石五钱，代赭石五钱（上三药布包）豨莶草三钱，莱菔子三

钱，菊花三钱，丹皮二钱，勾藤四钱，准牛膝三钱，没药二钱，䗪虫末五分～一钱（单包）

用法：水煎服。冲䗪虫面。

③主治：半身不遂，口眼歪斜。

处方：蜈蚣二条，防风五钱。

用法：将蜈蚣研成细末，防风煎汤一次送下。

④主治：半身不遂，口眼歪斜。

处方：川乌三钱，草乌三钱，生白芷三钱，生白术三钱。

用法：研成细末，每服三钱，用姜汤送下。

⑤主治：中风不语。

处方：党参一两，半夏三钱，生南星三钱，白附子（一钱半）。

用法：水煎服。

⑥主治：中风不语。

处方：黄芪一两，当归三钱，杭芍三钱，生姜二钱，甘草二钱。

用法：水煎服。

—366—

⑦**主治：**中风，口眼歪斜。

处方：蓖麻一两（去皮），冰片三钱，冬季加干姜、附子各一钱。

用法：捣烂外敷，左斜贴右，右斜贴左。

癫　痫

本病俗名“羊角风”，突然发作，昏倒不知人事。全身抽搐，口吐白沫，眼睛上翻，短时苏醒。发无定时，一日数次或数日数月一次。

①**处方：**公猪心一斤，朱砂一钱。

用法：将猪心切几条深口，放入朱砂末用麻捆好，蒸熟后五天内服完，白开水送下。

②**处方：**生鸡蛋一个，田野蝎虎一条。

用法：将鸡蛋掘洞，把蝎虎入内，小火煨熟隔日一剂。

③**处方：**朱砂三钱，琥珀一钱，牛黄二分。

用法：共研为细末，用猪心血和为丸，每服一钱半。

④**处方：**天竺黄二钱，川贝母三钱，郁金三钱，炒枣仁四钱，生龙牡各五钱，珍珠母一

两，半夏三钱，南星一钱半，陈皮四钱，云苓三钱，竹茹二钱，川芎二钱，甘草二钱。

用法：水煎服。

神经衰弱

神经衰弱是一种主要由精神因素引起的神经机能暂时失调的疾病。

临床表现为：

头晕，头痛，失眠，多梦，健忘，心悸，忧虑，易疲劳，注意力不集中，坐卧不宁；有时眼花、耳鸣，腰酸背痛，食欲不振，胃肠饱满，面赤或苍白，手足发凉或发热，伸舌或伸手时有震颤，男子可有阳萎、遗精，下列数方，临症可选用。

①**处方：**胡桃仁五钱，黑芝麻五钱，大枣五枚。

用法：共为细末，炼蜜为丸，每丸三钱，每服一丸。

②**处方：**朱茯神五钱，生鸡蛋黄一枚。

用法：朱茯神水煎去渣后，将生鸡蛋黄放入药内搅匀，临睡前乘热服。

③**处方**：猪心一个，熟枣仁一两。

用法：将猪心切成片和枣仁同蒸，睡前服。

④**处方**：胡桃仁四两，黑芝麻三两。

用法：将冰糖捣烂，以甜为度每日早晚服1～2匙。

⑤**处方**：琥珀五钱，生熟枣仁各五两，橘络一两半，枸杞三两，五味子一两半。

用法：共为细末，睡前服，每服二钱。

⑥**处方**：酸枣根一两，黄芩四钱。

用法：炼蜜为丸，每丸重三钱。每服一丸，一日二次至三次。

⑦**处方**：黄芩液100毫升，陈皮酊5毫升，乙醇45毫升，将氯仿3毫升溶于70%乙醇中加开水1000毫升。

黄芩液提取：将黄芩（鲜品）200克加水连续煎二次，滤出450毫升放冷即可。

用法：每服10毫升，一日三次。

梅 核 气

“梅核气”，是指咽中哽阻，咯之不出，嚥

之不下，痰气郁结，滞留喉中如梅核。

①处方：甘松三钱，五灵脂三钱，郁金三钱，香附三钱，山楂三钱，丁香三钱，沉香二钱，木香三钱，阿魏三钱，甘草三钱。

用法：共为细末，每服二钱。

②处方：半夏四钱，厚朴三钱，茯苓四钱，苏叶二钱，生姜三钱。

用法：水煎服。

便　血

凡血从肛门而出，在大便前后下血，或单纯下血的都叫便血。

便血有“肠风”、“脏毒”之分。若下血鲜红，大便燥结者为“肠风”；若下血紫暗污浊，大便不结者为“脏毒”。又有“远血”、“近血”之分，大便后边下血的叫“远血”，多属小肠虚寒；大便前边下血的叫“近血”多属大肠湿热。

便血是指肉眼能看到者而言，并非化验室的潜血试验，所以所谓远血与近血，实际上都是大肠的疾患。

①**处方：**高粱花三两。

用法：焙干研细为末，开水送下。

②**处方：**柿子蒂三个。

用法：烤干研末，黄酒送下。

③**处方：**槐花二钱，柿饼子三个。

用法：水煎服。

④**处方：**马齿苋一两，鲜品三～六两。

用法：水煎服。

⑤**处方：**当归炭五钱，川芎二钱，杭芍五钱，槟榔三钱，生地炭四钱，地榆炭四钱，槐角炭三钱，秦艽三钱，丹皮炭三钱，黄芩炭三钱，土茯苓五钱，芥穗炭三钱，地肤子三钱，防风二钱，三七一钱冲，仙鹤草三钱。

用法：水煎服。

便　　秘

便秘，是指大便秘结不通，排便时间延长，三、五日或六、七日甚至十数日大便一次，或者想大便而大便不通畅。中医治疗要分虚实，用攻下或润下的办法。

①处方：蜂蜜二两，黑芝麻一两，大油一两。
　用法：熬成膏，分二次服下。

②处方：生地五钱，元参六钱，麦冬四钱。
　用法：水煎服。

盗汗、自汗

①处方：霜桑叶五钱。
　用法：水煎服。

②处方：山萸肉五钱。
　用法：水煎服。

③处方：煅牡力四钱，浮小麦一两，五味子一钱半。
　用法：水煎服。

④处方：黄芪五钱，生牡力五钱，浮小麦五钱。
　用法：水煎服。

脱　　肛

脱肛是指大肠头脱出肛门以外而言。此病原

因很多，有的是因为长期用力过重，气虚不收，有的是因为长期腹泻下痢；有的是因为长期大便秘结；也有的是因为痔漏疾患而成。治疗时应当找出原因，先治本病。一般内服药与外用药同用，效果很好。

①**处方**：五倍子四钱。

用法：研末将患部洗净，敷药后将肛门托上。

②**处方**：鳖鱼头一个。

用法：焙干研为细末，用白开水一次冲服。

③**处方**：五倍子三钱，明矾七钱。

用法：将五倍子研为细末，与明矾一起煎汤，每晚用汤洗患处。

④**处方**：蜗牛壳一两。

用法：烧灰调猪油敷患处。

⑤**处方**：蝉蜕三两。

用法：研细末，用香油调敷患处。

⑥**处方**：鸡蛋七个，白矾49粒（如大米）。

用法：将蛋顶打一孔放入白矾七粒后，将白麻纸浸湿糊在蛋孔上，蒸熟每日服两个。早晚各一个。

脚　气

脚气病是以腿足软弱，行动不便等为其特征，因病从脚起，故名脚气。下列方宜治湿脚气。

①**处方**：柳絮（不拘量）。

用法：瓦上焙黄，研末撒患处。

②**处方**：细盐粉。

用法：搽脚（搽后用温水洗）。

③**处方**：苍术面一两，鸡蛋清（不拘）。

用法：共调和，敷患处。

④**处方**：猪苦胆一个，陈石灰少许。

用法：共调成膏，敷患处。

⑤**处方**：枯矾、轻粉、广丹各等分。

用法：共为细末搽患处。

五、肿瘤篇

肿　　瘤

肿瘤是危害人类健康的一种疾病，是身体细胞和组织的病理性增生。有关肿瘤的发病原因尚无定论，仅有许多学说，如放射能、化学致癌物质、滤过性病毒、内分泌失调、物理性刺激、胚胎组织异位、遗传等。祖国医学认为与“气滞”、“血淤”、“痰湿”……等有关。

①主治：肺癌。

处方：半枝莲一两。

用法：水煎当茶饮。

②主治：胃癌。

处方：沙扑扑一个。

用法：焙干研面，二日服一个，如无反应，可每日服一个。

③主治：食道癌，胃癌。

处方：白花蛇舌草四两，白芳草根四两。

用法：水煎后加冰糖四两，每天三次，每次一小杯，煎一付四天服完。

④主治：胃癌。

处方：母鸡一只，毒蛇一条。

用法：母鸡不喂食，用生水灌，至拉稀水时，将毒蛇切碎喂鸡，每日收贮鸡粪，待鸡将蛇吃完后将收贮鸡粪放入锅内炒黄炒细，每服一钱，每日两次，开水送下。

⑤主治：食道癌。

处方：黄酒一斤，全蝎三～五钱。

用法：浸泡四十八小时，纱布滤后服用，每服一两。

⑥主治：食道癌，胃癌。

处方：龙葵草(鲜品全草)二两，(干品一两)。

用法：水煎服，一日一次。

⑦主治：胃癌。

处方：白花蛇全草半斤，龙葵根四两，猪秧子二两。

用法：水煎服，一日一剂。

⑧主治：各种癌症。

处方： 中华分鼠一只〈俗名，小白鼠〉。

用法： 焙黄研面，分成十五包，一日两次，黄酒送服。

⑨**主治：** 食道癌

处方： 青陈皮各二钱，乌药三钱，三棱五钱，莪术五钱，木香三钱，当归五钱，红花四钱，桃仁三钱，山甲珠五钱，生牡蛎一两，海藻一两，香附四钱，金银花五钱，蝉蜕二个，生姜一钱半，柿蒂一两。

用法： 水煎服。

⑩**主治：** 食道癌。

处方： 醋莪术二两。

用法： 晒干研末每服一钱，每日两次。

⑪**主治：** 各种癌症

处方： 熟地一两，鹿角胶三钱，上肉桂一钱，炮姜五分，麻黄五分，白芥子二钱，甘草一钱，白花蛇三钱，蜈蚣五条。

用法： 水煎服或六剂量作蜜丸服一个月。

备注： 痛重者加川乌三钱，白芷三钱，皂角二钱，当归四钱。

六、伤科篇

骨　　折

【诊断要领】

一、有明显外伤史。

二、局部肿胀，疼痛，皮肤发热或皮下淤血青紫，肢体短缩或成角畸形，或断端出现异常活动。

三、沿受伤肢体远端纵轴扣打或挤压时局部有疼痛。

四、骨折局部有明显压痛，有骨擦感或骨擦音。

①**主治**：接骨。

处方：五加皮三两，桂枝五钱，松香一两，生大黄五钱，骨碎补二两。

用法：共为细末。用乌鸡一只，扭死，拔去毛，捣为泥状，再将药末对入，捣成膏，待骨折整复，摊于布上外敷。用绷带包扎，外加小夹板固定，经24小时拆除。

②主治：跌打损伤肿痛。

处方：柴胡三钱，花粉四钱，当归三钱，炒山甲二钱，桃仁四钱，红花三钱，桂枝二钱，酒军三钱，甘草一钱。

用法：水煎服，连服三剂。

③主治：骨折后遗症。

处方：防风三钱，艾叶三钱，透骨草三钱，桂枝三钱，桃仁三钱，红花三钱，独活三钱，秦艽三钱，川断三钱，细辛二钱。

用法：装纱布袋内，扎口放盆内，加水五碗，煮沸数滚，先熏后洗一日两次，每剂可洗四次，连用三剂。

④主治：接骨。

处方：公丁香五钱，苏木五钱，地龙肉一两，无名异一两七钱，粉丹皮五钱，紫草三钱，制马钱子一两，自然铜五钱，上肉桂五钱，麻黄三钱，川军四钱，乳没各四钱，血竭花三钱，麝香三分。

用法：共研细末合匀，每次服五 分，每日两次。

⑤**主治**：接骨。

处方：杨树白皮六两，古铜钱七个，土鳖虫七个，面粉一两。

用法：共为细末，用陈醋调糊外敷。

⑥**主治**：骨折，肿胀，疼痛。

处方：乳没各一两，血竭花一两，儿茶一两，土鳖虫五钱，五倍子五两，麝香一钱。

用法：共为细末，陈醋调膏，贴患处，七天换一次。

⑦**主治**：接骨。

处方：土鳖虫二钱，当归二钱，自然铜二钱，乳香二钱，没药二钱，儿茶二钱，血竭二钱，硼砂四钱，大黄四钱。

用法：共研细末，每服七厘，童便黄酒送下。

跌 打 损 伤

因跌打而使筋肉血脉损伤，气积血凝，青紫肿痛。骨折，脱臼或更复杂的损伤，请参阅有关骨科治疗。

①**处方**：土鳖虫三钱，血竭三钱。

用法：共为细末，每服六分，白酒送下，一日两次。

②**处方**：乳没各一两（去油）马钱子一两，炙麻黄一两。

用法：共研为细末，装入瓶内封口，每服八分，服后可饮白酒一至二两，一日两次。

③**处方**：大黄三钱，三棱三钱，白芨三钱，莪术三钱，郁金三钱。

用法：共为细末，用陈醋和膏外敷。

④**处方**：麻黄一两(烧灰)，头发一两（烧灰），乳没各五钱（去油）。

用法：共研细末，每服五分黄酒冲服。

⑤**处方**：透骨草一两，伸筋草八钱，生草乌四

钱，白芷四钱，红花四钱，片姜黄四钱，海桐皮七钱，川牛膝四钱，独活七钱，苏木四钱，泽泻四钱。

用法：煎汤熏洗。

外伤性出血

①**主治：**外伤出血。

处方：鸡毛狗（又名野棉花）。

用法：外敷。

②**处方：**柳絮。

用法：外敷。

③**处方：**马勃末。

用法：外敷。

④**处方：**新鲜大蓟全草。

用法：捣烂外敷。

⑤**处方：**血余炭。

用法：外敷。

⑥**处方：**银粉背厥（又名小金牛草）。

用法：揉烂外敷。

⑦**处方：**陈石灰四两（越陈越好）小老鼠一窝

（不长毛不睁眼）。

用法：捣烂晒干备用。

⑧**处方：**当归五钱，枣树皮五钱。

用法：烘干研末外敷。

⑨**处方：**生龙骨。

用法：研面外敷。

⑩**处方：**生龙骨三钱，面筋三钱。

用法：焙干，共研细末外敷。

⑪**处方：**煤炭末五钱，白芨五钱，血余炭三钱，松香一钱半，龙骨五钱。

用法：共为细末外敷。

⑫**处方：**川军末五钱，黄柏末五钱，煤炭末二钱半。

用法：共为细末，外敷。

⑬**处方：**陈石灰五钱，龙骨二钱半，生蒲黄二钱半，煤炭末二钱半。

用法：共为细末，外敷。

⑭**处方：**三七末二钱，地榆炭三钱，陈石灰五钱，制马钱子一钱，煤炭末二钱。

用法：共为细末，外敷。

⑮**处方**：百草霜。

用法：研细外敷。

⑯**处方**：血竭。

用法：研末外敷。

⑰**处方**：半夏，海螵硝各等分。

用法：共研末外敷。

⑱**处方**：槐花。

用法：研末外敷。

⑲**处方**：乳毛三七叶（土三七）。

用法：研末敷伤处。

⑳**处方**：赤石脂二钱，黄丹一钱，轻粉八分，寒水石五分，枯矾五分，大黄五分。

用法：共研细末外敷。

烧 烫 伤

因火烧水烫，轻的皮肤红肿，灼痛，起水泡，重则深达皮下，肌肉，疼痛甚剧，甚则心烦，昏迷。

①**处方**：地榆炭。

用法：研为细末，调香油外敷。

②**处方**：獾油。

用法：外敷。

③**处方**：黄连一钱半，地榆炭三钱。

用法：研为细末，凡士林调搽。

④**处方**：松塔。

用法：烧成灰，研为细末调香油外敷。

⑤**处方**：陈石灰，鸡蛋清。

用法：调匀为膏，外敷。

⑥**处方**：蚯蚓，白糖。

用法：蚯蚓洗净，拌糖，待溶化成水擦伤处。

⑦**主治**：烧伤未溃者。

处方：碱面。

用法：外敷。

⑧**处方**：西瓜水。

用法：西瓜水置于磁瓦罐内，埋于地下二米深处，隔年取出外涂。

主治：烧烫伤未溃者

⑨**处方**：酱油或煤油。

用法：抹伤处。

⑩**处方**：蜂蜜五钱，大麻油五钱。

用法：调匀，外敷。

⑪**处方**：大黄三钱，乳香三钱，没药三钱。

用法：共研细末，调香油外敷。

⑫**处方**：生熟地榆各一两，生熟大黄各三钱，冰片五分。

用法：共研细末，调香油外敷。

⑬**处方**：当归四钱，荆芥炭三钱，黄芪三两，川大黄五钱，云苓三两，防风三钱，甘草五钱。

用法：水煎服，一日三至四次。

破伤风

破伤风是因伤口污染受风（破伤风杆菌侵入）而得。最初的症状是张口不便，颈部活动不灵。后来则发生面肌抽搐，牙关紧闭。重时角弓反张，全身抽筋。新生儿的四六风（脐风）也是破伤风。是因新生儿用未消毒的东西断脐而得。

①**处方**：公羊粪三钱，黄酒四两。

用法：取公羊粪炒黑存性，研末，温黄酒送下，盖被取汗。

—386—

②**处方：**蝉蜕五钱（去尾足研末）。

用法：用黄酒冲服。

③**处方：**白菊花二两，青皮六钱。

用法：水煎服。

④**处方：**驴蹄二两。

用法：洗净置砂锅炒酥，研末，黄酒送下，每服三钱。

疯狗及蛇虫咬伤

①**主治：**疯狗咬伤。

处方：生军三钱，桃仁七粒（去皮尖），土鳖虫七只（去足）。

用法：共为细末加白蜜三钱，用白酒一盅煎后空心连渣服之。

②**主治：**疯狗咬伤。

处方：辣椒面一把。

用法：敷贴患处。

③**主治：**毒蛇咬伤。

处方：旱烟油二至三钱。

用法：温水冲服。

④**主治**：毒蛇毒虫咬伤。

处方：活蚯蚓五至六条。

用法：捣烂敷贴患处。

⑤**主治**：蝎子螫。

处方：白矾一钱。

用法：陈醋化开涂螫处。

⑥**主治**：马蜂螫。

处方：鸡冠血。

用法：涂患处。

⑦**主治**：诸虫入耳。

处方：鸡冠血。

用法：滴耳。

七、外科篇

痈　　疽

（中医称急性脓肿为痈疽而将痈称为疽）

①主治：各种结肿、恶疮。

处方：胡麻适量。

用法：捣泥外敷。

②主治：痈疽。

处方：老鼠睾丸四个，雄黄一钱。

用法：将睾丸晒干，与雄黄共研细末，放置四十天后敷患处。

③处方：大黄三钱，白芷三钱，全蝎二钱，蜈蚣四条，当归尾三钱，山甲三钱。

用法：共研细末，每服五分～一钱，白酒送下。

④处方：川连四钱，黄柏四钱，白芨四钱，雄黄四钱，乳香五分，没药五分。

用法：共研细末，陈醋调敷患处。

⑤**处方**：地丁一两，白菊花一两。

用法：水煎服。

⑥**处方**：马齿苋适量。

用法：捣烂外敷。

⑦**处方**：鲜蒲公英一两。

用法：捣烂外敷。

⑧**处方**：蒲公英一两，金银花一两，赤芍四钱，连翘四钱，野菊花四钱，地丁四钱。

用法：水煎服。

⑨**主治**：疽。

处方：猪苦胆一个，冰片少许。

用法：将冰片装入猪苦胆内，取汁外敷。

⑩**主治**：瘰疽。

处方：泥鳅适量。

用法：捣烂外敷。

⑪**主治**：搭背疮。

处方：江米一钱，官粉一钱，红娘子一钱。

用法：共研细末，调香油涂患处。

⑫**主治**：小脓疖疮。

处方：蓖麻子七个，苦杏仁六个，松香二两。

用法：将药捣成泥，用蓖麻油四两，熬成糊状，放入冷水内，待药漂上水面取出外敷。

乳　痈

此病大多发生在产后哺乳的妇女，初产妇尤多。患者全身不适，发冷、发热，乳房红肿疼痛，后则溃破流脓，创口不易很快愈合。

①处方：淡水中小鱼（适量），白矾三钱。
用法：洗净去内脏，和白矾同捣为泥，敷患处。

②处方：血竭花一钱，儿茶一钱，山甲一钱。三七末一分。
用法：共为细末一次服下。

③处方：蜂蜜二钱，黄芪三钱，蒲公英三钱，栀子三钱，姜半夏二钱，陈皮二钱，枳壳二钱，甘草二钱。
用法：水煎服。

④处方：鹿角霜五钱至一两。
用法：研末冲服。

⑤处方：蒲公英二两。

用法： 水煎去渣兑入黄酒内服，渣外敷。每日一次。

⑥**处方：** 全瓜蒌三至四两。

用法： 水煎顿服。

⑦**处方：** 刘寄奴二两。

用法： 煎浓汁代茶饮。

⑧**处方：** 白芷，贝母各等分。

用法： 共研细末，黄酒调服，每服一钱，若无乳可加芦漏煎汤送服。

臁　　疮

臁疮是一种慢性疮疡。俗称“臁疮腿”和“老烂腿”。发生在小腿的内侧和外侧。流臭味脓水。患病前小腿多有青筋暴起，肢重，体乏。溃破后长久难愈，愈后又易复发。

①**处方：** 鲜蒲公英二两。

用法： 捣烂外敷。

②**处方：** 葱白一斤，蜂蜜一斤，黄蜡二两（化开）。

用法： 共捣为糊状，摊荷叶上外敷。

③**处方**：豆腐，豆浆。

用法：臁疮患处用豆浆洗净，用热豆腐一块敷上，再用白布裹住，三日一换。

④**处方**：南瓜瓤（量不拘）。

用法：捣烂外敷。

⑤**处方**：鲜马齿苋（适量）。

用法：捣烂如泥敷于患处，一日换药一次。

冻　疮

手足耳部受冻后，肿痛、破烂，叫作冻疮。

①**主治**：预防冻疮。

处方：茄子杆之皮（经霜的）辣椒杆之皮，落花生壳适量。

用法：煎水洗。

②**主治**：冻疮。

处方：麻雀脑子。

用法：涂冻疮处。

③**处方**：冻山楂（量不拘）。

用法：捣烂敷患处。

④**处方**：花椒，硫黄各等分。

用法：共为细末，用猪油煎熬成膏，涂患处。

⑤**处方**：黄柏七钱，白芨三钱。

用法：水煎洗患处。

⑥**处方**：生姜一块。

用法：在热灰中煨热，切开擦患处。

⑦**处方**：山药一两，白矾三钱。

用法：用香油调之，搽患处。

胆　囊　炎

本病多见于成年人，因细菌感染、胆汁淤积、胆石而引起。临床上分急性、慢性两种。

急性：发病急，右上腹及上腹中部持续疼痛，且逐渐加剧，也有初起即感剧痛者。如胆石梗阻在胆囊管颈部则疼痛剧烈，并呈阵发性加剧，疼痛常向右肩胛放散。伴有恶心呕吐，体温可高达39度左右；并发胆管炎时，则恶寒、高热，常有黄疸。检查，右上腹部有触痛，腹肌紧张，有时能触到肿胀的胆囊。

慢性：病人常感消化不良、胃胀、嗳气，或有右季肋部胀痛不舒。胆囊区可有轻度压痛。病人常在吃油腻食物后，引起疼痛发作。

①主治：慢性胆囊炎。

处方：金钱草二两。

用法：水煎当茶饮。

②主治：急性胆囊炎。

处方：川楝子三钱，元胡索三钱，郁金三钱，片姜黄一钱半，枳壳三钱，茵陈五钱，木香一钱半，生麦芽三钱，竹茹三钱，元明粉一钱半冲，炙乳没各二钱。

用法：水煎服。

③主治：急性胆囊炎。

处方：柴胡二钱，三棱三钱，郁金三钱，龙胆草三钱，生蒲黄三钱，枳实二钱，大黄三钱，焦建曲三钱，槟榔三钱，元胡索三钱，佛手二钱，木香二钱。

用法：水煎服。

胆 石 症

包括胆囊、胆道内结石所引起的症状。胆石的形成大多与胆囊感染和胆汁淤积有密切关系。

多见于中年人。

①处方：柴胡三钱，黄芩三钱，栀子三钱，木香三钱，郁金三钱，丹参三钱，金钱草五钱，茵陈五钱，芒硝三钱冲。

用法：水煎服。

②处方：广三七粉一钱冲，柴胡五钱，当归四钱，姜半夏三钱，黄芩四钱，芒硝粉一钱冲。

用法：水煎冲广三七、芒硝粉服。

胆道蛔虫症

本病多见于儿童及青少年。是因蛔虫钻入胆道所引起。

临床表现为：

上腹部或右上腹部突然发生剧烈的疼痛。疼痛是阵发性，向上顶撞或“钻心样”感觉，伴有恶心、呕吐，有时吐出蛔虫。阵痛发作时，病人坐卧不安，弯腰捧腹，出冷汗。痛缓解时，则疲倦欲睡。本症的特点是疼痛很剧烈，但体征检查则很轻，与痛的程度不相符合；发作时，上腹部有压痛，腹肌紧张不明显；疼痛缓解后，则腹部柔软，或仅有轻微压痛。一般无寒热症状，合并有胆道感染者，则有寒战、发烧，偶见黄疸。

①**处方**：香油四两，蜂蜜四两。

用法：加水四两煎煮，一次温服。

②**处方**：乌梅五枚，黄连三钱，黄柏三钱，党参三钱，当归三钱，附子二钱，川椒二钱，细辛一钱，桂枝二钱，干姜二钱。

用法：水煎服。

③**处方**：甘草五钱，粳米粉三钱，蜂蜜五钱。

用法：以甘草煎汤，冲米粉调蜂蜜服下。

④**处方**：乌梅三钱，黄连一钱，川椒三钱，藿香一钱，槟榔一钱，白矾五分。

用法：水煎服。

阑尾炎（肠痈）

是常见的腹部疾病，初起常是脐部或上腹痛，并有恶心呕吐。数小时后疼痛转移到右下腹。腹部紧张，右下腹触痛明显，有包块。患者蹬缩右腿以减轻疼痛。本病在未化脓穿孔时，多可用针灸、中药治愈。

①**主治：**急性阑尾炎。

处方：大黄四钱，丹皮三钱，连翘五钱，败酱草八钱，赤芍五钱，金银花一两，冬瓜子一两，桃仁三钱，淡竹茹三钱，甘草一钱。

用法：水煎服。

②**处方：**金银花一两，连翘五钱，丹皮四钱，生苡仁八钱，大黄四钱，赤芍五钱，冬瓜仁五钱，玄明粉五钱冲，红藤一两，枳壳三钱，黄芩三钱。

用法：水煎服。

备注：恶心呕吐加半夏三钱，淡竹茹三钱，鲜芦根三两。

③**处方：**金银花一两，连翘一两，冬瓜子五钱，丹皮五钱，生苡仁四钱，木通三钱，川楝子三钱，木香二钱，桃仁二钱。乳没各二钱，甘草三钱，大黄二钱（后下）。

用法：水煎服。

④**处方：**金银花二两，红藤一两，当归二两，地榆一两，玄参一两，麦冬一两，黄芩三

钱，丹皮三钱，冬瓜子三钱。

用法：水煎服。

⑤**主治**：慢性阑尾炎急性发作。

处方：败酱草二两，蒲公英三两，红藤一两。

用法：水煎服。

⑥**处方**：黄芪一两，当归四钱，生苡仁一两，败酱草五钱。

用法：水煎服。

⑦**主治**：慢性阑尾炎。

处方：红藤二两，地丁二两。

用法：水煎服。

疝　气

因先天不足，或因久咳，而使小肠下降到卵胞内。患者卵胞一大一小。卧倒后大的卵胞即缩小。咳嗽则更加大。常感坠胀不适，行动不便。

①**处方**：制升麻五钱，台乌三钱。

用法：水煎服。

②**处方**：荔枝核，茴香五分。

用法：荔枝核按年龄计算每岁一粒，每日服三至四次，水煎服。

③**处方**：升麻五钱，小茴香三钱，桃仁三钱，车前子三钱。

用法：水煎服。

④**处方**：荔枝核三钱，桔核三钱，青皮三钱，木香二钱，小茴香三钱。

用法：共研细末每服三钱，一日两次，黄酒为引。

⑤**处方**：白胡椒七个，蜈蚣一条，鸡蛋一个。

用法：将上药焙干研末装入鸡蛋内封口，蒸熟服之。此方为四岁患儿剂量。

⑥**处方**：鸽子粪一把，烧酒半斤。

用法：煎热熏睾丸，至出汗为止。

疔　疮

疔疮亦是外科常见病，发病迅速，病情较重。如果治疗不当，可发生走黄（毒入血分），危及生命。如生在面部的疖疮叫面疔，生在唇上的疖疮叫唇疔，生在口角上的叫锁口疔等。生在手足指趾上的叫指疔、趾疔。疔有红丝一条的叫红丝疔等。

①**主治**：疔毒。

处方：雄黄二钱，蟾酥一分。

用法：研末，葱蜜适量，捣为泥外敷。

②**主治**：疔毒痈肿。

处方：鲜野菊花。

用法：捣泥外敷。

③**主治**：指疔。

处方：山慈菇，青蒿各等分。

用法：将上药捣为泥，外敷。

④**主治**：疔疮肿毒。

处方：白芷五钱。

用法：研末黄酒送下。

⑤**主治**：疔毒。

处方：樟脑二钱，冰片二钱，樟丹二钱，朱砂二钱，银珠二钱。

用法：共研细末，香油调后外敷。

痔　瘘

痔是由于肛门直肠痔静脉曲张而形成的单个

或数个扩张的静脉结节。位于齿线以上的叫内痔；在肛门外，表面复以皮肤的叫外痔；二者混合的叫混合痔。

瘘是在肛门附近及直肠下部发生的瘘管。多数继发于肛门直肠周围脓肿，一般多手术治疗。

①主治：外痔。

处方：槐花三钱，侧柏二钱，枳壳三钱，黄芩三钱，赤小豆三钱，地榆三钱，炒荆芥三钱，炒杭芍三钱，当归三钱，甘草一钱。

用法：水煎服，一日二次。

②处方：芒硝一两，苦苦菜四两。

用法：水煎熏洗。

③主治：内痔。

处方：芒硝二两，葱头十二个（带须的）。

用法：煎水熏洗。

④主治：痔疮。

处方：花椒，艾叶，五倍子，蒜辫子，槐枝各五钱。

用法：煎水熏洗。

⑤**主治**：内痔。

处方：桑螵硝适量。

用法：烧灰研末，调香油搽患处。

⑥**主治**：内痔出血。

处方：槐花四钱，侧柏四钱。

用法：水煎服。

⑦**主治**：痔疮。

处方：牛黄解毒二丸，金银花二钱，冰片一钱，青茶叶一钱。

用法：共煎水外洗，一日二次。

⑧**主治**：痔疮。

处方：炒槐花三两，石决明二两，姜蚕一两，金银花二两。

用法：共研细末，炼蜜为丸，每丸重二钱，一日两次，每日服一丸。

⑨**主治**：痔疮。

处方：槐花八钱，苦参四钱，生川乌四钱，金银花一两，艾叶七钱，栀子四钱，透骨草八钱，椿树皮一两，苏木四钱，刺猬皮四钱。

用法：水煎熏洗。

⑩**主治**：痔疮。

处方：川连三钱，生石膏四钱，地榆炭三钱，地龙三钱，炒槐角三钱，川军二钱半，生地四钱，甘草一钱半。

用法：水煎服。

骨髓炎

"骨髓炎"不是单指骨髓发炎，而是用以表示骨髓、骨和骨膜整个骨组织发炎的通用名词。

①**处方**：枯矾、没药、丹皮、五倍子、黄柏、苍术各等分。

用法：研末敷患处。

②**处方**：金银花一两，防风二钱，没药三钱，白芷二钱，当归四钱，陈皮三钱，川贝母二钱，天花粉四钱，乳香三钱，甘草三钱。

用法：水煎服。

③**处方**：皂刺六钱，全蝎三钱，川连一钱，金银花三钱，连翘三钱，木鳖子六分，花粉

三钱，生地四钱，赤芍一钱，黄芪五钱，当归四钱，甘草一钱。

用法：水煎服。

备注：此方皂刺开始以三钱起，逐渐增加。

八、妇科篇

痛　　经

妇女在行经前后或在行经期，小腹及腰部疼痛，甚至剧疼难忍，随着月经周期持续发作，这种症状，称为“痛经”。如果仅感小腹及腰部胀痛不适，这是常有的现象，不能算作痛经。发生痛经的主要机制，是血气运行不畅所致。治疗的原则，以通调气血为主。要根据具体情况，辨证施治。

①**处方**：红花二钱，红糖二两。

用法：水煎服。

②**处方**：紫丹参三钱。

用法：水煎服，连服20天，行经时停服。

③**处方**：鲜姜五钱，红糖一两。

用法：水煎服。

④**处方**：丹参一两，元胡索五钱。

用法：共研细末，每服二钱，温酒服下。

⑤**处方**：益母草二两，香附三钱。

用法：水煎服。

⑥**处方**：五灵脂五钱，蒲黄五钱，丹参一两。

用法：水煎服。

⑦**处方**：五灵脂五钱，柴胡六钱，当归四钱。

用法：水煎服。

经　　闭

发育正常的女子，十五岁以后，月经不潮，或者来而又中断，数月不至，同时出现其他症状的，都称为“经闭”。若终身不行经而能受孕的，叫做“暗经”，不需治疗。若因生理上的异常，服药难以收效。

经闭，有因气滞血凝的，有因气虚血虚的，如大出血之后或久病之后，或营养不良，都能造成闭经。临症必须分清虚实来治疗。

①**处方**：艾叶一两，红糖一两。

用法：水煎服。

②**处方**：益母草二两，红糖一两。

用法：水煎服。

③**处方**：茜草一两，元胡索三钱。

用法：水煎服。

④**处方**：紫丹参六钱至一两。

用法：水煎服。

⑤**处方**：干芹菜一两。

用法：水煎服。

⑥**处方**：当归三钱，香附三钱，乌药三钱，木香二钱，苏叶二钱，红花二钱，荔枝核三钱，丹参三钱，柴胡三钱，川芎二钱，泽兰叶三钱，桃仁三钱，益母草三钱，干姜一钱。

用法：水煎服。

⑦**处方**：茜草根一两。

用法：水、酒各半煎。

⑧**处方**：葫芦瓢一个，红糖二两。

用法：水煎服。

⑨**主治**：倒经。

处方：韭菜一两。

用法：捣汁、童便冲服。

干 血 痨

“干血痨”是指妇女月经涩少，或经闭不行，症见惊惕头晕，目眩耳鸣甚至肌肤甲错。

①**处方**：清水木耳，冰糖各等分。

　用法：每日三次，每次五钱～一两。

②**处方**：黑木耳二两，黑豆一两，三七一钱。

　用法：共研细末，调冰糖分二次服。

③**处方**：红花三钱，桃仁三钱，生姜三钱，大枣七个，葱白三根，麝香五厘吞。

　用法：水、酒各半煎服。

崩 漏

崩是忽然大下血，漏是形似月经淋漓不断。多因气血虚弱，或血热妄行，急应止血，或调补气血。

①**处方**：地榆炭二两，醋半斤。

　用法：水煎服。

②**处方**：血见愁五钱，生地炭四钱，石榴皮四钱。

用法：水煎服。

③处方：艾叶、醋。

用法：醋炒艾叶（研末），开水加醋冲服，每服2～3钱。

④处方：头发一团（烧灰），棕炭（适量）。

用法：研末用红糖调服。

⑤处方：血竭一钱，百草霜三钱。

用法：研末开水冲服。

⑥处方：生地榆一两。

用法：水、醋各半煎。

⑦处方：千里奔（即驴蹄子煅灰存性）五钱，血余炭三钱，百草霜三钱，大小蓟炭各四钱。

用法：研为细末，每服三钱，黄酒送下，一日二次。

⑧处方：醋炒灵脂三钱。

用法：使其烟尽为末，温黄酒冲服。

⑨处方：向日葵蒂一个。

用法：烧灰，研末，分四份，每晚用黄酒冲服一份。

⑩处方：百草霜一两，棕炭一两，

用法：共为细末每服一钱半。

⑪处方：头发菜（烧干）

用法：每服三钱。

⑫处方：酒当归二钱，酒川芎一钱，酒白芍一钱，酒生地三钱，艾叶二钱，黑蒲黄二钱，阿胶二钱另，柴胡二钱。

用法：水煎，入童便服。

⑬处方：棕炭五钱，红糖一两。

用法：水煎，黄酒冲服。

⑭处方：益母草一两。

用法：捣烂，绞汁服。

⑮处方：晚蚕沙为末。

用法：每服三钱，黄酒冲服。

带下（白带过多）

一般妇女，在经期前后，或妊娠期，阴道排出少量分泌物，无色透明，常感湿润，这是生理现象。若由于脾虚肝郁，湿热下注，或肾气亏损，使阴道排出的分泌物过多，颜色或白或黄，或赤白相杂，同时出现全身症状的，总称为“带下”。古人分为白、黄、赤、黑、青五色带，其实以白带和黄带为多见。

①**处方**：扁豆花二钱，红糖一两。

用法：水煎服。

②**处方**：白芍一两（酒炒），干姜五钱（火煨）。

用法：共研末，每服二钱，黄酒送下。

③**处方**：鲜藕半斤（切片），红糖四两，胡萝卜樱（少许）。

用法：二味煎熬，另将胡萝卜樱熬汤冲服。

④**处方**：白果仁二个，鸡蛋一个。

用法：将鸡蛋开一小洞，将白果仁纳入用纸封口，火煨熟一次服。

⑤**处方**：艾叶五钱。

用法：水煎后滤汁，取鸡蛋二个打入药内，每晚服一次。

⑥**处方**：椿树根一两。

用法：用淘米水煎一碗，空心服。

⑦**处方**：桃仁一两，枸杞三两。

用法：研末，炼蜜为丸，每丸重三钱每服一丸，一日二次。

⑧**处方**：蒜苔头二两，白糖一两。

用法：水煎服。

⑨**处方**：鸡蛋一个　硫黄一钱。

用法：硫黄纳入鸡蛋内，外用醋调，用泥封闭，烧干去泥研末，用黄酒或开水送服，一日一个。

⑩**处方**：煅牡砺一两，硫黄四钱，棕皮炭四钱，

用法：共研细末，空心服，每服五分～一钱，黄酒送下。

⑪**处方**：枯矾二钱，雄黄四钱，肉桂四钱，杏仁四钱，五倍子四钱。

用法：共为细末，置入阴道。

⑫**处方**：龙骨一两，牡砺一两，海金沙三钱，吴芋五钱，韭菜子五钱。

用法：共为细末，每日二次，每次二钱，白开水冲服。

⑬**处方**：白芍五钱，当归三钱，生地三钱，阿胶三钱另，丹皮二钱，黄柏一钱，牛膝一钱，香附二钱，黑豆三钱，大枣引。

用法：水煎服。

流　　产

妇女妊娠28周以前，发生阴道出血等妊娠终止现象者叫做流产。

①**主治**：习惯性流产。

处方：白术五钱，菟丝子五钱，杜仲五钱，桑寄生五钱。

用法：水煎服。

②**处方**：千里奔炭（即黑驴蹄子煅炭）。

用法：研为细末，每服二钱，一日二次。

③**主治**：胎动漏红。

处方：苧麻根五钱，红枣二两。

用法：水煎服。

④**处方**：当归一两，川芎四钱。

用法：水煎服，黄酒引。

⑤**处方**：莲蓬肉（去心）四两，砂仁二两。

用法：共研细末，日服三次，每次三匙。

⑥**处方**：葡萄须一两，苏梗一钱半。

用法：水煎服。

⑦**处方**：生地一两，阿胶一两。

用法：将阿胶烊化，煎生地汤送下。

⑧**处方**：桑寄生六钱，阿胶三钱另，艾叶炭三钱。

用法：水煎服。

⑨**处方**：当归四钱，黄芪三钱，川芎二钱，杭芍三钱，熟地四钱，山萸肉四钱，川断三钱，枸杞三钱，杜仲炭三钱，山药三钱，阿胶珠三钱另，白术三钱，甘草二钱。

用法：水煎服。

妊娠恶阻（妊娠呕吐）

妊娠期，恶心呕吐的，叫做“妊娠恶阻”。

①**处方**：白术五钱。

用法：水煎服。

②**处方**：灶心土二两，淡竹茹三钱，半夏三钱。

用法：水煎服。

③**处方**：白豆叩一钱，淡竹茹三钱，鲜姜一钱，红枣三个。

用法：水煎冲姜汁温服。

④处方： 白术三钱，黄芩三钱，淡竹茹三钱，半夏三钱，生姜三钱，当归三钱，焦内金三钱，杭芍三钱，砂仁一钱。

用法： 水煎服。

胞衣不下

胎盘不能随生产之后即泄下，叫“胞衣不下”。

①处方： 当归五钱，龟板五钱，血余炭三钱，急性子四钱。

用法： 水煎服。

②处方： 鳖甲一个。

用法： 焙黄为细末，温黄酒送下。

③处方： 蓖麻子七个，巴豆三个，麝香一分冲。

用法： 同捣烂贴右脚心。

产后腹痛

妇女产后，小腹疼痛，称为产后腹痛，也有叫做“儿枕痛”。发病原因，主要是气血运行不畅，或因血虚，或因气滞，治疗以养血调气为主，佐以温经、行滞、活血之药。

①处方：当归二钱，没药二钱，红花二钱，元胡索二钱

用法：共为细末，黄酒送下，每服二钱，一日二次。

②处方：血竭一钱，没药三钱。

用法：共为细末，分三次用黄酒冲服。

③处方：大鲫鱼一条。

用法：油盐煮熟服。

产　后　风

产后风指“产后中风”而言，症见发热恶寒一身酸痛，渐至腰脊筋急强直。多因产后虚弱外感寒邪所致。

①处方：蛇蜕五钱，黄酒四两。

用法：把蛇蜕烧灰存性研成末，用黄酒调服。

②处方：黄芪五钱，当归三钱，甘草三钱，乌鸡一只。

用法：将前三味药用纱布包好，置鸡腹内，清燉喝汤。

产 后 血 晕

产后头目眩晕，甚至不省人事，多因大出血，或因身体虚弱所致。

①处方：元胡索三钱，当归三钱，肉桂三钱。
用法：共为细末，每服三钱，黄酒冲服。

②处方：当归炭五钱，生地炭四钱，炒白芍四钱，艾叶炭三钱，荆芥炭三钱，三七一钱，川断四钱，益母草四钱，炒白术五钱。
用法：水煎服。

③处方：黄芪二两。
用法：酒、醋各半煎。

④处方：血见愁八钱。
用法：水煎，兑童便一杯，温服。

⑤主治：产后出血。
处方：当归六钱，黄芪一两，葱白十根。
用法：水煎服。

⑥处方：当归一两，荆芥炭五钱。
用法：水煎数滚，顿服。

阴　道　炎

常见的有滴虫性阴道炎，霉菌性阴道炎和老年性阴道炎。

①**主治**：滴虫性阴道炎。

处方：蛇床子五钱，枯矾一钱，黄柏一两，川椒三钱。

用法：煎汤熏洗。

②**处方**：蛇床子一两，枯矾六钱，雄黄六钱。

用法：煎汤熏洗。

主治：阴道炎。

③**处方**：陈艾叶。

用法：煎汤熏洗。

④**处方**：苦参一两，黄柏五钱，黄连二钱，花椒一钱。

用法：煎汤熏洗阴部。

主治：阴痒。

⑤**处方**：紫茄子（烧灰）。

用法：用麻油调后，蘸棉花上置入阴部。

⑥**主治**：阴道滴虫。

处方：蛇床子五钱，鹤虱五钱，苦楝皮五钱，槟榔五钱。

用法：煎汤熏洗。

主治：阴道炎。

⑦**处方**：白矾一钱，甘草二钱。

用法：共研为细末，与豆腐共合，调搽患处。

子宫脱垂

子宫脱垂是指子宫下坠或脱出于阴道口外。本病常发生于劳动妇女，以产后为多见。多因生产过多或劳力过度，以致气虚下陷所致。治疗以补中益气、升提固脱为主。

①**处方**：五倍子一两，石榴皮一两，明矾五钱，乌梅五钱，白芷五钱。

用法：共为细末，蜜制为丸，每丸重二钱，托进子宫，纳入阴道。用月经带固定。

②**处方**：枳壳四钱，白术四钱。

用法：水煎调白糖服。

③**处方**：升麻四钱，黄芪一两。

用法：水煎服。

④处方：党参一两，升麻八钱。
用法：水煎服。
附注：高血压患者慎用。

通　　乳

乳汁不通，多由于乳房挤压或气血不足及生气等原因所引起。

①处方：鸡腿六个，豆腐半斤，鲜鱼半斤。
用法：煎汤，加盐少许服。

②处方：赤小豆半斤。
用法：煮汁服。

③处方：黄芪一两，当归五钱，通草一两。
用法：用猪蹄一付煎汤熬药服。

④处方：天花粉三钱，王不留行三钱，当归五钱，穿山甲五分。
用法：研末，每次三分，猪蹄煎汤送服。

⑤处方：王不留行三钱，当归五钱。
用法：水煎服。

⑥处方：王不留行一两，穿山甲三钱。
用法：水煎服。

退　乳

退乳，也叫“回奶”。妇女产后，身体有病，过度虚弱，不能继续乳养小孩，或因小孩夭亡，不需要继续喂奶的，可以服药，使之减少分泌或不分泌，称为退乳。

①**处方：**生麦芽2—4两。

用法：水煎服。

②**处方：**麦芽五钱，神曲一钱，山楂二钱，广木香一钱半。

用法：水煎服。

计划生育（避孕）

①**处方：**佩兰叶二钱。

用法：经尽之后，第一天服下，可避孕一个月。

②**处方：**紫棉花籽七个，明绿豆一撮，胡桃格三个。

用法：共为末，于经净后，第三日用开水一次冲服。

③**处方**：十大功劳叶三两，细茶适量。

用法：焙干，分十二包，一般于产后血停之后服，可避孕5～7年。

④**处方**：16开空蚕籽一片。（约一万个）

用法：焙干，加麝香三厘，分三次于经尽四、五日后服，每日一次。

⑤**处方**：花椒一两。

用法：煎汤，经后洗脚。

⑥**处方**：当归四钱，川芎二钱，杭芍四钱，生地四钱，芸苔子四钱，红花四钱，麝香一分。

用法：研为细末，于经净五日后服，如无麝香，改用地龙。

九、儿科篇

小儿肺炎

小儿肺炎，常发生于冬春二季。患儿多在二岁以下，它是许多急性传染病，特别是麻疹最常见的并发病。主要症状是发热，咳嗽，气急鼻煽，口唇和指甲发紫。严重的有抽风、昏迷现象。

按病情大概分为风寒、风热二类。

风寒：证见怕冷重，发热轻或不发热，不出汗，咳嗽、气喘，鼻翼煽动，头痛，口不干，不喜饮水，尿不黄，大便正常。

风热：证见发热重，怕冷轻，或不怕冷，有时出汗，咳嗽气喘，鼻翼煽动，口干喜饮水，尿黄，大便有时干燥。

①处方： 金银花二钱，桃仁一钱，杏仁一钱半，川贝母二钱，桔梗二钱，炙桑皮二钱，瓜蒌二钱，苏子一钱半，石膏二钱，白果一钱，芦根三钱。

用法： 水煎服。

备注：此方为1～5岁小儿用量，三度营养不良及贫血患儿忌用。

②处方：梨汁半杯，陈马齿苋五钱，荷叶一张。

用法：水煎服。

③主治：疹后肺炎，疹毒内陷。

处方：冬瓜仁三钱，杏仁二钱，薏苡仁三钱，芦根五钱，桑皮二钱，前胡一钱半，豆豉四钱，竹叶二钱，葱白二根。

用法：水煎服。

④主治：肺炎。

处方：麻黄五分，生石膏四钱，杏仁一钱半，甘草一钱。

用法：水煎服。

备注：此方为1—4岁小儿用量。

⑤主治：重症肺炎。

处方：鲜苇根五钱，桑皮二钱，杏仁二钱，瓜蒌仁三钱，桔梗一钱半，浙贝一钱半，苏叶一钱，莱菔子一钱半，枇杷叶二钱。

用法：水煎服。

小儿消化不良

小儿消化不良也叫婴儿腹泻。也叫“胃呆”。患者多是二岁以下的婴幼儿。在夏季最常见，也是比较严重的疾病。由于喂食过多，或过早的加添不易消化的辅食，或食物不清洁，或喝生水等，以致食物伤胃发生腹泻。粪便是稀的，或蛋花样颜色，或黄、或绿。并有少量的粘液和白色乳块。有的还拌有轻度呕吐，肠鸣和腹胀、腹痛，以致食欲不振。严重的则发生脱水现象。治疗则应以健脾开胃，消食化滞为主。

①**主治**：食积。

处方：鸡内金二钱，槟榔一钱，枳实一钱。

用法：水煎服。

②**处方**：酒军一钱，甘草一钱，神曲二钱，朱砂二钱。

用法：共为细末，每服三分至五分。

③**主治**：食肉停滞。

处方：焦山楂一两。

用法：水煎服。

④**主治：**消化不良。

处方：山楂炭二两，炒萝卜子二两。

用法：共为细末，红白糖为引。

⑤**处方：**焦三仙各三钱，鸡内金一钱。

用法：水煎服。

小　儿　腹　泻

①**处方：**紫皮蒜一头，白胡椒七粒。

用法：捣碎，贴在肚脐上。

②**处方：**党参三钱，白术二钱，苍术二钱，半夏一钱半，川扑一钱，焦山楂二钱，

用法：水煎服。

③**处方：**陈皮五钱，青皮四钱，柯子肉四钱，丁香一钱，甘草四钱。

用法：共为细末，每包五分，每日服一包。

小　儿　惊　风

此症多由发烧受惊而得。轻者烦燥不安，惊哭抽风。甚时昏迷，颈强肢搐。

①**处方：**沙扑扑。

用法： 焙干研面，冲服1～2钱。

②**处方：** 全蝎二个，蜈蚣一条。

用法： 上二味均去头足，用甘草五钱煎汤，一日分三次服下。

③**处方：** 僵蚕三条，川大黄三钱，巴豆二粒（去油），天竺黄二钱，赤金三张，牛黄五厘。

用法： 共为末，每服一钱，开水送下。

④**处方：** 远志一钱，菖蒲一钱。

用法： 水煎灌下。

⑤**处方：** 全蝎，僵蚕各一个，黄连一分。

用法： 共为细末，患儿服十分之一。

小儿疳积

这是一种慢性衰弱病，它是一种泛指小儿脾胃虚损，津液干涸，以致发皮毛憔悴的疾病。

①**处方：** 鲜萹蓄二两。

用法： 水煎服。

②**处方：** 蜈蚣一条（去头足），木香六分，砂仁六分。

用法：将蜈蚣焙黄为末，木香、砂仁共研末，分三次冲服。

③**处方**：核桃仁三个，莱菔子三钱，神曲一两。

用法：焙干为末，水煎加红糖少许服下。

④**处方**：苦楝皮二钱。

用法：焙干为末，煎鸡蛋空腹服。

小儿遗尿

晚上睡眠中经常不自觉的尿床叫做遗尿，三岁以下小儿遗尿属正常现象。病态遗尿主要是指三岁以上经常尿床的儿童。本病虽无严重后果，但长期遗尿会影响儿童（尤其学令儿童）的身心健康。

小儿遗尿是一个症状，主要因大脑排尿中枢发育尚不充分，因贪玩劳累而入睡深沉；局部原因很多，例如膀胱炎、龟头炎、包茎及蛲虫症等对局部或周围的刺激可以引起；另外先天性骶椎裂亦可引起。

①**处方**：黄芪六钱，当归三钱，炙麻黄一钱半，蒲黄二钱，桂枝二钱，乌药一钱半，升

麻一钱。

用法：水煎服。

②处方：益智仁四个。

用法：研碎加食盐少许，水煎服。

③处方：硫黄末三两，葱白七至十四根。

用法：捣泥混合均匀，敷肚脐包扎一夜。

④处方：白果二钱。

用法：土炒，去皮服。

⑤处方：桑螵硝三钱，胡桃二个（去壳）。

用法：水煎服。

⑥处方：桑螵硝十个。

用法：炒焦研末，加红糖适量，开水冲服。

⑦处方：益智仁三钱，远志三钱，菖蒲一钱，桑螵硝二钱，复盆子三钱，菟丝子三钱，党参四钱，山药四钱，炙甘草一钱。

用法：水煎服。

小儿四六风（脐风）

脐风是因断脐处理不当所引起的严重疾患，又名脐带风；一般在出生后4～7天发病，故俗称四六风或七日风。本病的特征为唇青口撮，牙关紧闭，甚则四肢抽搐，角弓反张。

①处方：蛴螬汁。

用法：滴小儿脐内。

②处方：麝香一小米粒，朱砂一大米粒，乌梅二个。

用法：研面调母乳服下。

小儿胎毒

胎儿由母体中遗传之热毒。

①处方：生甘草一钱。

用法：水煎服。

②处方：花椒三钱，黄连三钱，艾叶适量。

用法：煎水外洗，洗后搽黑豆油。

小儿脱肛

处方：生黄芪二两，滑石三钱，升麻二钱，防风二钱。

用法：水煎服。

小儿便血

处方：柿饼（酌量）。

用法：蒸熟，每日服2～3个。

小儿口疮

处方：鲜桑树皮汁。

用法：涂搽患处。

十、五管篇

沙　眼

中医称“椒疮”、“粟疮”，是由沙眼病毒引起的一种慢性传染性眼病，发病很广，是致盲的主要原因。

①**处方：** 硼砂五分，胆矾二分，松香三分，白矾一分，乌梅一个，杏仁七个，冰片一分，绣花针七枚。

用法： 将上药除冰片外，共熬至针化，放凉再将冰片研末放入过滤，每日早、晚各洗眼一次。

②**处方：** 鱼胆。

用法： 滴眼角。

急性结膜炎

急性结膜炎俗称火眼或暴发火眼，由细菌感染引起，有传染性。细菌在分泌物里，通过手、手帕、毛巾等物直接接触传给别人。

①处方：当归二钱，龙胆草二钱，连翘一钱，防风一钱半，杏仁二枚，大枣一枚，扑硝一分。

用法：水煎，每日洗眼四～五次。

②处方：鲜蒲公英二～四两。

用法：水煎，内服外洗。

③处方：黄连三钱，胆矾三钱，防风三钱。

用法：水煎洗眼。

④处方：白菊花、草决明、灯心、大黄、白蒺藜竹叶、麦芽各五分。

用法：水煎，洗眼。

⑤处方：青盐三钱，五味子三钱，川椒三钱，乌梅三钱。

用法：水煎外洗。

角膜溃疡

俗称“眼疮”，是各种细菌或病毒感染引起的比较严重的角膜病变。痛苦较大，病愈后往往遗留有厚薄不等的斑翳，损害视力。

处方：白附子、白芥子，冰片、蓖麻子各等分。

用法：将上药捣烂为泥，贴脚心，用纱布包好，24小时后取下。

夜 盲 眼

①处方：羊肝四两，谷精草二两。

用法：水煎四十分钟，内服。

②处方：羊肝四两，苍术一钱（为末）。

用法：蒸熟吃，白开水送下。

气 矇 云 翳

处方：黄连一钱，黄柏一钱，灯心一钱，栀子一钱，连翘一钱，黄芩一钱，川军二钱竹叶一钱，柴胡一钱，草决明一钱。

用法：水煎服。

倒 睫

①处方：木鳖子一个。

用法：烤干研末，棉花包住，塞入鼻孔，左眼病塞右，右眼病塞左。

②处方：玄明粉三钱，当归二钱，甘草一钱。

用法：泡水洗。

迎风流泪

①**处方**：荷叶，黄连各等分。

用法：泡水洗。

②**处方**：密蒙花五钱，甘草二钱。

用法：水煎服。

眼科其它

①**主治**：视物昏花。

处方：远志二钱，木贼二钱，青葙子二钱，白菊花二钱。

用法：共为细末，每服一钱，一日二次。

②**主治**：角膜翳。

处方：夜明砂一钱，望月砂（野兔粪）三钱，白蒺藜三钱。

用法：共研为细末，每晚服一钱。

中耳炎

耳内流脓，是因中耳发炎所致。患者经常耳

内流水流脓，耳孔内有脓痂。有时因感冒上火等原因，脓汁增多，耳痛，并有头昏、头痛恶心等症。

①**主治**：急性中耳炎。

处方：黄连一钱，硼砂五分，冰片一分。

用法：将黄连煎至浓缩，过滤。加入硼砂、冰片，点耳内。

②**主治**：中耳炎。

处方：活蚯蚓六～八条。

用法：洗净，加白糖化成水点耳内。

③**处方**：猪苦胆一个，白矾二钱。

用法：白矾纳入苦胆中，阴干，为细末，吹入耳内。

④**处方**：枯矾三钱，冰片五钱，雄黄三钱。

用法：共研细末，吹入耳内。

⑤**处方**：僵蚕一钱，枯矾一钱，冰片一钱。

用法：共研细末，吹入耳内。

⑥**处方**：枯矾三钱，冰片五分。

用法：共研细末，每用少许，吹入耳内。

⑦**处方**：枯矾三钱，五倍子（焙黑）一钱半，全

蝎（烧灰存性）一条。

用法： 共为细末，吹入耳内。

⑧**处方：** 龙骨四钱，海螵硝六钱，枯矾一钱，冰片五分。

用法： 共为细末，用棉签蘸香油塞入耳内。

⑨**处方：** 青橄榄（阴干），枯矾。

用法： 共研细末，一克内加冰片三钱，吹入耳内。

⑩**处方：** 汽灯纱罩（用过的）。

用法： 研面，吹入耳内。

耳聋

①**处方：** 菖蒲六钱，路路通四钱。

用法： 水煎调白糖服。

②**处方：** 木耳、木通、当归各一钱。

用法： 水煎服。

副鼻窦炎

中医叫“鼻渊”。本病多发生在感冒、急性鼻炎以后，由于细菌进入鼻窦而引起的炎症。

临床表现为：

一侧和双侧鼻塞，鼻涕色黄，或粘稠有臭味，鼻腔及鼻窦区疼痛，按之痛重，嗅觉减退或消失，急性发作时，可有发烧、怕冷、头痛、全身不适等症状。

①**处方：**苍耳子六钱，辛夷三钱，细辛一钱，白芷二钱，薄荷二钱，黄芩三钱。

用法：水煎服。

②**处方：**辛夷四钱，桑皮五钱。

用法：水煎服。

③**处方：**西瓜藤一两。

用法：焙干为末，分二至四次，白开水送下。

④**主治：**鼻炎。

处方：青苔。

用法：用纱布包上，放鼻中四小时。

鼻 出 血

鼻出血，中医书上叫“鼻衄”，是指鼻子出血。多半是由于肺胃有热，损伤脉络而成。若表现有鼻燥流血，口干咳嗽痰少，发热，舌红脉数，是肺热的征象，须用泻肺清热的办法治疗；若鼻子流血，口渴饮水，烦躁，大便秘结，舌苔黄，脉大而数，是胃热的征象，须用泻火清热的办法治疗；若鼻子流血，口干，心烦好怒，头疼眩晕，这是肝火旺的征候，须用泻肝清火的方法治疗。

有些鼻子流血，其他症状不明显，吃药很多，长期不好，可能与鼻子毛病有关，若有条件最好由专门医生检查一下，采取其他方法治疗。另有一种，妇女没有月经，每月鼻子出血，叫做“倒经”，需要用调经的方法治疗，不属于这个范围。

①**处方：** 血余炭（头发烧灰存性）。

用法： 用竹筒吹入鼻内。

②**处方：** 焦栀子三钱，黄连一钱，黄芩炭三钱。

用法： 水煎服。

③**处方：** 生石膏五钱，焦栀子二钱。

用法： 水煎服。

④**处方：** 白茅根一两。

用法： 水煎冷服。

⑤处方：生地六钱。

用法：用水浸泡后，捣汁服。

⑥处方：仙鹤草五钱。

用法：水煎服。

⑦处方：生地五钱，炒梔子三钱，藕节一两。

用法：水煎服。

⑧处方：生地五钱，麦冬五钱。

用法：水煎服。

⑨处方：栗子皮。

用法：烧成灰，研细末，吹入鼻内。

咽　喉　痛

咽喉痛是由咽扁桃体或咽喉发炎所引起。扁桃体发炎时患者全身不适，发冷发烧、头痛肢体痛、咽痛。开口后可见患者两侧扁桃体发红肿大，并有黄白色的脓点。咽炎患者自感咽喉干燥，灼热，疼痛。开口后可见咽后发红。针灸治疗效果好，亦可服下方。

①处方：冰片三分，朱砂三分，玄明粉二分。

用法：共为细末，吹入喉内。

②处方：桔梗二钱，牛膝五钱，甘草一钱。

用法：水煎服。

③处方：生地六钱，天冬五钱，元参五钱，薄荷三钱，川贝母三钱。

用法：水煎服。

④处方：蜗牛、雄黄各等分。

用法：两味同捣，用滚开水冲，澄清后漱口。

⑤处方：地骨皮一两。

用法：水煎服。

牙　痛

多由虫牙（牙上有洞）或牙根发炎化脓（风火牙，牙上无洞）而发生。针灸效果好，亦可服以下诸方。

①主治：风火牙疼。

处方：生石膏一两，大黄五钱。

用法：水煎服。

②处方：防风三钱，良姜三钱，地骨皮三钱。

用法：煎水漱口，每日数次。

③处方：生地三钱，薄荷三钱，丹皮三钱，元参

三钱。

用法：水煎服。

④**处方**：元参三钱，升麻二钱，细辛一钱，石膏二钱，薄荷二钱。

用法：水煎服。

⑤**主治**：牙疼。

处方：白芷，细辛各等分。

用法：研末撒疼处。

⑥**主治**：风火牙疼，虫牙疼。

处方：毕拨五钱，生石膏一两，竹叶一两。

用法：水煎服。

⑦**主治**：虫牙疼。

处方：天仙子适量。

用法：水煎漱口。

备注：不可内服。

牙疳（溃疡性牙龈炎或口炎）

"牙疳"即"走马牙疳"。由奋森氏螺旋体及梭形杆菌等厌气菌感染所致。牙疳的病变在牙龈上，走马牙疳的病变可蔓延到唇、舌、颊及咽部。

①处方：白矾，蒜苔梗，红枣。

用法：枣去核纳入白矾焙干，蒜苔梗烧灰，共为细末，搽患处。

②处方：雄黄三分，白矾三分，牙硝一钱，冰片一分。

用法：共研细末，每用一分，搽患处。

③处方：芫荽叶捣泥。

用法：搽患处。

口 腔 炎

包括口腔各部的急性化脓性炎症，如牙槽脓肿、牙周脓肿、冠周脓肿、颌骨骨髓炎、蜂窝组织炎等。

发病部位发红，肿胀，局部发热，疼痛，全身有发烧，头痛，便秘，颌下淋巴结肿大并压痛，重者开口困难。

①主治：口疮、口腔糜烂。

处方：石膏、人中白、蚊蛤、甘草、黄连各等分。

用法：用蜜水调后，搽患处。

②处方：侧柏枝二钱（烧灰存性），白矾一钱。

用法：共调，搽患处。

③处方：青黛三钱，月石一钱，黄柏二钱，冰片三分。

用法：共研末，搽患处。

④处方：黄连三分，黄柏三分，硼砂二钱，人中白四钱，青黛一分，枯矾一分，

用法：共为细末，搽患处。

⑤处方：青盐五钱，硼砂五钱，冰片二钱，麝香五分，白矾三钱。

用法：共为细末，用笔筒吹入口腔中，一日三次。

⑥处方：月石一钱，朱砂一钱，儿茶一钱，冰片三分，青黛一钱，黄柏一钱，薄荷一钱。

用法：共研细末，搽患处。

十一、皮肤篇

荨麻疹

荨麻疹俗称"风疹块"或"痒风疙瘩"，发病时皮肤搔痒，越搔越起。出大小不等的风疹疙瘩。一般起来后很快就自行消退。但也有反复发作经年累月的慢性荨麻疹。

①处方：苍耳子一两～三两，水菖蒲二钱，红花三钱。

用法：水煎服，服后发汗。

②处方：蚯蚓十条，白糖适量。

用法：化水搽患处。

③处方：地肤子三钱，蛇床子三钱，浮萍三钱，枯矾二钱，元明粉三钱，川椒三钱，白芷二钱，蒜辫子二至三寸。

用法：水煎温洗拭干忌风。

④处方：韭菜根（不拘多少）。

用法：捣烂布包，搽患处。

⑤**处方：**蛇蜕一钱，绿豆二两。

用法：先将绿豆煮烂，入蛇蜕再煎，一日服一次。

⑥**处方：**苍耳子三钱，苍术三钱，蛇床子三钱，川椒三钱。

用法：水煎服。

秃　疮（黄癣）

秃疮俗叫“鬎鬁头”，多发生于儿童头上，不易自愈。最后头发脱光，俗叫“秃疮”。患处有碟形黄色痂皮，故叫“黄癣”。此病必须坚持20～30天的治疗，方能收效。

①**处方：**广柑皮（干品）。

用法：研末调香油敷患处。

②**处方：**硷土一两，香油二两。

用法：调搽患处。

③**处方：**生半夏。

用法：研细末，香油调搽。

④**处方：**斑蝥，巴豆，丁香，海桐皮各等分。

用法：共研细末，香油调搽。

⑤**处方**：西瓜皮不拘。

用法：焙干，研为细末，芝麻油调搽患处，一日三次。

⑥**处方**：月石一钱，朱砂一钱，儿茶一钱，冰片三分，青黛一钱，黄柏一钱，薄荷一钱。

用法：共研细末，搽患处。

癣

癣可生在头上、手、足及身体各部，患处有灰白色的癣屑。自感搔痒。手足部的癣可有水泡和脱皮。它与现代医学中癣的含义不完全相同。

①**主治**：顽癣。

处方：木鳖子三钱，雄黄三分。

用法：木鳖子去皮用好醋研成白糊状，调搽患处。

②**处方**：轻粉一钱，黄香一两。

用法：把黄香放在勺内，烧化，然后倒入轻粉放凉，碾成面用香油调搽患处。

③**处方**：蒜苗二根，茄子根一个。

用法：煎水洗，一日洗三次。

④主治：落发癣。

处方：米醋一两。

用法：放铁勺内烧开，洗患处，一日三至四次。

⑤主治：钱癣。

处方：干烟叶。

用法：泡在水里取出贴患处。

⑥主治：脚癣。

处方：黄荆叶半斤。

用法：用水浸泡成淡绿色后加温，将患脚浸泡五至六分钟。

⑦主治：癣症作痒。

处方：元参三钱，蝉蜕二钱，桑叶一钱，甘草二钱，当归三钱，白藓皮三钱，金银花三钱，黄芩三钱，桔梗二钱，赤芍三钱，红花三钱，刘寄奴三钱。

用法：水煎服。

⑧主治：癣。

处方：杏仁半斤，醋半斤。

用法：混合加热，涂患处，一日两次。

⑨主治：牛皮癣，又名“银屑病”，中医称“白

疮风”或“白壳疮”。

处方：花椒，硫黄各一两，鸡蛋5个(去蛋黄)。

用法：将两味药，装入蛋壳内烤干研末，香油调敷患处。

⑩处方：谷糠油适量。

用法：将碗口用纸捆好，纸用针刺数孔，纸上放谷糠，用火点燃。取油涂患处。

⑪处方：艾绒。

用法：在癣茄上灸至发黄为度，有的甚至烫起水泡。

⑫处方：皂角四两，陈醋八两。

用法：共煎浓汁搽患处。

神经性皮炎

初起时，皮肤有成片小丘疹，日久慢慢融合成片，逐渐扩大，皮肤增厚，干裂粗糙，阵发性剧痒，入晚更甚。可分两种类型，一种是局限于颈后两侧、肘部或腘弯等处；一种是全身泛发。本病属慢性病，时轻时重，往往迁延几年不愈。

①处方：鲜寄马庄（干品亦可）

用法：捣烂或研成末，用凡士林调成糊状外敷。

②**处方**：青核桃皮。

用法：将核桃皮剖开，挤其清汁涂搽患处。

③**处方**：酸菜叶子（适量）。

用法：将酸菜煎汤，趁热洗贴，要一层层贴。

④**处方**：砂酸20毫升，斑蝥30个，樟脑20克，紫槿皮五钱，酒精250毫升。

用法：上药用酒精浸泡一周，搽患处，每日搽一次即可。

⑤**主治**：稻田性皮炎。

处方：松香酒精。

用法：搽患处。

⑥**主治**：尿布性皮炎。

处方：蜂蜜四两。

用法：温开水洗患处，然后用蜜搽患处。

黄 水 疮

黄水疮是一种常见的化脓性皮肤病，因流黄水结黄痂故叫黄水疮。初起皮肤上有一红斑，后变为水泡，再变为脓泡。泡破后疮面鲜红。流黄水，水流到处，即发新疮，传染很快。一般全身无症状，有时亦可发生发热和呕吐等症。

①**处方**：松香三钱，官粉三钱。

用法：放磁盘内研细末，艾火熏后再研，搽患处。

②**处方**：百部四钱，枯矾四钱，威灵仙四钱，大黄四钱，雄黄三钱，地肤子四钱，黄芩四钱。

用法：煎汤洗患处。

③**处方**：铜绿一两，黄丹五钱，雄黄三钱，松香一两，枯矾四钱。

用法：共研细末，香油调搽患处。

④**处方**：乌贼骨二两。

用法：研细末，和香油调搽患处。

⑤**处方**：黄连二钱，大枣十个。

用法：将大枣用火烧黑，共研细面，香油调搽患处。

⑥**处方**：花椒，梧桐树叶（适量），青盐（适量化为水）。

用法：先煎前两味药倒入盐水，洗患处，洗后用梧桐树叶包上，第二天洗完，用豆腐皮包上。

⑦处方：艾叶，花椒各等分。

用法：水煎洗患处。

⑧处方：山羊胡子或羊毛适量。

用法：烧灰存性，香油调搽。

⑨处方：马齿苋适量。

用法：水煎服。

湿　疹

湿疹是一种常见皮肤病，病变部位发红，水肿，丘疹，水泡，糜烂，渗液，结痂和落屑等。病变部位呈多形性。自觉搔痒，常反复发作。皮疹消退后不留斑痕。

①处方：艾叶一两，荆芥五钱，防风五钱，蛇床子一两，地肤子一两。

用法：水煎熏洗。

②处方：当归三钱，生地三钱，金银花三钱，连翘三钱，牛膝三钱，土茯苓三钱，薏苡仁三钱，防风一钱半，蝉蜕二钱，川连

四分，黄柏一钱半。

用法：水煎服。

③处方：防风三钱，川椒三钱，透骨草一两，艾叶三钱，荆芥三钱，马齿苋一两，苦参一两，青盐四钱，明矾四钱。

用法：水煎熏洗。

④处方：丝瓜皮四两。

用法：晒干研末，芝麻油调敷患处。

⑤处方：荆芥三钱，防风三钱，连翘三钱，金银花五钱，黄芩三钱，蒲公英一两，生地五钱，元参三钱，蝉蜕三钱，地丁二钱，苍术三钱，甘草二钱。

用法：水煎服。

⑥主治：阴囊湿疹。

处方：五倍子一钱，牡蛎五钱，白芨一钱。

用法：共研细末，用水调成膏，搽患处。

疥　疮

中医叫“虫疥”。是一种由疥虫侵入皮肤而引起的病。接触传染。

①处方：硫黄四两。

用法：瓦上炒，以烟尽为度，用香油调搽。

②处方：核桃仁、水银、大枫子各三钱。

用法：共捣烂，搽患处。

③处方：硫黄三两，炒芝麻一斤。

用法：混合一起，每服五钱，一日两次。

④处方：芝麻油四两，松香二钱，苦杏仁六个，蓖麻子六个。

用法：把芝麻油炼滚后，把上药投入油锅内熬成膏，贴患处。

白癜风

多生于面项或发于全身，因风湿浸入毛孔，以致气血淤滞，毛窍闭塞而成。

①处方：轻粉三钱，乌贼骨三钱，硫黄二钱，碇脂粉四钱。

用法：研成细末，搽患处，越出汗越搽。

②处方：何首乌四两，荆芥穗四两，苍术四两，苦参四两，大皂角三个去皮。

用法：共研细末，炼蜜为丸，每丸如桐子大，每服50～60丸。

③处方：黑牛粪用碘酒泡几天。

用法：搽患处。

手掌风（掌心风）

手掌风由血燥生风而成，初起掌心燥痒，继而迭起白皮，甚至燥裂，或皮下有小水泡，自掌心延及遍手（但不犯手背）。

①处方：朱砂一钱，雄黄一钱，轻粉五分。

用法：共研细末，桐油调涂患处，微火烘二小时。

②处方：松木片适量，陈醋少许。

用法：松木片烧烟，将两手涂上陈醋，放烟上烤，烤干后，再涂醋再烤，反复五～六次，醋干后，用布将手包好，每日一次。

③处方：鲜松针二两。

用法：水煎趁热洗患处，每日一次，连洗七天。

皮肤搔痒

①主治：痒风疙瘩。

处方：芦甘石五钱，雄黄三钱，松香一两半，黄丹三钱，石腊一两半，樟脑三钱，蓖麻油适量。

用法：先将前三味熬化，至渐凉时放入黄丹、樟脑搅匀，搽患处。

②**主治**：脚湿痒。

处方：老柳树皮。

用法：煎浓汁趁热洗。

瘊　疣

多发于手足，遍体可生，又名瘊子，疣又名千里疮。

主治：瘊子。

处方：鸦胆子四～五个。

用法：把瘊子弄破出血，将鸦胆子（去皮）放上。

鸡　眼

多在趾缘和脚底前等处生长略高于皮肤面的硬结，硬结中心为一圆形的角化组织，其尖端向下生长并压迫末稍神经，产生疼痛。

另有一种胼胝，皮肤角化，表面平滑，呈黄白色片状，触之坚硬，一般不感疼痛。

①处方：废电池内的粘稠物。

用法：将患处刺破涂之。

②主治：鸡眼。

处方：独头蒜一个去皮，葱白适量。

用法：共捣成泥，敷鸡眼上，外用纱布包好。

③处方：蜈蚣一条，膏药一张。

用法：将蜈蚣研面，撒膏药上，烤热贴上。

④处方：鲜蒲公英。

用法：用针将鸡眼上厚皮挑破见血，将蒲公英折断，取流出的白浆搽患处。

⑤处方：白矾。

用法：研为细末，敷鸡眼上。

狐　　臭

体气发于腋下，一名狐臭，又名腋臭，因腋间臭如野狐，故名。

①处方：明矾适量。

用法。为细末，涂腋下。

②**处方**：紫丁香五分，三仙丹三分，冰片一分，明矾五分，石膏五分。

用法：研为细末，早晚用肥皂水洗净腋部，把上药装入布袋挟于腋下。

十二、中毒急救篇

中毒是因误食有毒的东西，或吞服毒物所致。病人发生腹痛，呕吐，腹泻，昏迷等症，一般可用下列诸方。

煤气中毒

主治： 煤气中毒

处方： 细茶五钱，陈醋一碗。

用法： 水煎细茶和醋一起混合，一日分三次服完。

酒精中毒

主治： 酒精中毒。

处方： 明矾，硼砂各三钱。

用法： 研细末，好醋送下。

杏仁中毒

主治： 杏仁中毒

处方：杏树根皮一两。

用法：水煎服。

敌敌畏中毒

主治：敌敌畏中毒。

处方：生甘草一两，防风五钱。

用法：水煎服。

砒霜中毒

①主治：砒霜中毒。

处方：白矾三钱。

用法：研末，冷水调灌催吐。

②处方：百草霜五钱，赤石脂一两五钱。

用法：研末，用新汲井水调服。

③处方：黄连三钱，甘草三钱。

用法：水煎服。

④处方：茄子烧灰（不拘量），人乳适量。

用法：调匀开水冲服。

药物过敏

主治：药物过敏。

处方：乌梅三钱，银柴胡二钱，防风四钱，五味子一钱半，炙甘草四钱，白蜂蜜一两（后入）。

用法：水煎服。

针灸部份

· 白页 ·

十三、针灸疗法篇

针灸疗法是祖国医学的重要组成部分，能治疗许多疾病，确实具有简、便、廉、验的特点，深受广大工农兵欢迎。

经　　络

中医认为人体有一个经络系统，它是内连脏腑，外络肢节，沟通内外，运行气血的通路。经指的是主干，络指的是分支。人身通过经络把各个器官组织连成一个整体，以进行正常的生命活动。因此，经络具有流通气血，营养全身，调节机体各种功能的作用。

现将十四经的循行部位(有穴通路)、起止，主治分述于下。

1.督脉和任脉

督脉和任脉是“奇经八脉”中的两条脉，都有专属的穴位。督脉统帅人身的阳经，循行在背中线。起于尾椎下的长强穴，沿背中线上行，绕头直达上齿龈，止于龈交穴，与任脉足阳明胃经相交会，全经共28穴，主治：热病、神志病，泌尿生殖系疾病、大肠、肛门疾病。

任脉统帅人身的阴经，循行在腹中线，起于生殖器和肛门中间的会阴穴，过阴毛沿腹部、胸部中线上行直达下唇止于承浆穴。与督脉相交会，全经共24穴。主治：泌尿生殖系疾病、内分泌疾病、胸腹部疾病。

2.手太阴肺经和手阳明大肠经

手太阴肺经起于胸部上外侧的中府穴，沿上肢内面桡侧下行，止于大指桡侧的少商穴。与手阳明大肠经相交接。计11穴，左右共22穴。主治：胸、肺、咽喉疾病、神志病、热病、以及本经所过部位的疾病。

手阳明大肠经起于食指桡侧的商阳穴，沿上肢外面桡侧上行，经过肩、颈至面部对侧鼻旁的迎香穴止。与足阳明胃经相交接。计21穴，左右共42穴。主治：头、面、眼、鼻、口腔、喉部疾病、热病，以及本经所过部位的疾病。

3.足阳明胃经和足太阴脾经

足阳明胃经起于眼睛下方的承泣穴经过颧部，环绕口唇，沿下颌骨向后至下颌关节附近分成两枝：一支经耳前，沿发际，至额角的头维穴；一支沿颈前、胸腹，下肢外侧前缘下行，止于次趾外侧的厉兑穴。与足太阴脾经相交接，计45穴，左右共90穴。主治：头面疾病、口腔、咽喉疾病、胃肠疾病、瘫痪痿痹、热病及神志病。

足太阴脾经起于拇趾内侧端的隐白穴，沿小腿内侧正中，大腿内侧前缘上行，达腹部和胸部的外侧，止于胸胁部的大包穴。与手少阴心经相交接。计21穴。左右共42穴。主治：消化系统疾病，泌尿生殖系疾病，内分泌疾病，以及本经所过部位的疾病。

4.手少阴心经和手太阳小肠经

手少阴心经起于腋中的极泉穴，循上肢内面的尺侧下行，止于小指桡侧的少冲穴。与手太阳小肠经相交接、计9穴，左右共18穴。主治：胸部疾病、神志病、心病、热病、及本经所过部位的疾病。

手太阳小肠经起于小指尺侧少泽穴，沿上肢

外面的尺侧过颈至头部，止于耳前的听宫穴。与足太阳膀胱经相交接。计19穴，左右共38穴。主治：聋哑、头面、五官，咽喉疾病、热病、神志病、以及本经所过部位的疾病。

5.足太阳膀胱经与足少阴肾经

足太阳膀胱经起于内眼角的睛明穴，沿头顶脊柱两旁，下肢的后面，绕外踝，止于小趾外侧的至阴穴与足少阴肾经相交接。计67穴。左右共134穴。主治：头面、五官、腰背部疾病，泌尿生殖系疾病，消化系疾病，热病等。

足少阴肾经起于足心的涌泉穴，沿下肢内面的后缘上行，至胸腹部靠近前正中线，止于胸部的俞府穴。与手厥阴心包经相交接。计27穴，左右共54穴。主治：泌尿生殖系疾病，胸部、腰部疾病。

6.手厥阴心包经与手少阳三焦经

手厥阴心包经起于乳头外侧的天池穴，沿上肢内面的中央下行，止于中指端的中冲穴。与手少阳三焦经相交接。计9穴，左右共18穴。主治：心、胸疾病、神志病、胃病及肘臂痛等。

手少阳三焦经起于无名指外侧端的关冲穴，沿上肢外侧的中央，上至颈部，过耳后，达眉梢，止于丝竹空穴。与足少阳胆经相交接。计23穴，左右46穴。主治：聋哑、头面、五官疾病、热病、胸胁部疾病、以及肘臂痛等。

7.足少阳胆经与足厥阴肝经

足少阳胆经起于外眼角瞳子髎穴，经过头的两侧颞部，绕耳后、下颈至肩，行胸胁，腹部的侧面至臀、走下肢的外侧，止于四趾的窍阴穴。与主足厥阴肝经相交接。计44穴。左右共88穴。治：聋哑、头面、五官、胸胁、肝胆疾病。并治瘫痪，腰腿病、水肿。

足厥阴肝经起于踇趾端外侧大敦穴，沿小腿内侧后缘，大腿内侧正中，绕外阴部上行，止于胁下期门穴。主治：泌尿生殖系疾病，肝胆疾病、以及热病等。

综合十二经的表里、循行、分布可得如下规律：

1.十二经的表里关系和脏腑完全一致。

2.十二经的走行方向是：手的三个阴经由胸

走手；手的三个阳经由手走头；足的三个阴经由足走胸；足的三个阳经由头走足。

3.十二经的分布是：

（1）四肢：阴经都分布在肢体的内侧（上肢为屈侧），阳经都分布在外侧（上肢为伸侧）。排列次序是：内前走太阴(脾、肺)经，内中走厥阴（肝、心包）经，内后走少阴（肾、心）经；外前走阳明（胃、大肠）经，外中走少阳（胆、三焦）经，外后走太阳（膀胱、小肠）经。

每条经在四肢末端都起止于手指或足趾。大体上前、中、后三阴经分别分布于一、三、五趾前、中、后三阳经分别分布于二、四、五指(趾)。但足三阴经在小腿以下分布，则有例外的前后交叉；且其太阴、厥阴均分布于踇趾，少阴分布于小趾。

（2）头面躯干：手三阴经均循行到胸部，手、足三阳经均循行到头部，足三阴经均循行到腹部及胸部。具体分述如下：

①手三阴经：

手太阴肺经——上胸外侧。

手厥阴心包经——乳房旁，胁。

手少阴心经——腋。

②手三阳经：

手阳明大肠经——肩前、颈、下齿、鼻旁。

手少阳三焦经——肩上、颈、耳后、眉梢。

手太阳小肠经——肩胛、颈、目下、耳前。

③足三阳经：

足阳明胃经——眼下、上齿、面周围、颈前、胸腹部。

足少阳胆经——眼外眥、颞部、头顶、项侧、胁腰侧面。

足太阳膀胱经——眼内眥、头顶、项后、背腰部。

④足三阴经：

足太阴脾经——腹、胸部。

足厥阴肝经——前阴部、胁。

足少阴肾经——腹、胸部。

4.十四经穴计361个左右共670个。

穴　位

穴位是体表与经络、脏腑相连通的点，它是针灸或其他新医疗法施术的部位。人身上的穴位，大体可分为三类：属于十四经的穴位称为“经穴”；十四经以外的穴位叫做“奇穴”；部位不定，患病局部有压痛反应，用作治疗的地方，叫做“阿是穴”。

取穴方法：

人身上的穴位很多，分布很广，在治疗疾病时穴位的定位是否正确，直接影响治疗效果。所以对穴位的位置和取穴方法必须熟记。一般常用的取穴方法有三种：

1.自然标志取穴法

这种取穴法是根据人体体表的自然标志来取穴。如两眉正中间取印堂，两手拇指交叉食指尖指腕后高骨上部取列缺，两乳正中间取膻中，大腿外侧垂手中指端到达处取风市。背部以脊椎作标志，如第七颈椎下取大椎，第一胸椎下取陶道等。这种方法既简便，又准确，临床上用的较多。

2.同身寸取穴法

这种方法是叫病人将中指弯曲和拇指连接一个圆圈，中指中节侧面两头横纹尖之间的距离作为一寸，用于四肢取穴和背部作横量尺寸的标准。

另外一种指量法。常以病人的食指第一、二指关节的宽度为一寸；以食指、中指相并的中部宽度为二寸；以食指、中指、无名指，三指相并的中部宽度为三寸。在应用时，如医生与病人的手指大致相当，就可以直接量取病人的穴位，如不相当则应按比例增减。

此外还有一种母指寸，是以母指的甲根平齐部分的横径作为一寸，也很适用，常用于量取四肢背部的穴位。

3.骨度分寸折量法

这种方法，简称骨度法，是根据人体各部的长短定为一定的分寸，作为取穴的标准。例如：肘横纹至腕定为12寸，不论男女、老少、高矮、胖瘦都按这一标准，分为十二等份，以一份为一寸，再按寸数取穴。这种方法是临床常用的方法。

参考附表。

人身分寸折量表

部位	起止点	折作尺寸
头部	前发际正中至后发际正中；印堂至脑户穴	12寸
	两眉间印堂穴至前发际正中	3寸
	第七颈椎棘突即大椎穴至后发际正中	3寸
	两乳突最高点之间	9寸
胸腹部	两乳头之间	8寸
	侧胸部，由腋窝横纹至十一肋缘	12寸
	上腹部，由胸骨体下缘至脐中	8寸
	下腹部，由脐中至耻骨上缘	5寸
背部	两手抱肘，由脊柱正中线至肩胛骨内缘	3寸
上肢	由腋窝横纹头至肘横纹	9寸
	由肘横纹至腕横纹	12寸
下肢	大腿内侧，与耻骨上缘平齐处至股骨内上髁	18寸
	大腿外侧，股骨大转子至腘横纹平齐处	1[illegible]寸
	小腿内侧，胫骨内髁至内踝尖	13寸
	小腿外侧，腘横纹平齐处至外踝尖	16寸

—472—

常用经穴、奇穴

头面部：

1.百会（图1—1）：

取法：两耳尖连线，与正中线交点。

针法：针尖向前或向后沿皮刺五分。

主治：头痛、眩晕、脱肛、小儿腹泻。

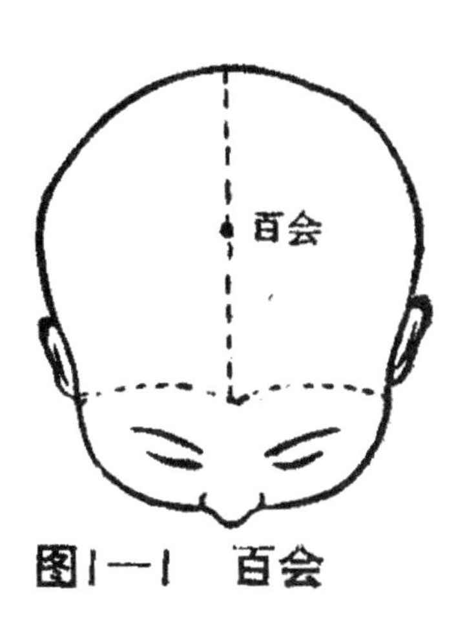

图1—1 百会

2.阳白（图1—2）：

取法：眉上一寸，对瞳孔。

针法：沿皮横刺3～5分。

主治：前额痛，面神经麻痹、颜面肌肉痉挛、眼病等。

3.印堂（图1—2）：

取法：两眉之间的正中点。

针法：斜向下刺2～5分。

主治：鼻病、眼病、头痛、失眠、眩晕。

4.丝竹空（图1—2）：

取法：眉外侧端凹陷处。

针法：斜刺3～5分。

主治：眉棱骨痛，前头痛，目赤肿痛、流泪及其他眼病。

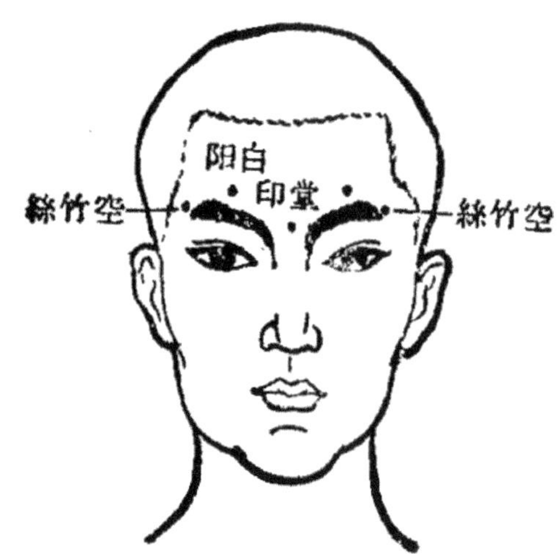

图1—2 阳白、印堂、丝竹空

5.攒竹（图1—3）：

取法：眉内侧端凹陷处。

针法：直刺入眶上孔内3～5分深。

主治：偏头痛、眉棱骨痛、目赤肿痛、视神经萎缩及其他眼病。

6.球后（图1—3）：

取法：眶下缘的外四分之一与内四分之三交界处。

针法：沿眶下缘，从外斜向内下，向视神经孔方向刺1～1.5寸。针至眼区酸胀，或流泪，刺入后有感觉即可提出，勿提插或大弧度捻转。

主治：青光眼，视神经炎、视神经萎缩，眼底出血。

【注】眶内眼周组织疏松、血管多、针时刺破小血管可引起整个眶部皮下出现青紫，但出血对身体无妨碍，可用热敷促进吸收。

7.四白（图1—3）：

取法：目下一寸，相当于眶下孔处凹陷处。

针法：直刺2～5分。

主治：目赤肿痛及其他眼疾，面神经麻痹。

8.迎香（图1—3）：

取法：鼻翼外侧，鼻唇沟处。

针法：斜刺3分深。

主治：鼻衄、鼻炎、面神经麻痹。

9.人中（水沟）（图1—3）：

取法：鼻唇沟上三分之一与下三分之二交点处。

针法：针尖向上，刺2～3分深。

主治：突然昏倒、癫痫、昏迷、中暑、小儿抽风，中风、腰痛。

10.地仓（图1—3）：

取法：口角旁开五分。

针法：横刺进针，可透颊车或其它穴。

主治：面神经麻痹、流涎、面神经痉挛、三叉神经痛。（二三支）

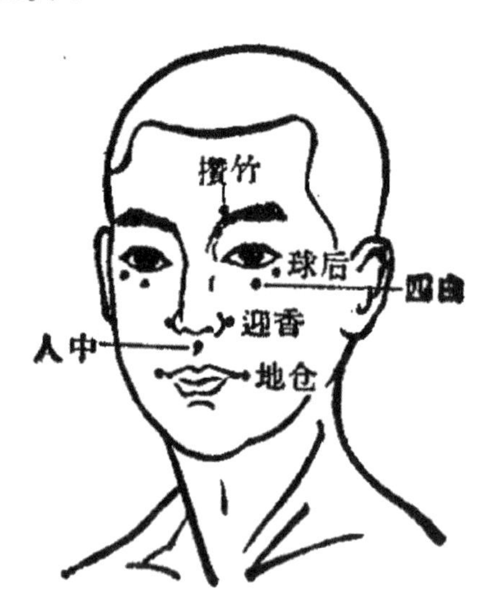

图1—3 攒竹、球后、四白、迎香、人中（水沟）、地仓

颞部、耳部：

1.头维（图1—4）：

取法：发额角，入发际五分，在颞肌前缘。

针法：斜刺0.5～1寸。

主治：头痛，目赤肿痛。

2.率谷（图1—4）：

取法：耳上入发际一寸。

针法：斜刺3～5分。

主治：偏头痛、目痛。

3.耳尖（图1—4）：

取法：将耳廓向前折，出现之尖端即为本穴。

针法：斜刺5分。

主治：喉痛、目赤肿痛、耳鸣。

4.太阳（图1—4）：

取法：眉稍与外眼角中点向后一寸凹陷处。

针法：（1）直刺0.5～1寸。（2）向后透率谷（耳上入发际一寸）。（3）向内下方斜刺1～1.5寸，感应到上牙、面颊。

主治：眼病、偏头痛、上牙痛、三叉神经痛（二、三支）、面神经麻痹。

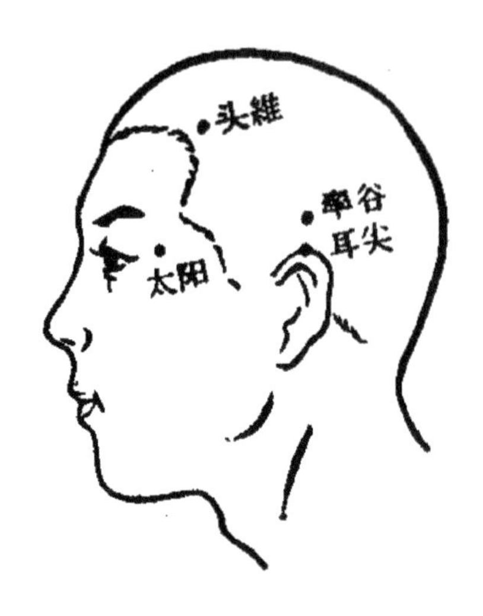

图1—4　头维、率谷、耳尖、太阳

5.耳门（图1—5）：

取法：耳屏上切迹之前方，下颌骨关节后凹陷处，张口取穴。

针法：直刺1～1.5寸。

主治：耳鸣、耳聋、中耳炎。

6.听宫（图1—5）：

取法：耳屏与下颌关节间凹陷处，张口取穴。

针法：直刺1～2寸。

主治：耳聋、耳鸣、聋哑、中耳炎。

7.听会（图1—5）：

取法：耳屏间切迹前方，下颌关节后方凹陷处，张口取穴。

针法：同耳门。

主治：同耳门。

8.下关（图1—5）：

取法：耳屏前一横指，颧弓下缘凹陷处。

针法：直刺0.5～1寸。

主治：上牙痛，面神经麻痹、牙关开合不利、三叉神经痛（二、三支）。

9.翳风（图1—5）：

取法：耳垂后方，乳突前下方凹陷处。

针法：耳鸣、耳聋针尖向前上方，痄腮、颜面神经麻痹针尖水平方向向前，深1.5～2.5寸。

主治：耳鸣、耳聋、痄腮、颜面神经麻痹、牙痛。

10.颊车（图1—5）：

取法：下颌角的前上方4分，咬肌附着部，

咬牙时肌肉隆起处。

针法：直刺3～5分，或向上向前斜刺2～3寸。

主治：下牙痛（配合谷）、面神经麻痹（地仓透颊车）、牙关紧闭。

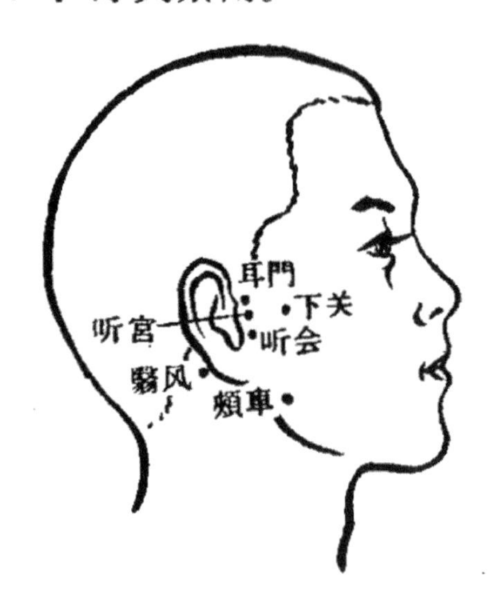

图1—5 耳门、听宫、听会、下关、翳风、颊车

颈项部：

1.风府（图1—6）：

取法：正坐低头，入发际一寸，枕外粗隆下凹陷处。

针法：斜向下刺0.5～1寸。

主治：感冒发热、头晕、头痛、癫痫、小儿惊风，咽喉炎。

2.风池（图1—6）：

取法：正坐低头，后发际上一寸旁开一寸五分凹窝中（相当于风府穴两旁）。

针法：针尖稍偏外侧，针0.5～1寸。

主治：头痛，感冒、发热、鼻塞、痄腮、颜面神经麻痹初期、目赤肿痛、视神经萎缩、眼底出血。

3.天柱（图1—6）：

取法：后头项肌隆起外侧缘，平后发际。

针法：直刺0.5～1.5寸。

主治：头痛、项后痛、失眠、气喘、肩背痛。

4.哑门（图1—6）：

取法：正坐低头，入后发际五分，第二颈椎棘突上缘。

针法：坐位低头，斜向下刺0.5～1寸。

主治：后头痛、哑、咽喉炎、腰痛。

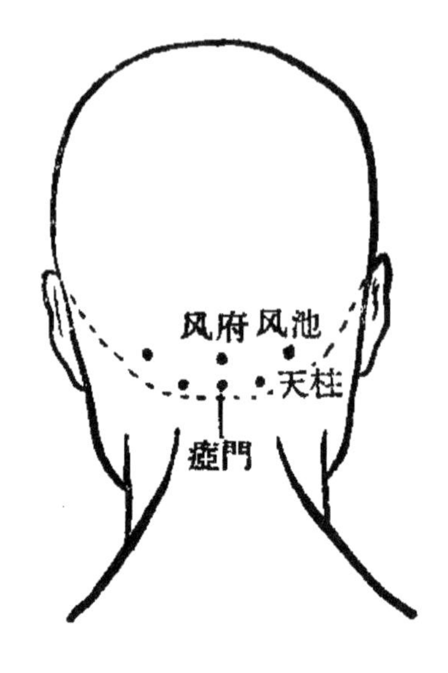

图1—6　风府、风池、天柱、哑门

5.扶突(图1—7)：

取法：胸锁乳突肌的胸骨头与锁骨头之间，平喉结，或人迎后两横指。

针法：直刺1寸闪电感传至食指、拇指或胸、肩、背。

主治：咳嗽、气喘、肩、背、上肢痛、偏瘫。

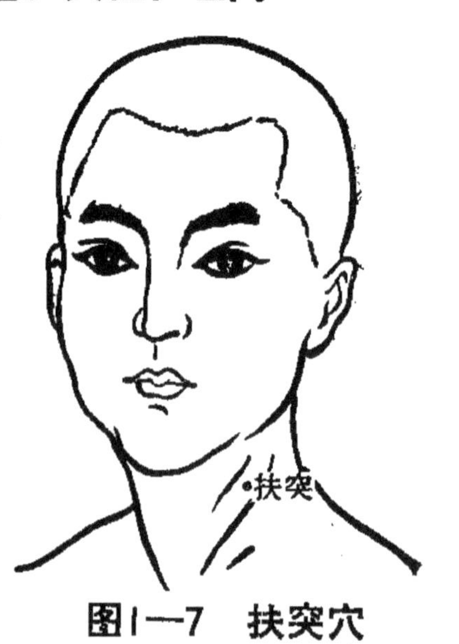

图1—7　扶突穴

—482—

6.廉泉（图1—8）：

取法：仰头取穴，喉结与下颌骨正中联线中点。

针法：针尖向舌根方向斜刺1.5～2寸，退至皮下再向舌根两侧各刺1.5～2寸。或透金津、玉液。

主治：哑，咽痛。

7.旁廉泉（图1—8）：

取法：廉泉旁开一寸。

针法：针向舌根斜刺1.5～2寸。

主治：哑、腰痛、瘫痪、癔病。

8.天突（图1—8）：

取法：胸骨上窝正中，稍仰头取穴。

针法：针向后下方直刺1寸。

主治：支气管炎、支气管哮喘、咽喉肿痛。

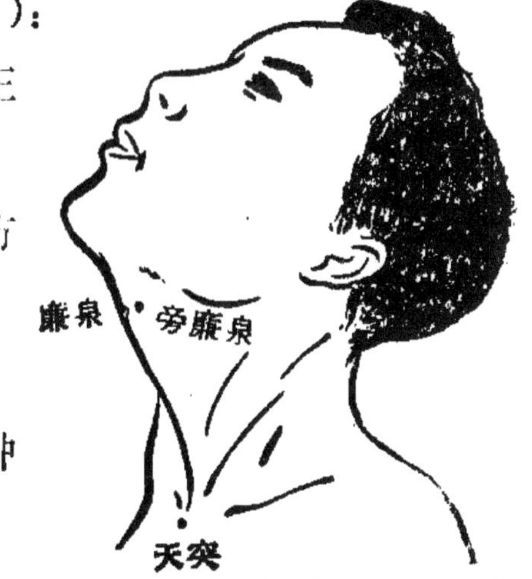

图1—8 廉泉、旁廉泉、天突

—483—

肩胛部：

1.巨骨（图1—9）：

取法：锁骨肩峰端与肩胛岗之间凹陷处。

针法：直刺0.5～1寸。

主治：肩背及上肢痛、肩关节周围炎，关节炎。

2.肩三针：

（1）肩前（图1—9）：

取法：腋前纹头直上1.5寸。

针法：直刺3～4寸可透肩后。

主治：肩关节炎、关节痛。

（2）肩髃（图1—9）：

取法：肩端，抬臂凹陷处。

针法：垂臂向下针1.5～2寸。

主治：肩关节炎、关节痛、上肢瘫痪。

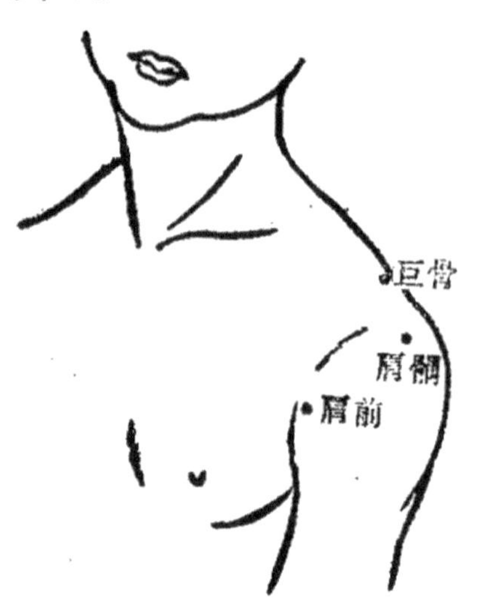

图1—9 巨骨、肩髃、肩前

（3）肩后（图1—10）：

取法：腋后纹头上二寸。

针法：直刺3～4寸透肩前。

主治：肩关节炎和关节痛。

3.肩贞（图1—10）：

取法：垂手腋后纹尖端上一寸陷中。

针法：直刺1.5寸。

主治：肩痛、手臂麻木。

4.天宗(图1—10)：

取法：肩胛骨岗下窝中点。

针法：斜刺0.5～1寸。

主治：肩胛酸痛，臂外侧痛。

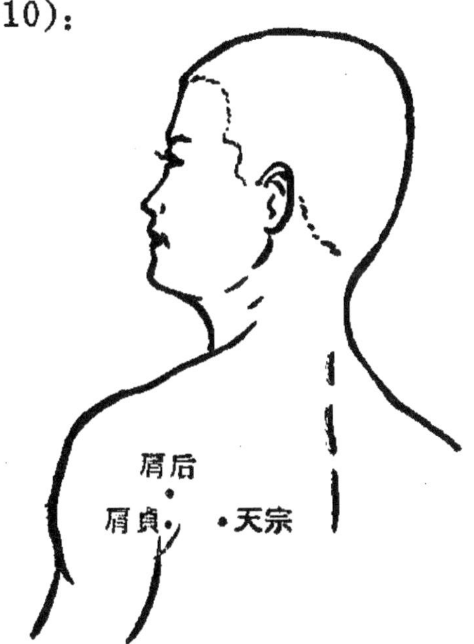

图1—10 肩后、肩贞、天宗

背、腰、骶部：

1.大椎（图1—11）：

取法：坐位低头，在第七颈椎与第一胸椎棘突之间凹陷窝中。

针法：坐位低头，直刺0.5～1寸。

主治：感冒、发热、疟疾、项痛、癫痫、落枕、强壮用穴。

2.喘息（定喘）（图1～11）：

取法：大椎旁开5分。

针法：针尖斜向椎体进针5分至1寸左右，不可向椎体外侧深针，以防气胸发生。

主治：咳嗽，支气管哮喘、背痛。

3.大杼（图1—11）：

取法：第一胸椎棘突下旁开1.5寸。

针法：向内斜刺5分深。

主治：感冒、咳嗽、哮喘、颈及项疼痛、发热。

4.命门（图1—11）：

取法：①在第二腰椎棘突下凹陷中。②对脐。③两髂嵴连线向上数第二椎。

针法：直刺1～1.5寸。

主治：腰痛、月经不调、痛经，遗尿。

5.肾俞（图1—11）：

取法：第二腰椎棘突下，旁开1.5寸。

针法：直刺1～1.5寸。

主治：腰痛、遗精、阳萎、月经不调。

6.大肠俞（图1—11）：

取法：第四腰椎棘突下旁开1.5寸。

针法：直刺1.0～1.5寸。

主治：腰痛、腹泻或便秘、腹胀。

7.关元俞（图1—11）：

取法：第五腰椎棘突下旁开1.5寸。

针法：直刺1～1.5寸。

主治：腰痛、急、慢性肠炎、遗尿。

8.华陀夹脊（图1—11）：

取法：第一胸椎到第五腰椎棘突下左右旁开5分。共34穴。

针法：针尖斜向脊椎侧，针5分至1.2寸。胸段针时勿向脊椎外侧深刺，以免发生气胸。

主治：支气管炎、支气管哮喘、胃脘痛、身

体虚弱、肠炎、腰背酸痛、腹痛等。

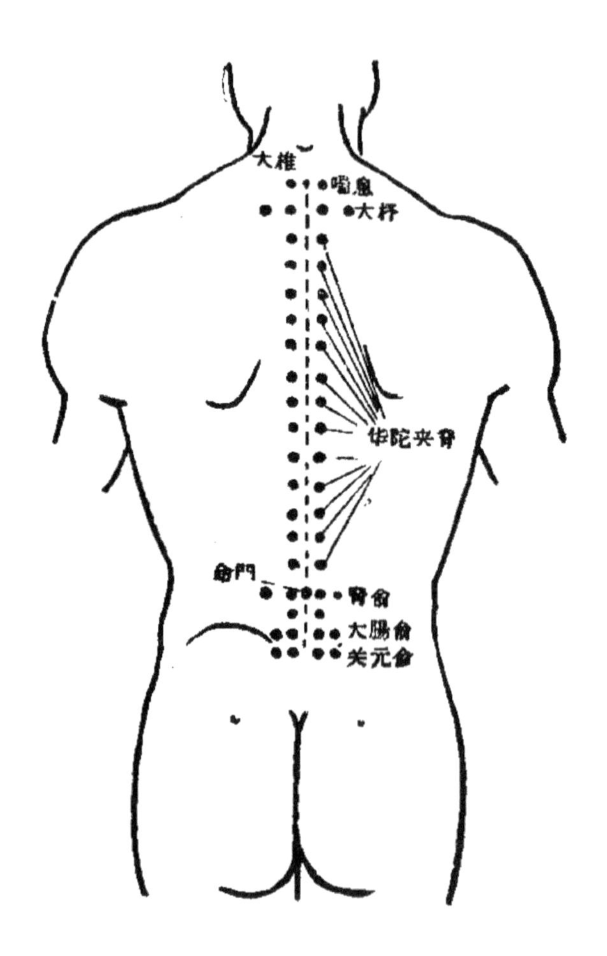

图1—11 大椎、喘息（定喘）、大杼、命门、肾俞、大肠俞、关元俞、华陀夹脊

—488—

胸、腹部：

1.膻中（图1—12）：

取法：胸骨正中线，两乳中间，或第五肋骨与胸骨结合处中间。

针法：向下或向两侧斜刺5分。

主治：胸痛、胃痛、哮喘、乳少。

2.中脘（图1—12）：

取法：脐与剑突联线之中点。

针法：针尖向下斜刺或直刺0.8～1寸。

主治：胃脘痛、腹痛、腹胀，呕吐、泛酸、食欲不振。

3.梁门（图1—12）：

取法：中脘旁开2寸。

针法：向下斜刺1～1.5寸。

主治：食欲不振、呕吐、胃脘疼痛、急、慢性肠炎。

4.神阙（图1—12）：

取法：脐中央。

针法：不针，用灸。

主治：肠鸣，腹痛、腹泻、痢疾、虚脱。

5.天枢（图1—12）：

取法：脐旁2寸。

针法：向下斜刺1寸。

主治：食欲不振、脐周腹痛、下腹痛、急、慢性肠炎、痢疾、便秘。

6.大横（图1—12）：

取法：乳头直下平脐。

针法：直刺0.5～1寸。

主治：下痢、便秘、小腹痛。

7.气海（图1—12）：

取法：脐下1.5寸。

针法：直刺0.8～1.5寸。

主治：腹痛、腹泻、腹胀、遗尿、月经不调，痛经、闭经、体虚、大便不通。

8.关元（图1—12）：

取法：脐下3寸。

针法：排尿后针刺。稍向下斜刺0.8～1.5寸。

主治：同中极、脐周腹痛。

9.中极（图1—12）：

取法：脐下4寸。

针法：排尿后针。稍向下斜刺0.8～1寸。

主治：遗尿、月经不调、痛经、经闭、子宫功能性出血。

10.归来（图1～12）：

取法：中极旁开2寸。

针法：向下斜刺1～1.5寸。

主治：小腹痛、闭经、痛经。

11.横骨（图1—12）：

取法：耻骨联合上缘正中，旁开0.5寸。

针法：直刺0.5～1寸。

主治：阴部痛、遗精、阳萎、尿闭。

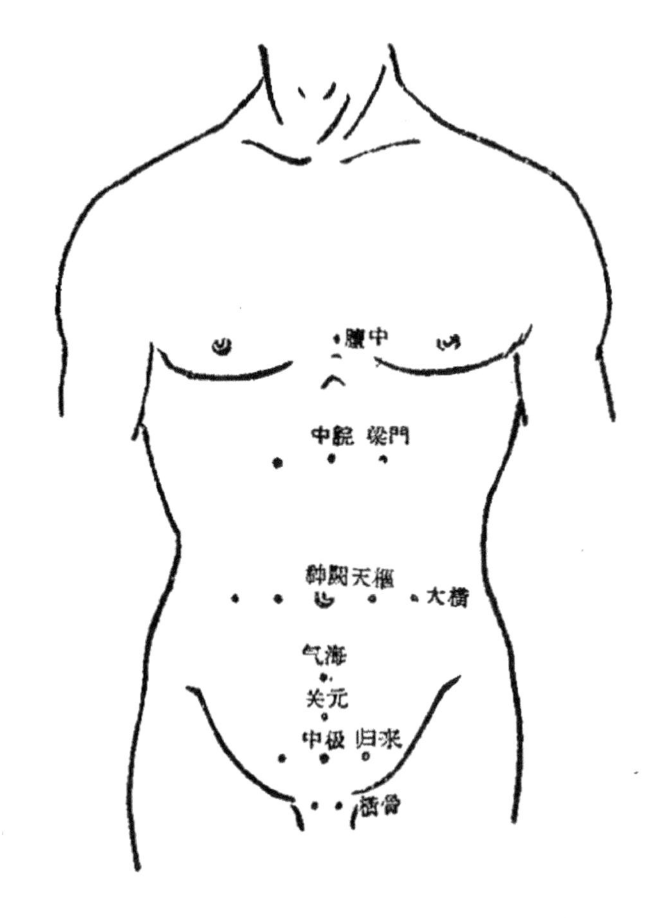

图1—12 膻中、中脘、梁门、神阙、天枢、大横、气海、关元、中极、归来、横骨

上肢屈侧（掌面）：

1.尺泽（图1—13）：

取法：肘横纹上，肱二头肌腱挠侧，取穴时

微屈肘。

针法：直刺0.5～1.5寸。

主治：咳嗽、咯血、气喘、前臂痛。

2.间使（图1—13）：

取法：掌心向上、腕后横纹直上3寸，正当两筋间。

针法：直刺0.5～1寸。

主治：疟疾，心慌心跳、胸内烦闷，癫痫、胸胁痛、面神经麻痹。

3.内关（图1—13）：

取法：掌心向上，腕横纹直上2寸、正当两筋间。

针法：直刺0.5～1寸，或透刺外关。

主治：胃脘痛、恶心、呕吐，胸闷，胸痛、失眠、心烦、心慌心跳、癔病、癫痫、中毒性休克、高血压。

4.太渊（图1—13）：

取法：仰掌，腕横纹上、桡动脉外侧。

针法：直刺2～3分。

主治：气喘、咳嗽、咳血、咽痛。

5.神门(图1—13):

取法:小指侧,腕横纹头,筋内侧陷中。

针法:直刺3分。

主治:失眠、心跳、神经衰弱、精神病。

6.鱼际(图1—13):

取法:仰掌,第一掌骨内缘中点。

针法:直刺5～8分。

主治:咽喉炎,扁桃体炎,发热,失音不语。

7.少商(图1—13):

取法:拇指桡侧距指甲角1分。

针法:点刺、或三棱针放血。

主治:小儿发热惊风、咽喉肿痛、鼻衄,中风昏迷。

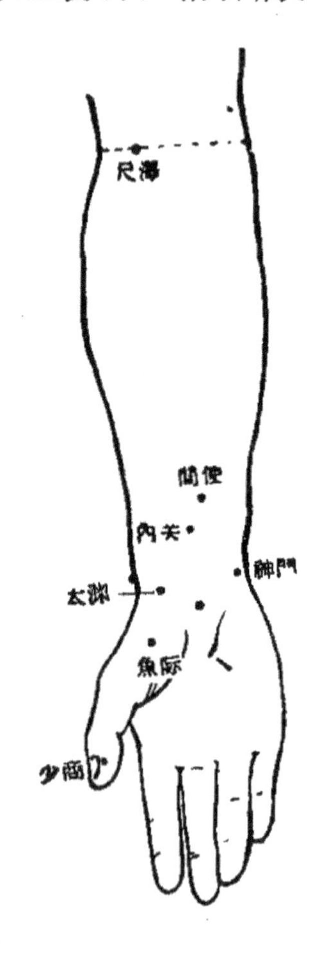

图1—13 尺泽、间使、内关、太渊、神门、鱼际、少商。

8.列缺（图１—14）：

取法：挠骨茎突上方，腕横纹上1.5寸，取穴时两虎口交叉食指指尖到达凹陷处。

针法：斜刺２～３分。

主治：头项痛、咽喉痛、腕痛。

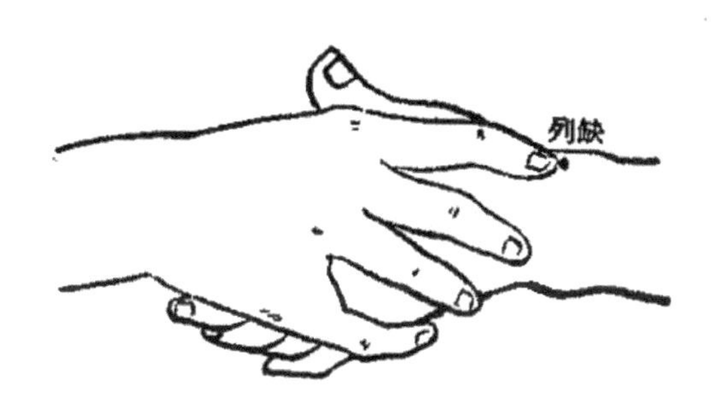

图1—14 列缺穴

9.四缝（图1—15）：

取法：两手第2～5指掌面，第二指关节横纹中央。

针法：浅点刺，避开血管，挤出黄、白色粘液。

主治：小儿疳积、消化不良、哮喘。

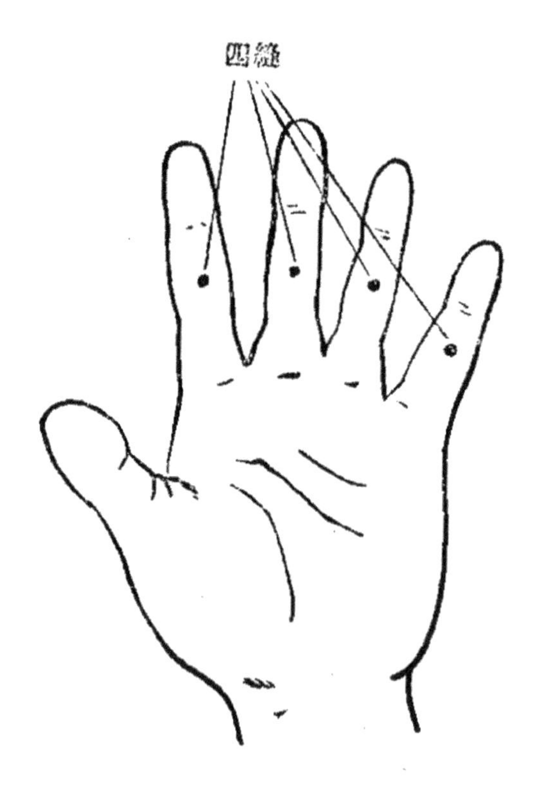

图1—15　四缝穴

10.十宣（图1—16）：

取法：两手十指尖，离指甲一分许。

针法：斜刺或点刺出血。

主治：中风闭证、中暑、小儿发热惊风、四肢抽搐、突然昏倒休克急救。

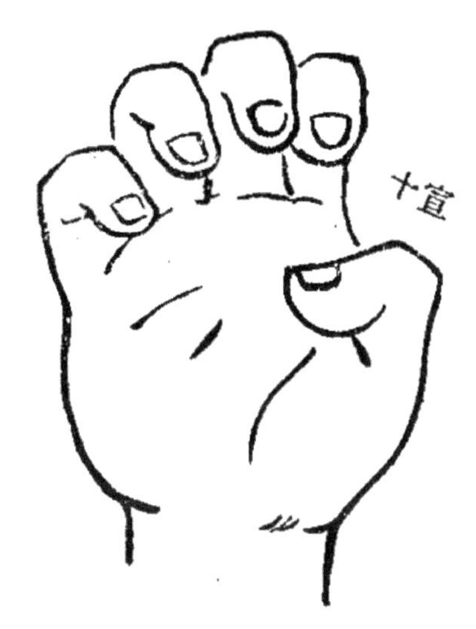

图1—16 十宣穴

上肢侧面(背面)：

1.曲池（图1—17）：

取法：屈肘，肘横纹纹头外端凹陷处。

针法：直刺1～1.5寸。

主治：咽喉肿痛、手臂肿痛、上肢瘫痪、风疹、腹痛吐泻、痢疾、热病、高血压。

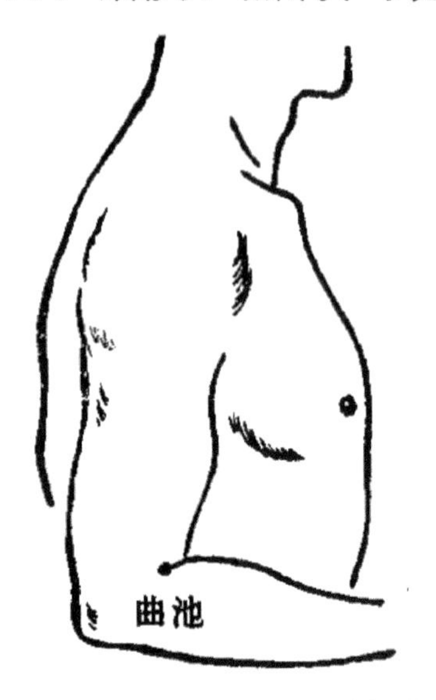

图1—17 曲池穴

2.支沟（图1—18）：

取法：掌心向下，腕指横纹直上3寸即外关上1寸，两骨间，与间使相对。

针法：直刺0.5～1寸。

主治：胸肋痛、腕痛、便秘、项背痛。

3.外关（图1—18）：

取法：掌心向下，腕背横纹上2寸两骨间，与内关相对。

针法：直刺0.5～1寸，可透内关。

主治：腕痛、胸肋痛、肩痛、发热。

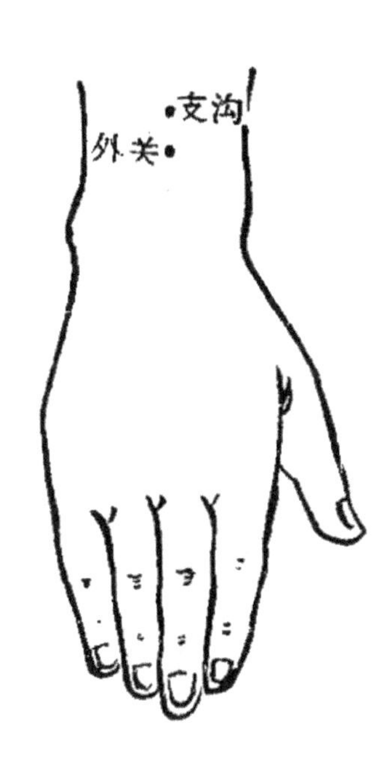

图1—18　支沟、外关穴

4.合谷（图1—19）：

取法：第一、二掌骨之间近第二掌骨缘中点。

针法：直刺5～8分，透后溪1.5～2寸。

主治：头痛、目赤肿痛、鼻衄、牙疼、咽喉肿痛等头面部疾病。

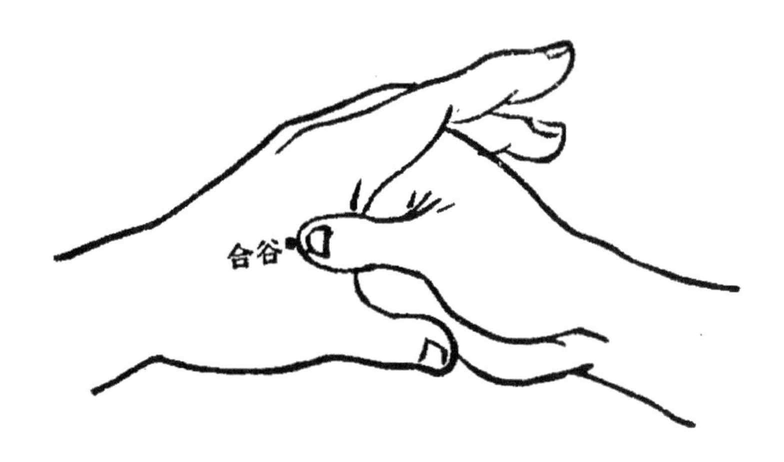

图1—19 合谷穴

5.落枕（图1—20）：

取法：手背第二、三掌背间，掌指关节后5分。

针法：直刺5分。

主治：落枕。

6.中渚（图1—20）：

取法：手背第四、五掌指关节后5分掌骨间，握拳取之。

针法：直刺3～5分。

主治：耳聋、耳鸣、扁桃体炎、上肢瘫痪。

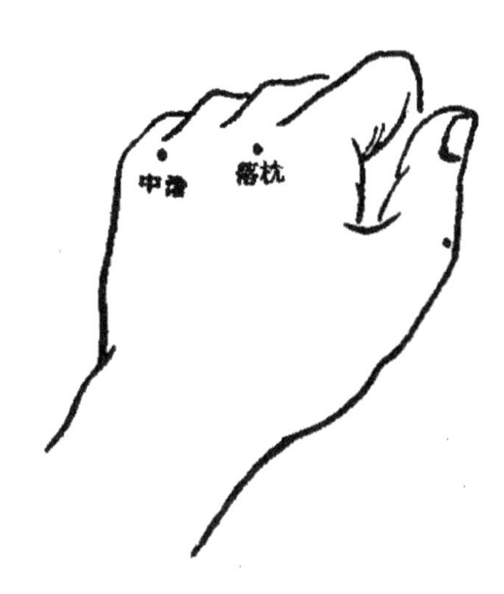

图1—20　中渚、落枕穴

7.后溪（图1—21）：

取法：握拳，第五掌骨小头处，赤白肉际凹陷处。

针法：直刺5分～1寸或合谷透后溪。

主治：项痛、肘及手指痛、上肢麻木。

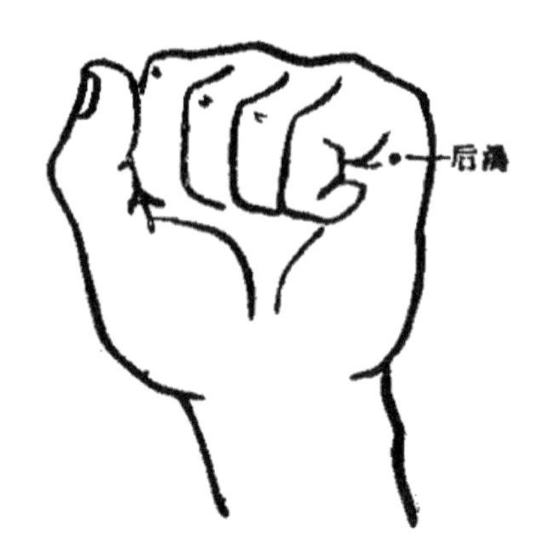

图1—21　后溪穴

下肢前面：

1.伏兔（图1—22）：

取法：髌骨外缘上6寸。

针法：直刺1～1.5寸。

主治：大腿部痛，膝痛，大腿部肌肉萎缩。

2.梁丘（图1—22）：

取法：髌骨外缘上2寸，股直肌腱外侧。

针法：直刺0.5～1.0寸。

主治：下肢不遂，胃痛、股痛、膝痛。

3.鹤顶（图1—22）：

取法：膝盖上缘中央。

针法：针尖稍斜向下3～5分。

主治：膝关节痛。

4.膝眼（犊鼻）（图1—22）：

取法：膝盖骨下两旁凹陷中。

针法：针尖斜向内侧1～2寸深，或膝眼透膝眼。

主治：膝关节炎和关节痛。

5.足三里（图1—23）：

取法：外膝眼下3寸，胫骨外缘1横指。

针法：直刺0.5～1寸。

主治：①消化道疾病常用穴，治食欲不振、胃痛，腹痛、腹胀、呕吐、泄泻、痢疾。②强壮要穴、治虚

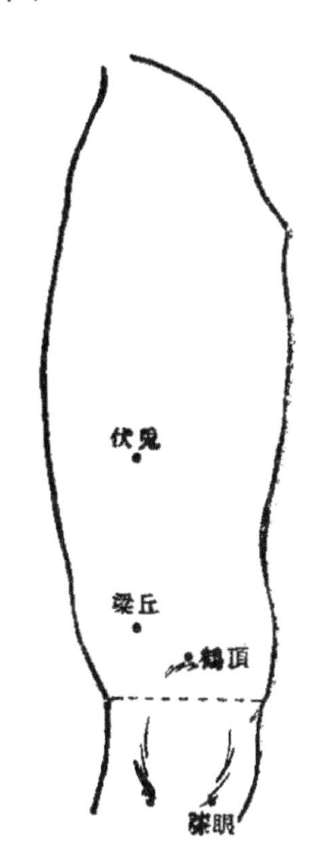

图1—22 伏兔、梁丘、鹤顶、膝眼（犊鼻）

弱、失眠、心悸。③半身不遂，膝痛、高血压。

6.兰尾穴（图1～23）：

取法：足三里下2寸。

针法：直刺0.5～1寸。

主治：急、慢兰尾炎。

7.条口（图1～23）：

取法：外膝眼下8寸。

针法：直刺或斜刺0.5～1寸，也可透承山。

主治：肩痛、背痛，小腿及足部疾病。

8.丰隆（图1—23）：

取法：外踝上8寸。

针法：直刺1～1.5寸。

主治：痰多、食欲不振、小腿肌肉萎缩，小腿痛，便秘，咳喘。

9.解溪（图1—23）：

取法：在足背与小腿交界处的横纹上，正当两肌腱间。

针法：直刺0.8～1寸。

主治：踝关节痛。

10.太冲（图1—23）：

取法：第一、二趾缝上二寸。

针法：直刺5分。

主治：头痛，目赤肿痛胸胁痛，月经不调，失眠。

11.行间（图1—23）：

取法：足背第一、二蹠趾关节之间凹陷中。

针法：斜刺3分。

主治：月经不调、胸肋痛、胃痛、腹胀、癫痫、失眠。

12.内庭（图1—23）：

取法：第二、三蹠趾关节之间凹陷中。

针法：斜刺3～5分。

主治：上牙痛、面神经麻痹，鼻出血、胃脘痛、腹胀、腹泻、足背痛。

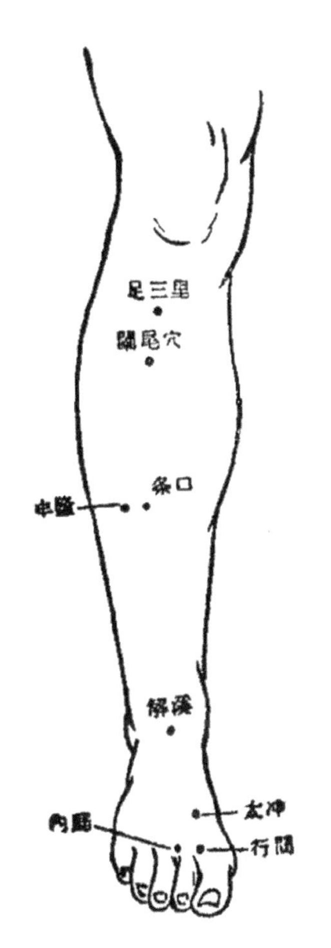

图1—23　足三里、兰尾穴、条口、丰隆、解豀、太冲、行间、内庭穴

下肢外侧面：

1.环跳（图1—24）：

—505—

取法：侧身卧，伸下面腿，屈上面腿。①股骨大转子后上方凹陷处；②尾骨尖上一寸与股骨大转子连线内三分之二与外三分之一交界处。

针法：直刺2～3寸。

主治：下肢瘫痪、下肢关节炎，关节痛、腰痛。

2.风市（图1—24）：

取法：大腿外侧面，立正垂上肢中指尖所到处。

针法：向下斜刺0.5～1寸。

主治：下肢瘫痪、坐骨神经痛、腿外侧痛。

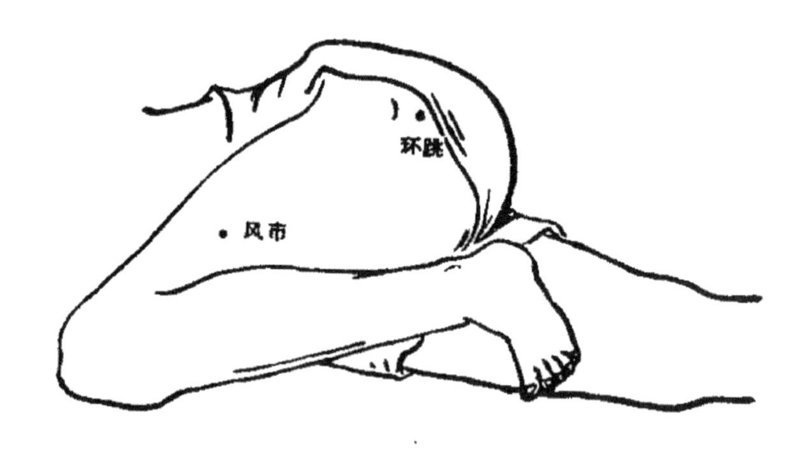

图1—24　环跳、风市穴

3.阳陵泉（图1—25）：

取法：膝关节外侧下，腓骨小头前下方一寸凹陷处。

针法：针尖向腿内侧斜刺1寸，或针2～3寸透陵陵泉。

主治：下肢瘫痪、下肢痛、膝关节痛、胸胁痛，胆道结石。

4.光明（图1—25）：

取法：小腿外侧、外踝上5寸。

针法：直刺1～1.5。

主治：小腿痛、眼病。

5.悬钟（绝骨）（图1—25）：

取法：外踝直上3寸，沿腓骨向上方推，正当骨凹陷处。

针法：直刺1～1.5寸。

主治：下肢瘫痪、落枕、踝及足疼痛、偏头痛，高血压。

6.昆仑（图1—25）：

取法：外踝与跟腱中点。

针法：斜向胫骨后缘，针5分。

主治：头痛项强，腰腿痛，足跟痛，下肢不遂。

7.丘墟（图1—25）：

取法：外踝前下方踝关节间隙凹陷处。

针法：直刺0.5～1寸。

主治：踝关节外侧肿痛、下肢瘫痪、足内翻，胸胁痛。

8.申脉（图1—25）：

取法：外踝正下方凹陷中。

针法：直刺3～5分。

主治：痫症、头痛、眩晕、腰腿酸痛，下肢麻木。

9.至阴（图1—25）：

取法：小趾外侧、距趾甲角一分。

针法：刺一分或灸。

主治：胎位不正，胞衣不下。

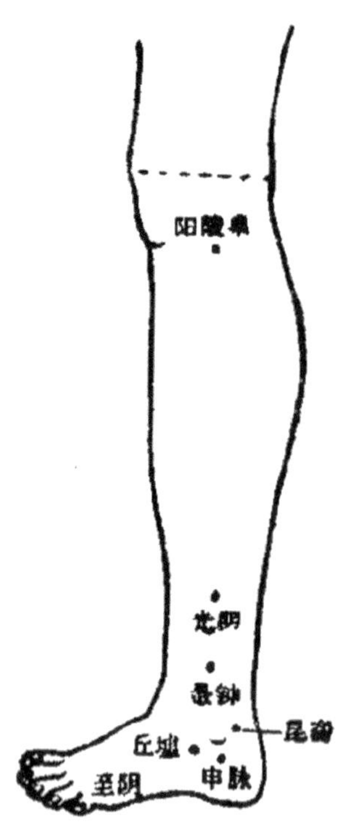

图：1—25　阳陵泉、光明、悬钟（绝骨）、昆仑、丘墟、申脉、至阴

下肢后面：

1.秩边（图1—26）：

取法：骶骨裂孔旁开四横指。

针法：直刺2～8寸。

主治：腰骶部疼痛、下肢瘫痪、下肢关节痛、坐骨神经痛、小便不利。

2.殷门（图1—26）：

取法：臀横纹与腘横纹正中联线成之中点。

针法：直刺1～3寸。

主治：下肢痛、腰腿痛、腰背痛、颈痛。

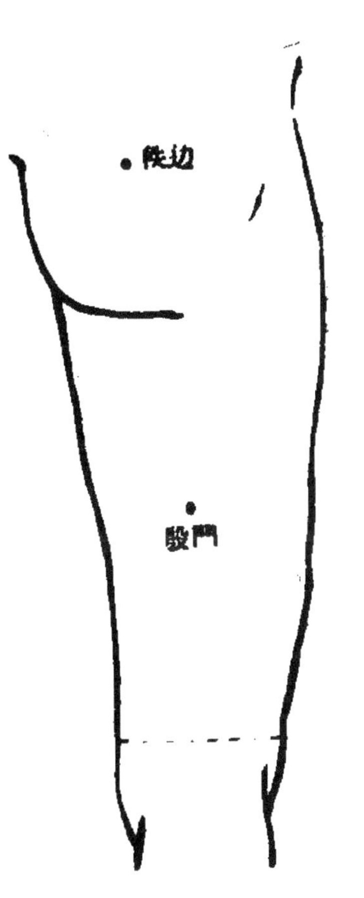

图1—26　秩边、殷门穴

3.委中（图1—27）：

取法：腘窝横纹中央。

针法：直刺1～1.5寸。

主治：腰痛、腓肠肌痉挛、下肢痛、半身不遂。

4.承山（图1—27）：

取法：小腿后面：腓肠肌两肌腹的交界处。伸足取穴。

针法：直刺0.8～1寸。

主治：痔疾疼痛、便秘、小腿肌肉痉挛、腰痛。

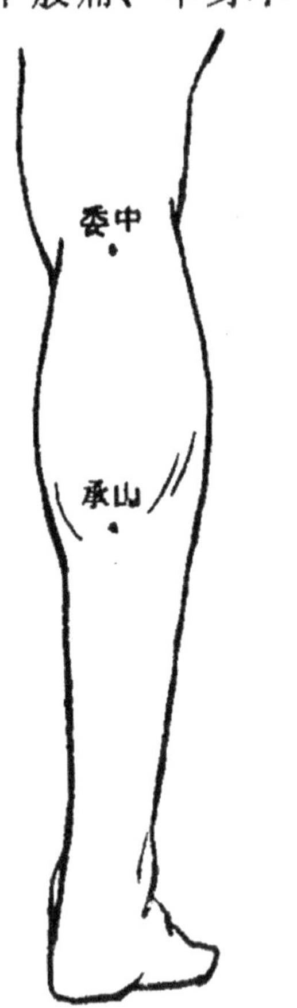

图1—27　委中、承山穴

下肢内侧面：

1.血海（图1—28）：

取法：屈膝髌骨内缘上2寸。

针法：直刺1～1.5寸。

主治：大腿内侧痛、膝内侧痛、月经不调、痛经、闭经。

2.阴陵泉（图1—28）：

取法：膝内侧、胫骨内上踝下缘凹陷处，前面平胫骨粗隆下缘。

针法：直刺1～1.5寸。

主治：腹胀、消化不良、急、慢性肠炎、尿闭、尿失禁、遗精、膝关节痛、小腿酸痛。

3.三阴交（图1—28）：

取法：内踝上3寸，胫骨后一横指。

针法：直刺0.5～1.5寸。

主治：月经不调，阳萎遗精、小便不利、遗尿、小腹痛、腹泻、失眠、痛经。

4.太溪（图1—28）：

取法：平内踝尖，在内踝后缘与跟腱内侧缘

之间，或内踝后5分（与昆仑穴相对）。

针法：斜向胫骨后3～5分可透昆仑。

主治：月经病，足跟痛，腹泻。

5.照海（图1—28）：

取法：内踝尖直下2寸。

针法：直刺0.5～1寸。

主治：月经不调，神经衰弱、咽痛、牙痛、便秘、癫痫。

6.公孙（图1—28）：

取法：足大趾内侧蹠趾关节后一寸。

针法：直刺1～1.5寸。

主治：呕吐、腹胀、食欲减退、胃痛、急性胃肠炎、痢疾、癫痫、足趾关节痛。

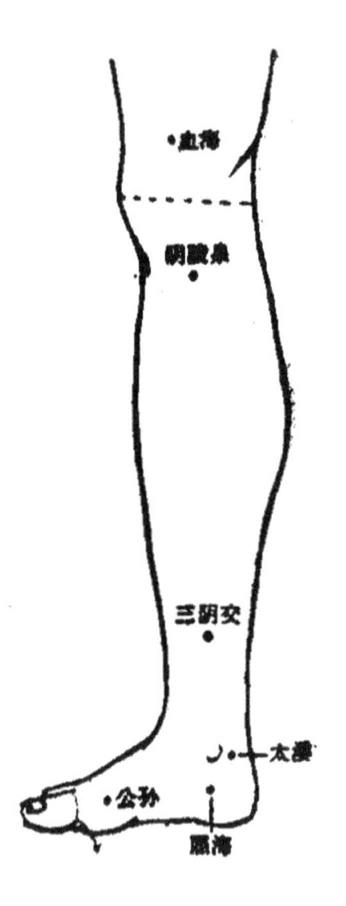

图1—28 血海、阴陵泉、三阴交、太溪、照海、公孙穴

—512—

新　穴　位

这里介绍的新穴位大多数集中在耳区，眼区、颈项和脊柱两旁，常用于聋哑、瘫痪、眼病等疾病的治疗。

头颈部：

1.上睛明（图2—1）：

取法：睛明穴上2分许。

针法：沿眶缘向眶尖刺1～1.5寸。

主治：屈光不正，迎风流泪，角膜白斑等。

2.下睛明（图2—1）：

取法：睛明穴下2分许。

针法：同上睛明穴。

主治：同上睛明穴。

3.健明（图2—1）：

取法：下睛明穴下2分处稍外，眶下缘内方。

针法：沿眶缘向眶尖刺1～1.8寸。

主治：白内障，视神经萎缩，视网膜炎。视网膜色素变性，斜视、夜盲、泪囊炎等。

4.健明1（图2—1）：

取法：健明穴与承泣穴之间，眶下缘内方。

针法：同健明穴。

主治：角膜翳，角膜溃疡，角膜葡萄肿等。

5.健明2（图2—1）：

取法：承泣穴与球后穴之间，眶下缘内方。

针法：同健明穴。

主治：角膜白斑，视神经萎缩，视网膜脉络膜炎，夜盲，角膜溃疡，泪囊炎等。

6.健明3（图2—1）：

取法：球后穴外上3分，眶外侧缘内方。

针法：沿眶缘稍偏向耳壳方向对眶尖刺1～1.5寸。

主治：斜视。

7.健明4（图2—1）：

取法：上睛明穴上3分，眶上缘内上角凹陷处。

针法：眼向下看，沿眶上缘向眶尖刺8分～1.8寸。

主治：近视，青光眼，白内障等。

—514—

8.上明（图2—1）：

取法：眉弓中点，眶上缘下。

针法：沿眶上缘向眶尖刺1～1.5寸。

主治：屈光不正。

9.增明1（图2—1）：

取法：上明穴内侧旁开2分许。

针法：同上明穴。

主治：角膜白斑、斑翳、云翳、近视等。

10.增明2（图2—1）：

取法：上明穴外侧旁开2分许。

针法：同上明。

主治：同增明1。

11.外明（图2—1）：

取法：眼外角上8分许。

针法：同上明穴。

主治：屈光不正。

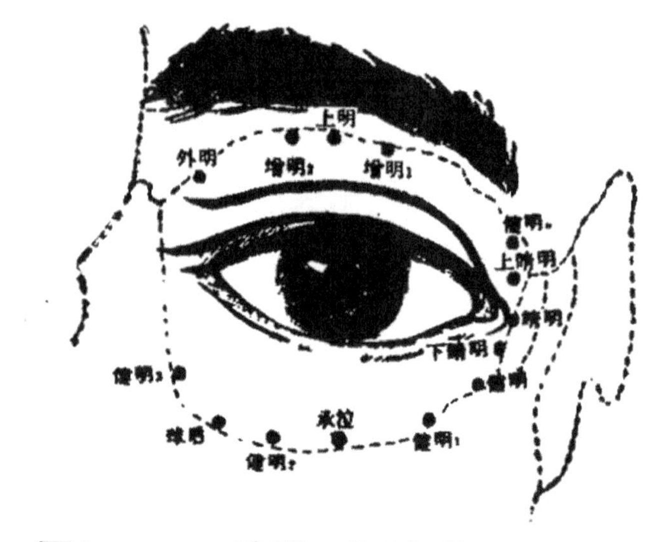

图2—1　上睛明、下睛明、健明、健明1、健明2、健明3、健明4、上明、增明1、增明2、外明穴

12.鼻通（图 2 — 2）：

取法：鼻骨下凹陷中，鼻唇沟上端尽处。

针法：向内上方斜刺 3 ～ 6 分，亦可在迎香穴进针，刺向本穴，两侧进针后呈“八”字形。

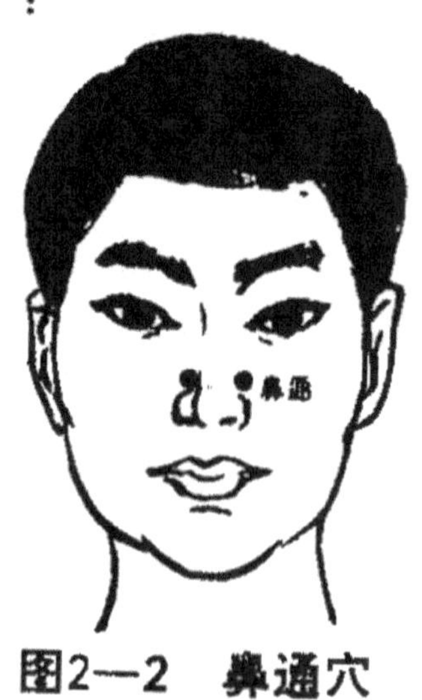

图2—2　鼻通穴

主治：鼻炎，鼻塞，鼻部疖疮等。

13.听穴（图2—8）：

取法：听宫与听会穴联线之中点。

针法：略张口，直刺1～2寸。

主治：聋哑。

14.听灵（图2—3）：

取法：听穴与听会穴联线之中点。

针法：略张口，直刺1.5～2寸。

主治：聋哑、耳鸣。

15.听聪（图2—3）：

取法：听会穴下2分。

针法：直刺1.5～2寸。

主治：聋哑。

16.听敏(图2—3)：

取法：耳垂下根部。

针法：直刺1.5寸。

主治：耳聋。

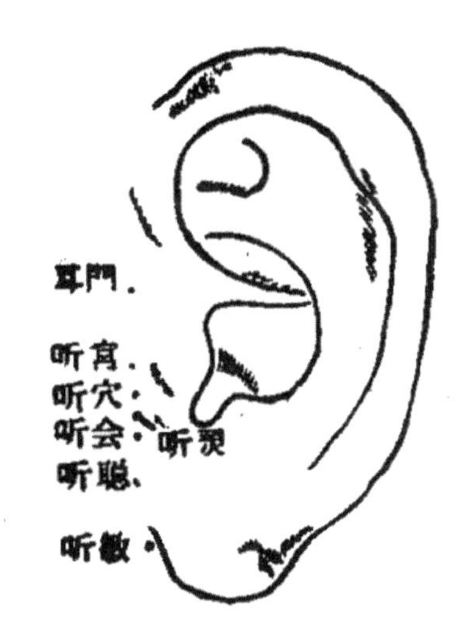

图2—3 听穴、听灵、听聪、听敏穴

17.上耳根（图2—4）

取法：耳壳上根部中央。

针法：向下直刺五分。

主治：半身不遂、脊髓侧索硬化症。

18.后听宫（图2—4）：

取法：将耳壳牵引向前，在耳壳背面根部出现弦筋之略下处，相当耳屏尖水平线，与听宫穴相平。

针法：略向前下方斜刺5分～1寸。

主治：耳聋。

19.后听穴（图2—4）：

取法：在后听穴与后听会穴之间与耳壳前的听穴相平。

针法：略向前下方斜刺5分～1寸。

主治：耳聋。

20.后听会（图2—4）：

取法：翳风穴上5分凹陷处，与耳壳前的听会相平。

针法：略向前下方斜刺1.5～2寸。

主治：耳鸣、耳聋。

21.后聪（图2—4）

取法：如后听宫穴的取法，在耳后弦筋之略上处，相当耳根与后发际间之中点。

针法：向鼻梁中部方向刺3～5分。

主治：耳聋。

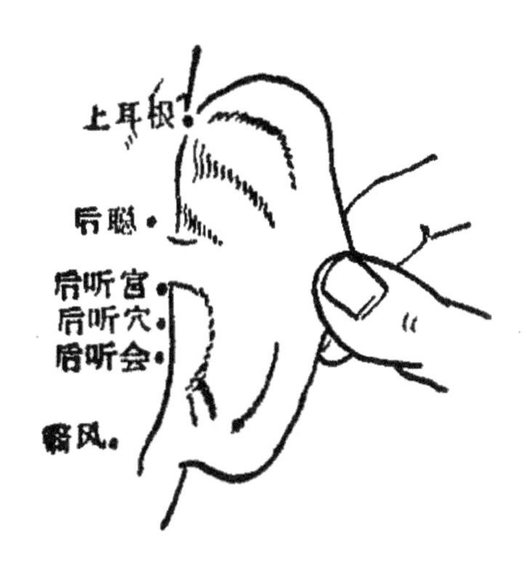

图2—4　上耳根、后听宫、后听穴、后听会、后聪穴

22.池前（图2—5）：

取法：风池穴前5分。

针法：向翳风穴方向斜刺2～2.5寸。

主治：耳聋。

23.翳明下（图2—5）：

取法：翳明穴下5分。

针法：斜向后听会穴方向刺2寸。

主治：耳聋。

24.天听（图2—5）：

取法：安眠2下5分。

针法：直刺1.5寸。

主治：耳聋。

25.牵正穴（图2—5）：

取法：耳垂前5分～1寸。

主治：面神经麻痹，口腔溃疡等。

针法：向前斜刺3～5分。

26.岩池（图2—5）：

取法：乳突高点水平线与发际之交点处。

针法：直刺（稍偏向后）2寸。

主治：青光眼。

27.安眠1（图2—5）：

取法：翳风与翳明穴联线中点。

针法：直刺1.5～2寸。

主治：失眠、偏头痛、精神分裂症等。

28.安眠2（图2—5）：

取法：风池与翳明穴联线中点。

主治：失眠、烦躁不安、心悸、精神分裂症等。

29.兴奋（图2—5）：

取法：乳突后上缘、安眠2斜上五分。

针法：直刺1.5～2寸。

主治：嗜睡。

30.容后（图2—5）：

取法：翳风穴下1.5寸，相当天容穴的后方。

针法：直刺5分～1寸。

主治：牙痛。

31.强音（图2—5）：

取法：喉结旁开2寸，人迎穴后上方。

针法：对舌根方向刺1.5寸。

主治：哑、失语等。

32.增音（图2—5）：

取法：喉结与下颌角联线中点，人迎穴上前方。

针法：避开颈动脉，对咽喉方向刺1.5寸。

主治：哑。

33.下扶突（图2—5）：

取法：扶突穴下5分。

针法：向上斜刺2～3分。

主治：上肢瘫痪、震颤。

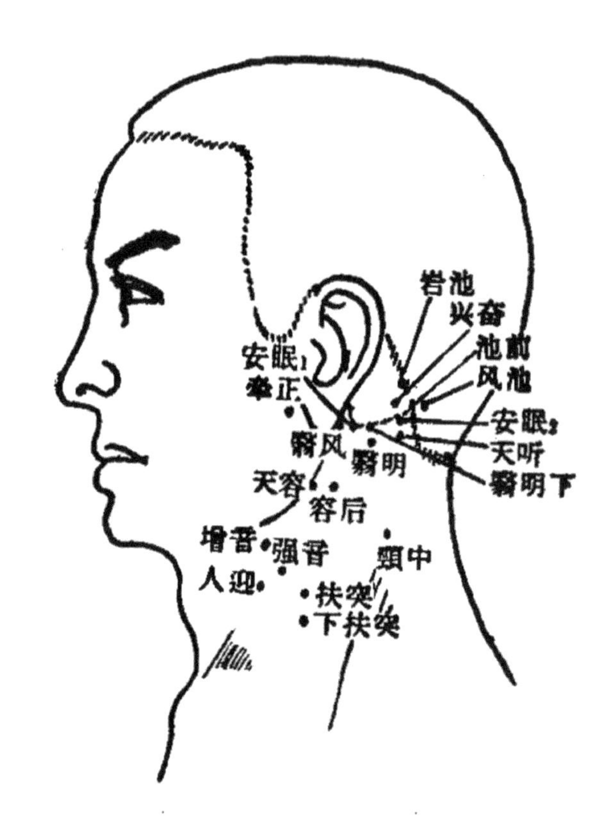

图2—5　池前、翳明下、天听、牵正、岩池、安眠1、安眠2、兴奋、容后、强音、增音、下扶突、颈中穴

34.颈中（图2—5）：

取法：安眠2下2寸，胸锁乳突肌后缘处。

针法：直刺（或向上斜刺）2寸。

主治：半身不遂。

35.颊内（图2—7）：

取法：口腔内颊粘膜上，相当第一臼齿平齐处。

针法：斜向耳区方向刺5分～1寸。

主治：耳聋。

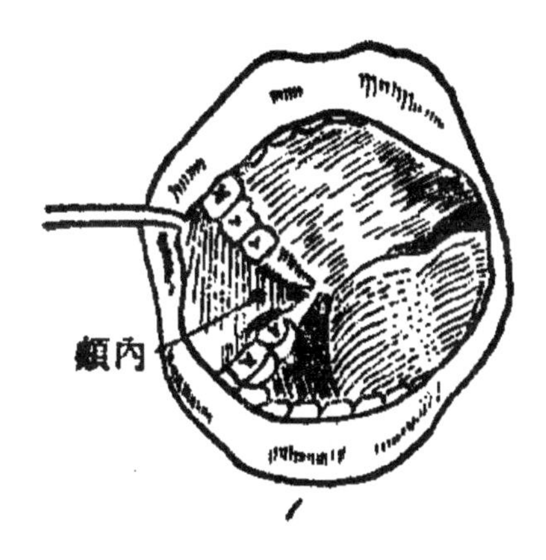

图2—6 颊内穴

36.水上（图2—6）：

取法：水分穴上5分。

针法：直刺1.5～2寸。

主治：胃酸过高。

37.胃乐（图2—7）：

取法：水分穴上2分旁开四寸，相当腹哀与大横穴之间。

针法：直刺1～1.5寸。

主治：胃痛。

38.止泻（图2—7）：

取法：脐下2.5寸。

针法：直刺1.5～2寸。

主治：痢疾、肠炎等。

39.提托穴（图2—7）：

取法：关元穴旁开4寸。

针法：直刺8分～1寸。

主治：子宫脱垂、下腹痛、疝痛。

40.冲间（图2—7）：

取法：曲骨穴旁开3寸。

针法：直刺1～2.5寸。

主治：子宫脱垂。

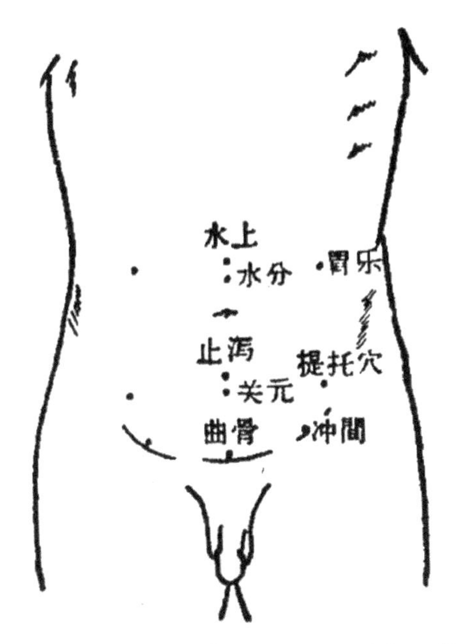

图2—7 水上、胃乐、止泻、提托、冲间穴

腰背部

41.六颈椎旁（图2—8）：

取法：第六颈椎棘突旁开5分。

针法：直刺5分～1寸。

主治：鼻炎、嗅觉迟钝等。

42.血压点（图2—8）：

取法：第六、七颈椎棘突间旁开2寸。

针法：直刺5分～1寸。

主治：高血压、低血压等。

43.七颈椎旁（图2—8）：

取法：第七颈椎棘突旁开5分。

针法：直刺5分～1寸。

主治：急、慢性扁桃体炎、喉炎等。

44.定喘（图2—8）：

取法：大椎穴旁开5分。

针法：直刺1寸许。

主治：哮喘、支气管炎、上肢瘫痪。

45.外定喘（图2—8）：

取法：大椎穴旁开1.5寸。

针法：斜刺5分～1寸。

主治：喘哮、支气管炎等。

46.结核穴（图2—8）：

取法：大椎穴旁开3.5寸。

针法：直刺5～8分。

主治：肺结核及具它结核病。

47.肺热穴（图2—8）：

取法：第三、四胸椎棘突间旁开5分。

针法：直刺5分～1寸。

主治：肺炎、支气管炎、肺结核等。

48.胃热穴（图2—8）：

取法：第四、五胸椎棘突间旁开5分。

针法：直刺5分～1寸。

主治：胃病、齿龈肿痛等。

49.中喘（又名肝热穴）（图2—8）：

取法：第五、六胸椎棘突间旁开5分。

针法：刺直5分～1寸。

主治：哮喘、支气管炎、背痛、胸痛等。

50.肩痛点（图2—8）：

取法：肩胛骨外缘中点处。

针法：直刺5～8分。

主治：肩痛、上肢瘫痪等。

51.脾热穴（图2—8）：

取法：第六、七胸椎棘突间旁开5分。

针法：直刺5分～1寸。

主治：消化不良、脾肿大，胰腺炎等。

52.肾热穴（图2—8）：

取法：第七、八胸椎棘突间旁开5分。

针法：直刺5分～1寸。

主治：肾炎、尿路感染等。

53.健明5（图2—8）：

取法：第九胸椎棘突旁开1.5寸，相当肝俞穴上5分。

针法：直刺5～8分。

主治：视神经萎缩，白内障，视网膜炎，圆锥角膜等。

54.胃舒（图2—8）：

取法：第十二肋骨和骶棘肌交界处，相当第二腰椎棘突旁开4.5寸。

针法：直刺1～2.5寸。

主治：胃病，胃痉挛等。

55.溃疡穴（图2—8）：

取法：胃仓穴旁开2寸。

针法：斜刺3～5分。

主治：胃、十二指肠溃疡。

56.肾脊（图2—8）：

取法：第二、三腰椎棘突间旁开5分。

针法：直刺1.5～2寸。

主治：腰痛、下肢瘫痪等。

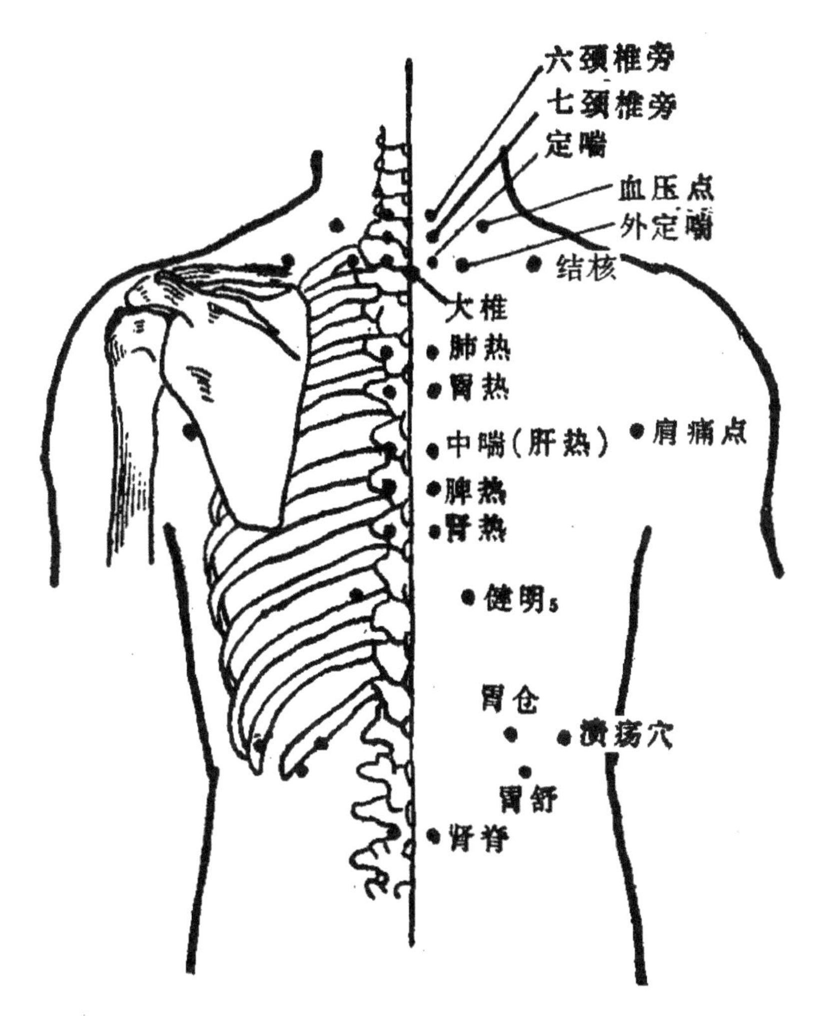

图2—8　六颈椎旁、血压点、七颈椎旁、定喘、外定喘、结核、肺热、胃热、中喘、肩痛点、脾热、肾热、健明5、胃舒、溃疡穴、肾脊穴

57.牙痛（图2—9）：

取法：手掌面，第三、四掌骨间，距掌指横纹后约一寸。

针法：直刺5分。

主治：牙痛。

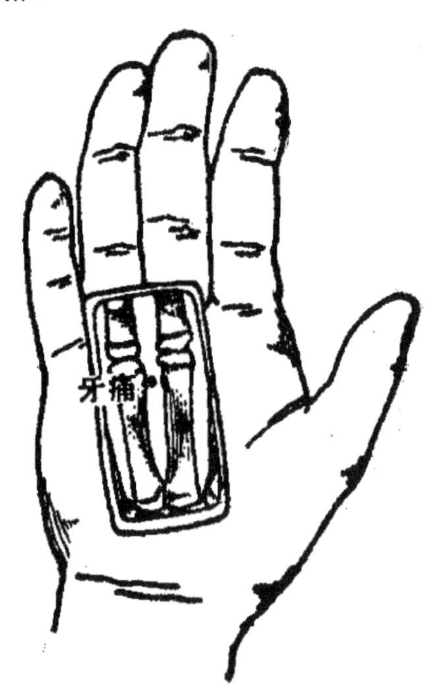

图2—9　牙痛穴

58.疟门（图2—10）：

取法：手背面，第三、四指间赤白肉际。

针法：斜刺5分～1寸。

主治：疟疾。

59.落零五（图2—10）：

取法：落枕穴上5分。

针法：斜刺5分～1寸。

主治：胃痉挛、高血压等。

60.上后溪（图2～11）：

取法：后溪与腕骨穴之间。

针法：直刺1～1.5寸。

主治：聋哑。

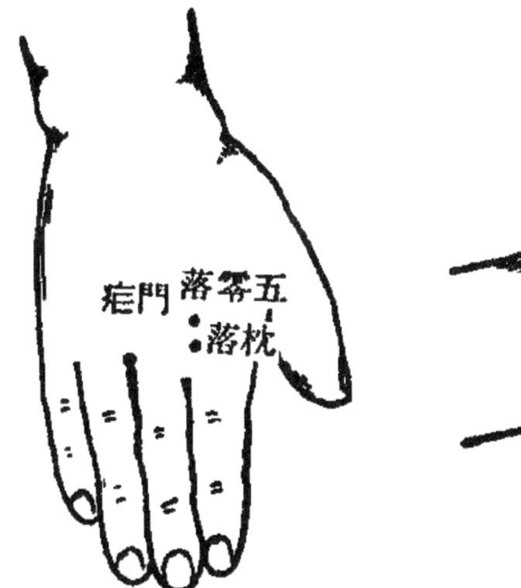

图2—10　疟门、落零五穴

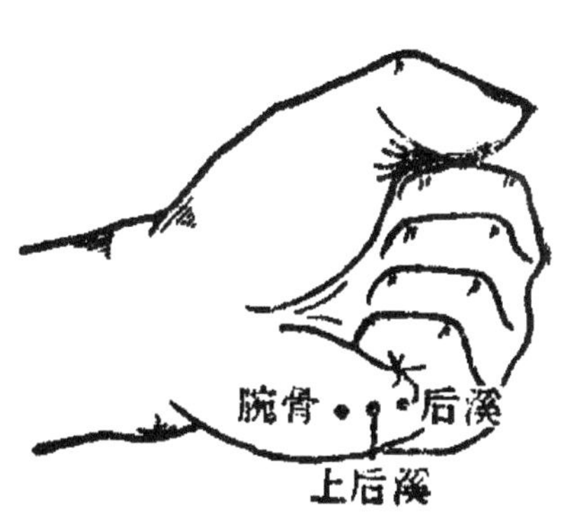

图2—11　上后溪穴

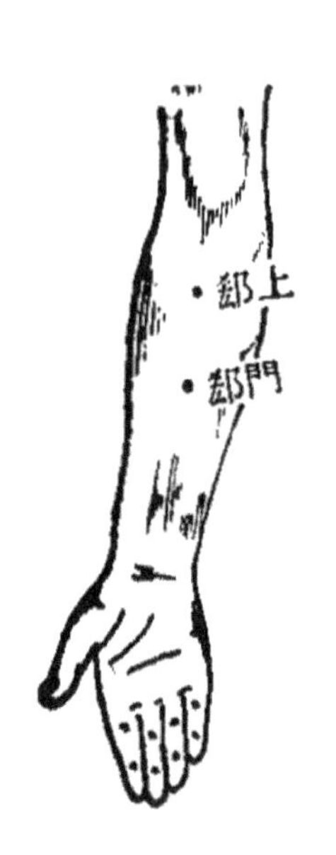

61.郄上（图 2—12）：

取法：郄门穴上 3 寸。

针法：直刺 1～2 寸。

主治：乳腺炎、胸膜炎，心脏瓣膜病等。

图2—12 郄上穴

62.络上（图 2—13）：

取法：外关穴上 3 寸。

针法：直刺1.5寸。

主治：耳聋、上肢麻痹、瘫痪、关节痛等。

63.鹰下（图 2—13）：

取法：鹰嘴下 3 寸，尺、桡骨之间。

针法：直刺 1～1.5寸。

主治：耳聋、上肢瘫痪等。

64.膺上（图 2—13）：

取法：膺嘴上 4 寸。

针法：直刺 1～2 寸。

主治：小儿麻痹后遗症。

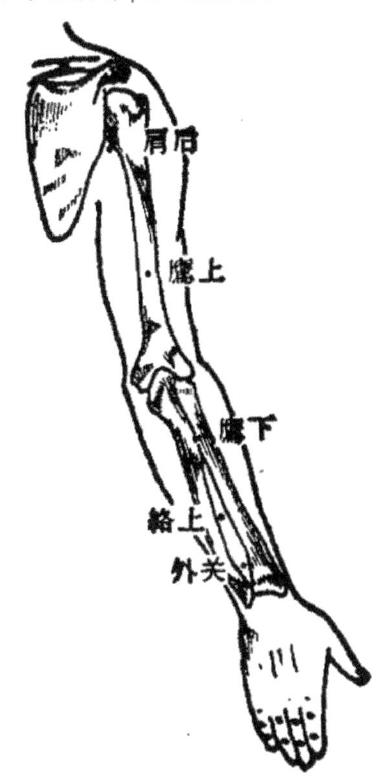

图2—13 络上、膺上、膺下、肩后穴

65.扭伤穴（图 2—14）：

取法：稍屈时，半握拳，掌心向内，阳池与曲池穴联线的上四分之一与下四分之三交界处。

针法刺：直刺1.2寸，强刺激，同时让病人不断活动腰部。

主治：急性腰扭伤。

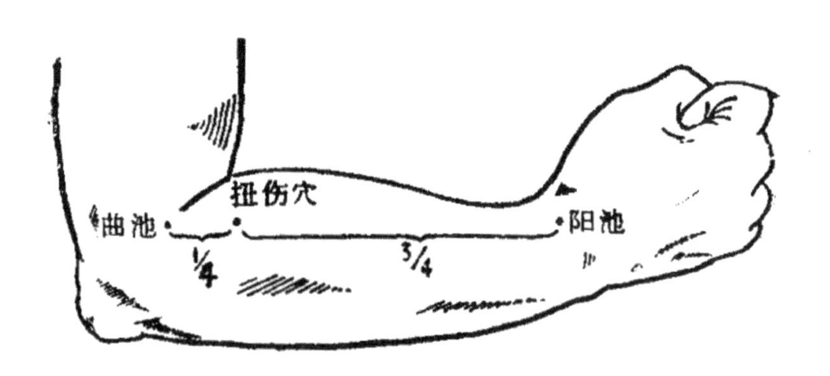

图2—14 扭伤穴

66.肱中（图2—15）：

取法：天泉穴下2.5寸。

针法：直刺1～3寸。

主治：上肢瘫痪、抬臂困难、腕下垂等。

67.举臂（图2—15）：

取法：抬肩穴下2寸。

针法：直刺1～3寸。

主治：小儿麻痹后遗症。

68.抬肩（图2—15）：

取法：肩峰前下1.5寸。

针法：直刺1～2寸。

主治：小儿麻痹后遗症。

69.臑上（图2—15）：

取法：三角肌中央。

针法：直刺1～2寸。

主治：上刺偏瘫，臂痛等。

70.肩三针：

取法：肩髃：肩髃臂外展平举，在肩关节上出现两个凹陷，本穴就在前面的凹陷中；或垂肩对锁骨肩峰直下约2寸的骨缝中。

肩前：腋前皱襞头上1寸，（图2—15）

肩后：腋后皱襞头上1.5寸。（图2—13）

针法：先针肩髃穴，次针肩前、肩后，各直刺1.5寸或肩前透肩后。

主治：肩关节痛，手不能高举，上肢瘫痪、麻痹等。

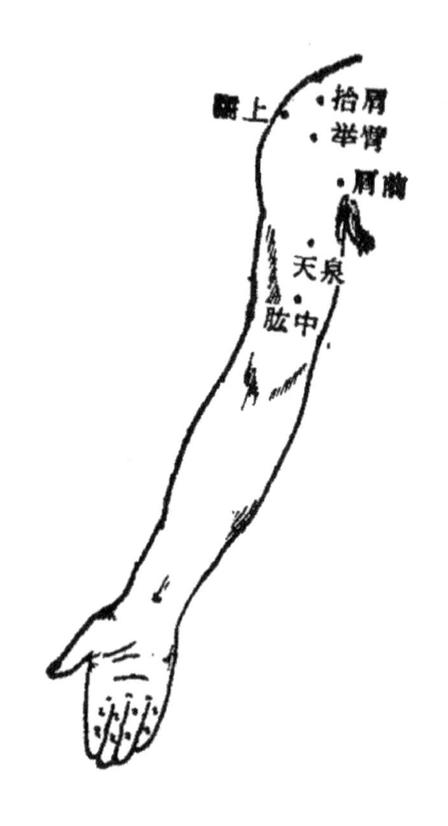

图2—15　肱中、举臂、抬肩、臑上、肩前穴

71.见明（图2—16）：

取法：上臂外上方，三角肌后缘，三角肌止点后上5分处。

针法：向上斜刺2～3寸。

主治：眼病，上肢麻痹、瘫痪。

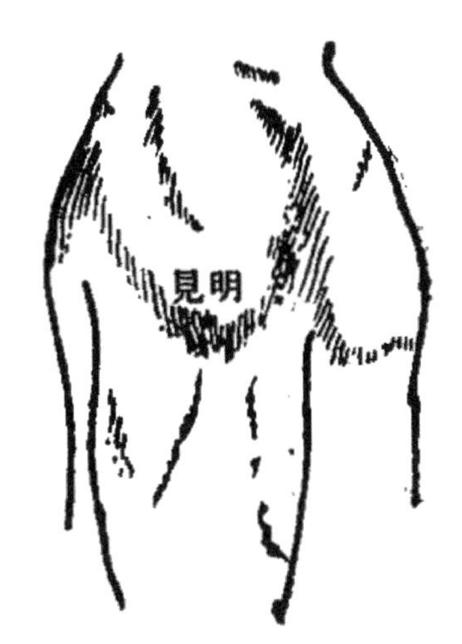

图2—16　见明穴

下肢：

72.旁谷(图2—17)：

取法：足背第三、四趾蹼缘上1寸。

针法：斜刺5～8分。

主治：小儿麻痹后遗症。

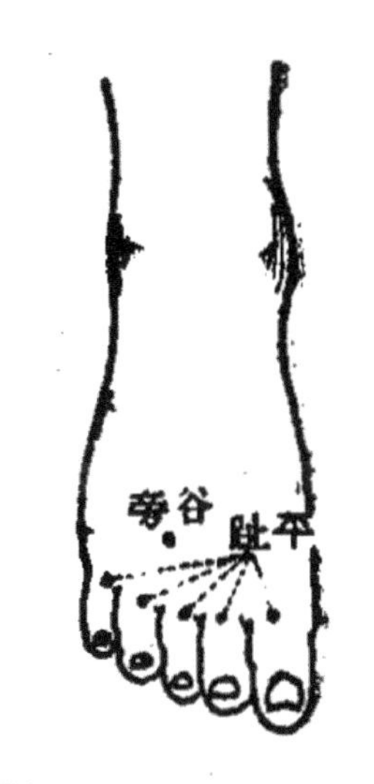

图2—17　旁谷、趾平穴

73.趾平(图2—17)：

取法：趾跖关节背侧中点，左右共10穴。

针法：斜刺3～5分。

主治：小儿麻痹后遗症。

74.跟平（图2—18）：

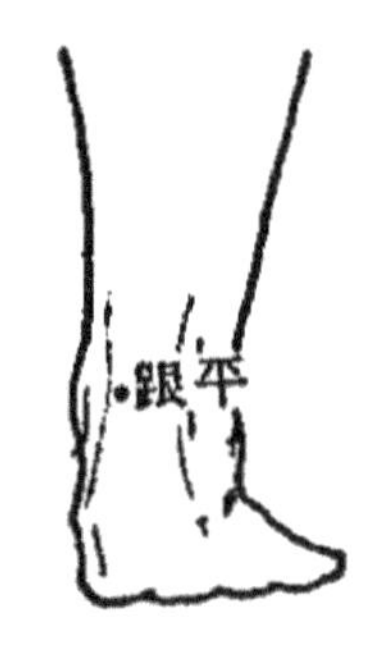

图2—18跟平穴

取法：内外踝联线交跟腱处。

针法：直刺3～5分。

主治：小儿麻痹后遗症。

75.脑清（图2—19）：

取法：解溪穴上两横指，颈骨外缘。

针法：直刺5～8分。

主治：嗜睡、头晕、健忘、小儿麻痹后遗症足下垂等。

76.胫下（图2—19）：

取法：解溪穴上3寸，胫骨外缘旁开1寸。

针法：直刺5分～1.5寸。

主治：小儿麻痹后遗症足下垂、下肢瘫痪等。

77.里外（图2—19）：

取法：足三里穴外开1寸。

针法：直刺1～2寸。

主治：小儿麻痹后遗症，（具有恢复肌力的作用。）

78.里上（图2—19）：

取法：足三里穴上一寸。

针法：直刺1～2寸。

主治：小儿麻痹后遗症。(能改善下肢血液循环)。

79.万里(图2—19)：

取法：外膝眼下3.5寸，即足三里穴下5分。

针法：直刺2—3寸。

主治：眼病。

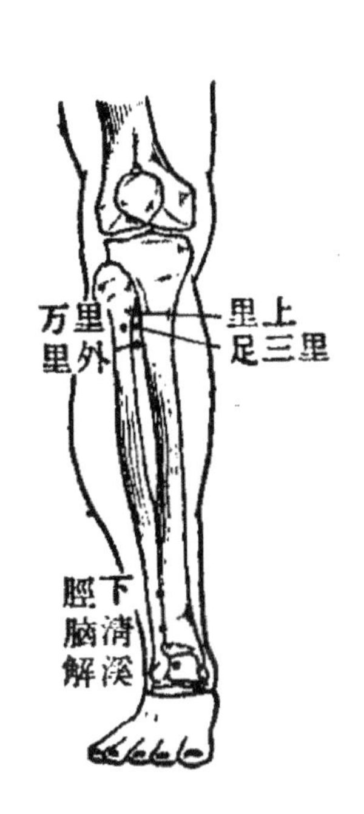

图2—19 脑清、胫下、里外、里上、万里穴

80.足益聪（图2—20）：

取法：腓骨小头直下8寸。

针法：沿腓骨后缘直刺，或稍向上斜刺

1．5～3寸。

主治：耳聋。

81．陵下（图2—20）：

取法：阳陵泉穴下2寸。

针法：直刺1～2寸。

主治：耳聋、胆囊炎、胆道蛔虫症等。

82．上溪（图2—21）：

取法：太溪穴上5分。

针法：直刺5分～1寸。

主治：足外翻。

83．肝炎（图2—21）：

取法：内踝尖上2寸。

针法：直刺1～2寸。

主治：肝炎。

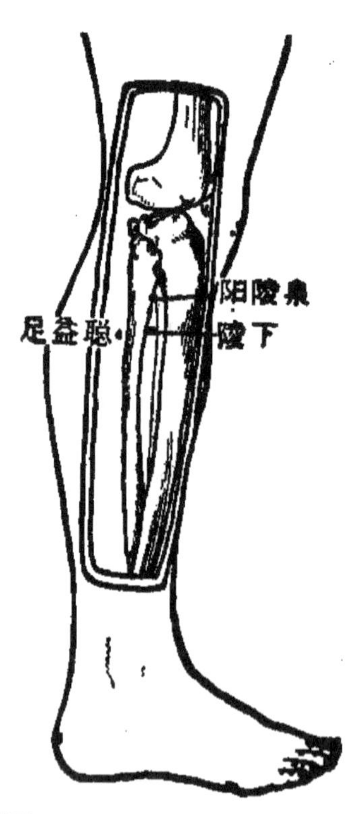

图2—20 足益聪、陵下穴

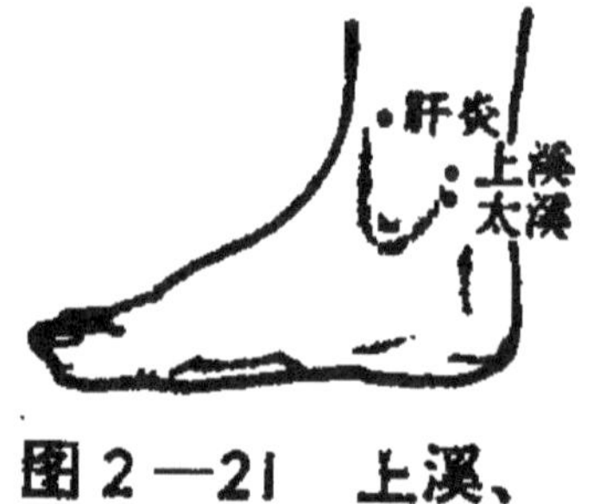

图2—21 上溪、肝炎穴

84.纠外翻1(图 2—22)：

取法：三阴交穴下 5 分。

针法：直刺 1～2 寸。

主治：小儿麻痹后遗症足外翻。

85.地健（图 2—22)：

取法：地机穴下 1 寸。

针法：直刺 1～3 寸。

主治：小儿麻痹后遗症足外翻。

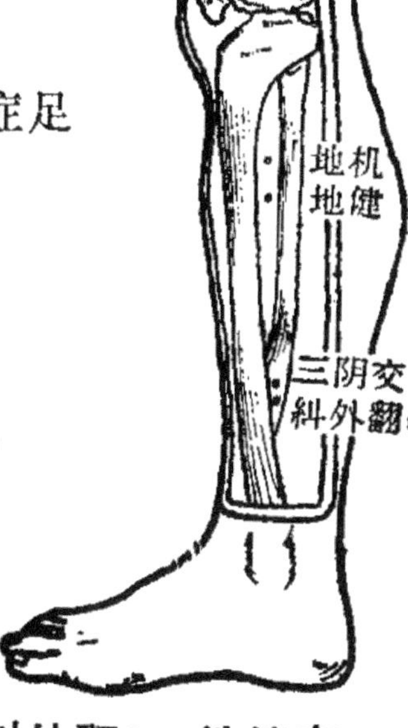

图 2—22　纠外翻1、地健穴

86.落地（图 2—23）：

取法：腘窝横纹中央直下9.5寸，相当于小腿中、下三分之一交界处。

针法：直刺 1～2 寸。

主治：小儿麻痹后遗症。

87.纠外翻2（图 2—23）：

取法：承山穴内 1 寸。

针法：直刺 8 分～1.5寸。

主治：小儿麻痹后遗症足外翻。

88.纠内翻（图2—23）：

取法：承山穴外1寸。

针法：直刺5分～1.5寸。

主治：小儿麻痹后遗症足内翻。

89.承间（图2—23）：

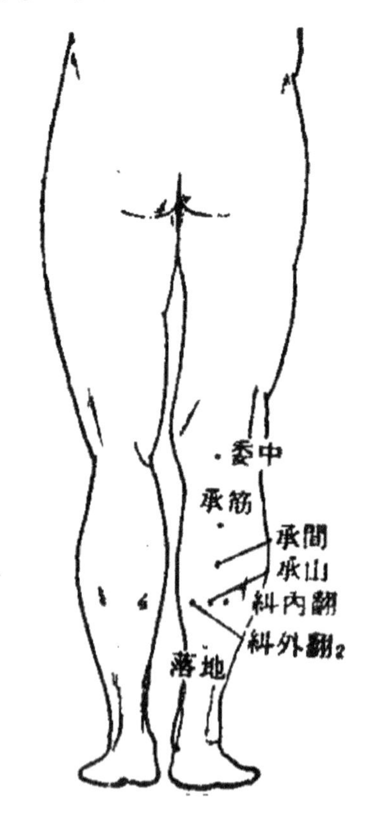

图2—23落地、纠外翻2、纠内翻、承间穴

取法：承山与承筋穴之间。
针法：直刺2～3寸。
主治：小儿麻痹后遗症（能恢复肌力）。
90.健膝（图2—24）：
取法：屈膝，髌骨上3寸。
针法：直刺或斜刺1～2寸。
主治：膝关节炎，下肢麻痹、乏力等。
91.新伏兔（图2—24）：
取法：伏兔穴外5分。
针法：直刺2～3寸。
主治：膝关节炎，下肢瘫痪等。
92.箕下（图2—24）：
取法：箕门穴下2寸。
针法：直刺1～3寸。
主治：下肢瘫痪，抬腿无力。
93.四强（图2—24）：
取法：髌骨上缘中点直上4.5寸。
针法：直刺2～2.5寸。
主治：下肢麻痹，瘫痪等。
94.矫灵（图2—24）：

取法：五里穴下2寸。

针法：直刺1～3寸。

主治：偏瘫，小儿麻痹后遗症，胆囊炎等。

95.迈步（图2—24）：

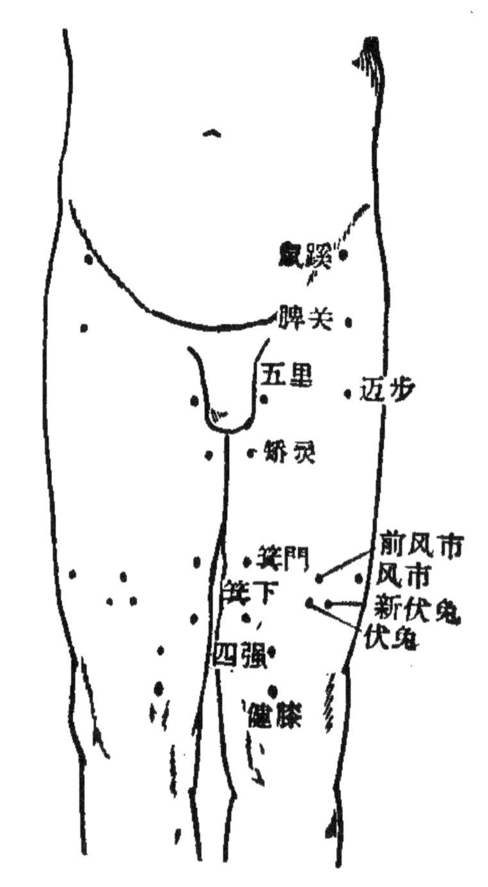

图2—24　健膝、新伏兔、箕下、四强、矫灵、迈步、鼠蹊、前风市穴

—544—

取法：髀关穴下2.5寸。

针法：直刺1～3寸。

主治：小儿麻痹后遗症。

96.鼠蹊（图2—24）：

取法：腹股沟中，外三分之一交界点。

针法：直刺2～3寸。

主治：抬腿无力。

97.前风市（图2—24）：

取法：风市穴前2寸。

针法：直刺1～3寸。

主治：下肢瘫痪，抬腿无力等。

98.后阳关（图2—25）：

取法：膝阳关穴后方1寸。

针法：直刺1～2寸。

主治：膝关节痛，下肢瘫痪等。

99.上阳关（图2—25）：

取法：膝阳关穴上1寸。

针法：直刺1～2寸。

主治：小儿麻痹后遗症。

100.上风市（图2—25）：

取法：风市穴上2寸。

针法：直刺1—2寸。

主治：偏瘫、坐骨神经痛、小儿麻痹后遗症。

101.前进（图2—25）：

取法：风市穴上2.5寸。

针法：直刺1.5～2.5寸。

主治：小儿麻痹后遗症。

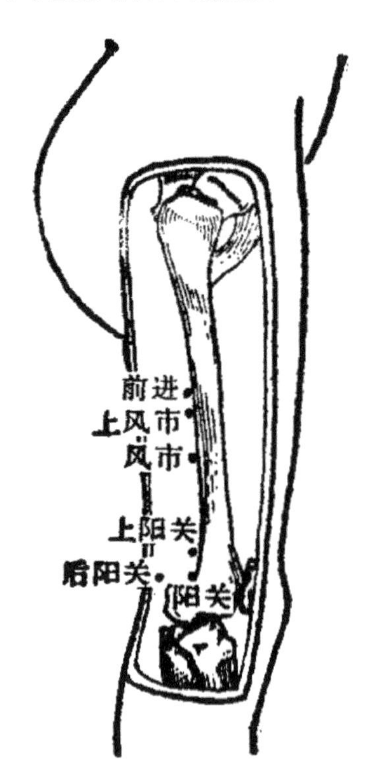

图2—25　后阳关、上阳关、上风市、前进

102.后血海（图2—26）：

取法：血海穴后方1.5寸。

针法：直刺1～8寸。

主治：脑性瘫痪所制的剪刀腿。

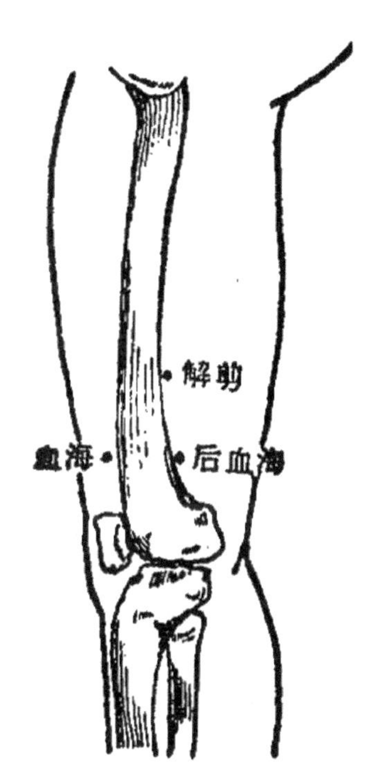

图2—26 **后血海、解剪穴**

103.解剪（图2—26）：

取法：后血海穴上4寸。

针法：直刺1～3寸。

主治：瘫痪所制的小腿内翻及内旋，剪刀腿等。

104.委上（图2—27）：

取法：委中穴上2寸。

针法：直刺1～8寸。

主治：小儿麻痹后遗症，腿痛等。

105.直立（图2—27）：

取法：委中穴上4.5寸，偏内5分。

针法：直刺1～3寸。

主治：小儿麻痹后遗症。

106.外直立（图2—27）

取法：委中穴上4.5寸，偏外1.5寸。

针法：直刺1～3寸。

主治：小儿麻痹后遗症。

107.股上（图2—27）：

取法：殷门穴上2寸。

针法：直刺2寸。

主治：下肢后侧痛、腰背痛、项痛、头痛等。

108.阴亢（图2—27）：

取法：承扶穴内侧1.5寸。

针法：直刺1～2寸。

主治：小儿麻痹后遗症。

109.坐骨（图2—27）：

取法：大转子与尾骨间联线中点下1寸。

针法：直刺2～3寸。

主治：坐骨神经痛。

110.旁强（图2—27）：

取法：尾骨尖旁开1.5寸。

针法：向上斜刺3～5寸。

主治：小儿麻痹后遗症。

111.跳跃（图2—27）：

取法：髂脊最高点后下2寸。

针法：直刺1～1.5寸。

主治：小儿麻痹后遗症。

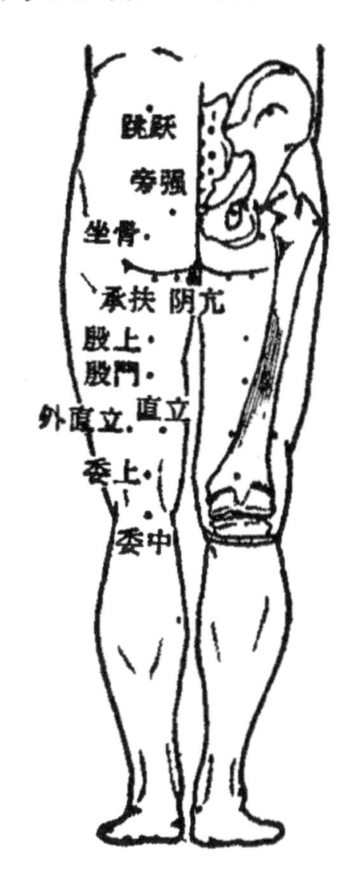

图2—27委上、直立、外直立、殷上、阴亢、坐骨、旁强、跳跃穴

艾灸疗法

艾灸疗法是用艾绒制成的艾炷或艾条烧灼或熏烤体表穴位或患部，使局部产生温热或轻度灼痛的刺激，以调整人体生理机能，提高身体抵抗力，从而达到治疗疾病的目的。

（一）操作方法和适应症：

1.艾炷灸：取艾绒少许置于平板上，以拇、食、中三指一边捏、一边旋转，用力捏紧，成为上尖下宽之圆锥形小体，即称艾炷。大小可分三种：小者如粟粒，稍大者如半个枣核，都可以用于直接灸；大者如拇指头，可用于间接灸。每烧艾炷一枚称为一壮。灸的壮数应按病人体质、年令、病情以及灸的部位不同而有所区别，一般少则数壮，多则数十甚至数百壮。

（1）直接灸：将艾炷直接放在穴位上烧灼，根据烧的程度不同，又可分为：

疤痕灸：用小艾炷放在穴位上燃烧，直至整个艾炷烧完，再加一壮继续燃点。此灸法能使局部皮肤灼伤起泡，化脓结疤，故不常用。仅对某些顽固性疾病如支气管哮喘、肺气肿、溃疡病以及肝脾肿大等病人偶尔用之。

无疤痕灸：将艾炷放在穴上燃烧，待约剩四分之一，病人感到舒适而刚有烫痛的感觉时，即将未燃尽的艾炷去掉，另换一壮再灸。这是常用的灸法，适用于身体虚弱的慢性病，如神经衰弱、胃肠功能紊乱、慢性肠炎、哮喘、慢性支气管炎、小儿麻痹后遗症、半身不遂、风湿痹痛、贫血、血小板减少性紫癜、颈淋巴结核等。（图8—1）

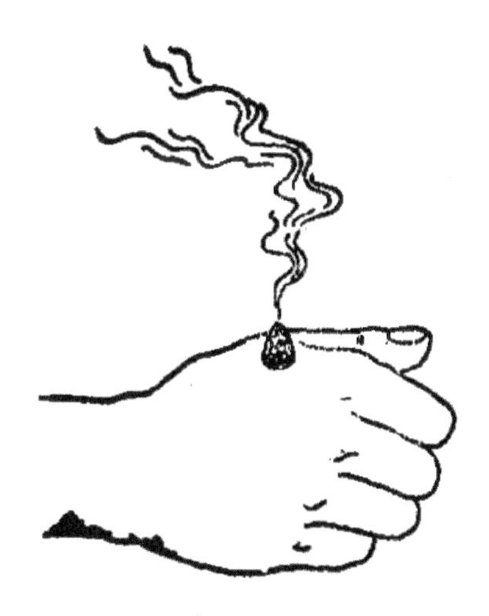

图3—1　无疤痕灸

（2）间接灸：亦称隔物灸。即于艾炷和皮肤之间加一衬垫物，使艾炷不直接烧及皮肤。常用者有以下四种：

隔姜灸：切半分到1分厚的鲜姜一片，用针扎许多细孔，平放在施灸的穴位上，再加上大的艾炷燃烧，病人感到灼痛时，即另换艾炷，直至灸处红润灼热为止。此法对胃肠病和虚寒病症最为适宜，如呕吐、泻痢、腹痛、遗精、早泄、以及风寒湿痹、腰腿痛等。

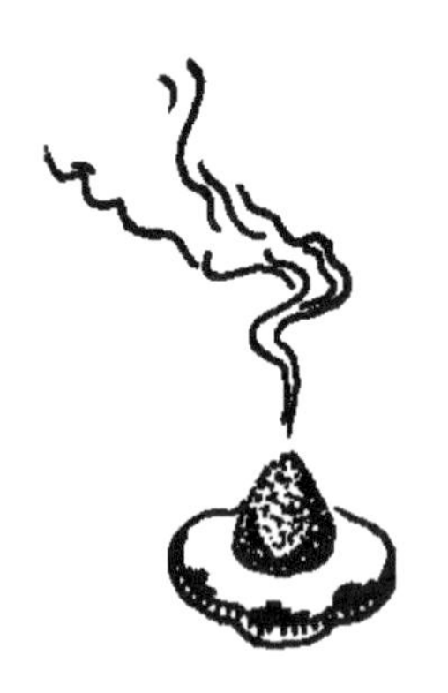

图3—2 隔姜灸

隔蒜灸：本法与隔姜灸法相同，仅以蒜片（独头蒜更好）代替姜片。除灸穴位外，还可在未化脓的肿疡上施灸。此法具有消肿拔毒、止痛、发散等功效，常用于瘰疬，疮疡初起，毒虫咬伤以及轻症肺结核等症。

隔葱灸：将葱白平敷于脐上，置艾炷于其上灸之。适于虚脱、腹胀、着凉后的腹痛及尿闭等症。

隔盐灸：用干净食盐炒后填平肚脐，上置大艾炷施灸。此法多用于疝痛，腹痛。急性腹泻、产后血晕、虚脱等症。

2 艾条灸（悬灸）：用桑皮纸长七寸，宽六寸，取纯洁艾绒24克，平铺在纸上，从下向上卷起，愈紧愈好，纸口用胶水封牢，形如大爆竹状，即成艾条。灸的方法有三种：

（1）温和灸：术者手执点燃的艾条，对准需灸的穴位或患部，其距离以病人感到温热而恰能忍受为度，不移动艾条，集中一点，连续施灸。一般约灸10～15分钟或更长，是灸法中最常用的一种。可用于艾炷灸有效的任何疾病，还可以预防冻疮和治疗皮肤病。

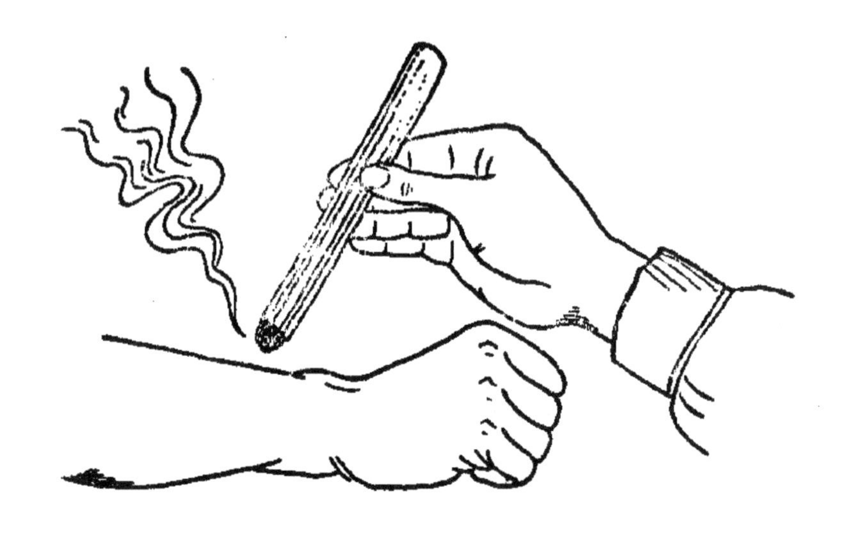

图3—3　温和灸

（2）雀啄灸：手持艾条对着穴位如鸟啄样地一起一落断续施灸。艾火与皮肤的距离可保持在1寸左右，一般可灸2～5分钟。此法多用于小儿疾病或晕厥急救。

（3）回旋灸：用艾条在皮肤上往复盘旋施灸，适于病变面积较大的肢体麻木、风湿、腰肌劳损、广泛性皮肤病等。

—554—

3.温针灸：针刺加灸的方法叫温针灸。方法是先以厚纸剪成钱币大的圆片，中钻一孔，放在穴位上，经孔施针，得气后，取粗制艾绒一撮如枣核大，捻裹于针柄上燃烧（艾绒距皮肤约3分左右）以病人感到温热舒适为度。施灸壮数视病情而定，一般为3～7壮。亦可用艾卷烤针柄。此法适用于一切虚寒病以及风湿病、腰腿痛，及软组织劳损。

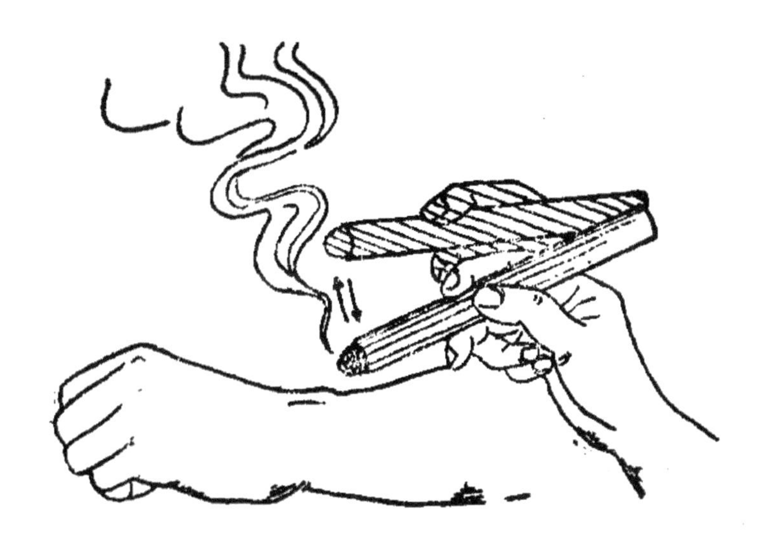

图3—4　雀啄灸

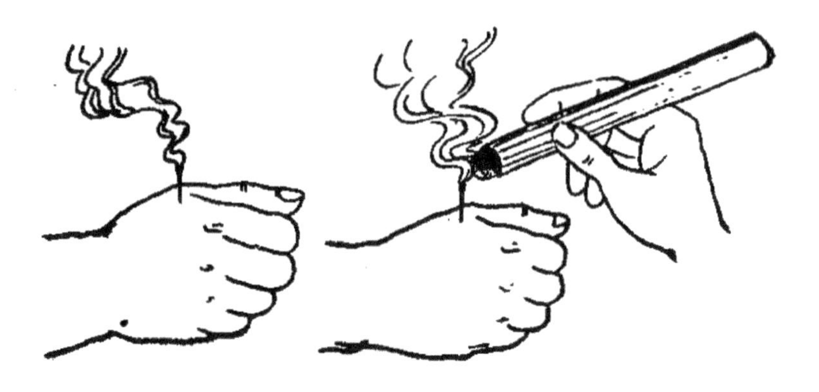

图3—5　温针灸

（二）注意事项

1.施灸时防止艾炷脱落，以免烧伤病人的皮肤或烧坏衣物。灸完后即将艾条放入有盖的瓷罐或竹筒内，以免复燃。

2.疤痕灸与无疤痕灸必须明确分清，后者以皮肤不发生水泡为原则。如施疤痕灸，则必然产生灼痛，事先应向病人说明，以便取得合作。

2.颜面部（特别是眼睛附近）、心脏、大血管及粘膜附近不应施灸，毛发之处不宜多灸，孕妇禁灸腹、腰部穴位。

4.过饥、过饱、外感发热或阴虚发热、一切阳症病人，均不宜灸。

梅花针疗法

梅花针，又名皮肤针、七星针，是一种多针浅刺的针术，具有简便易学、使用安全、效果良好等优点。

（一）针具及操作

1.针具制作：梅花针有两种：一种是在一个如莲蓬的针体上装嵌小针，另一种是将小针集束安装在针柄的一端。（原来依据小针数目的多少而给以不同名称，如五枚的称“梅花针”，七枚的称“七星针”；现习惯统称梅花针）虽式样不同，但功用是相同的。其制作方法简单：取缝衣针七枚，用线捆成一束，使针尖呈※形，然后将针尖在玻璃板上轻轻压齐，再于竹筷一端钻一小孔，将针束嵌在小孔内，使针尖外露0.2厘米，再用线捆紧即成。

2.操作方法：右手握针柄（筷子），食指压于柄上，用腕关节的灵活弹力行弹刺法（肘、臂不动），即针尖叩击皮肤面后立即弹起。针尖要垂直而下。

弹刺分二种：①重刺：叩打时用力较重，以微出血为度。背、臀部等肌肉较厚处多用重刺。②轻刺：用力较小，以不出血为度。眼周围、头部等肌肉较薄处多用轻刺。

刺激的强度还应根据病人体质的强弱及病情的不同而灵活掌握。

梅花针弹刺前进的方向，多顺着肌肤纹理，由上往下，由内往外。按直线方向进行的手法叫条刺，它还有单条、复条、纵条、横条之分。按环形方向进行的手法叫做环刺，例如在关节周围即可用此法刺打。治疗一般隔日一次，十至十五次为一疗程，疗程中间可休息5～10天。

3.弹刺部位：用梅花针治病，一般针刺面积都较大，个别情况也有按经络穴位治疗的。刺激部位可分为四类：

（1）通用刺激部位：背部脊柱两侧自胸椎起至骶部为止，各纵刺一、二行，第一行距脊椎棘突1～2厘米（即华佗夹脊），行间横距2～4厘米，针刺距离2～8厘米，每行重复二、三次。无论什么病，一般均先取此法（有人将臂部、颌下部、颈部两侧也作为通用刺激部位），再按不同疾病选择以下刺激部位。

（2）专病刺激部位：病在哪里就在那里弹刺。如胸部疾患顺肋间横刺一、二次，乳部疾患绕乳部作环刺，腹部疾患在腹部由上向下纵刺或横刺数行。全身性疾患可在四肢纵刺二、三行，头部疾患或神经精神性疾患由前头到后头纵刺数行。

（3）重点刺激部位：不少疾病，常常在脊柱及其两侧或一定经穴处出现异常的病理反应物。推诊（在背、腰骶部或有关穴位，用拇指指腹压在皮肤上用均匀的力量向上推动）时，可在某些部位发现硬结或条索状物，或棘突发生凹凸偏倾等变化。如慢性肝炎病人可在中喘、肝俞穴附近摸到结节或条索状物，压诊时，病人有酸、痛、麻、木、胀等异常感觉；肺结核可在中府穴有压痛；偏头痛可在肩胛部有酸困感。这些异常反应部位，就是重点刺激部位。

（4）循经取穴刺激：根据经络学说的理论

和辩证施治的原则，按病证所属的脏腑经络各取其四关（肘、膝）以下的穴位进行弹刺。

（二）各种疾病的重点刺激部位

溃疡病取五至八胸椎，顺椎间隙横刺，腹部压痛点；高血压取腰骶部，五至八胸椎，横刺；神经衰弱取腰骶部；头痛取颈椎两侧，头部穴位；关节炎取一至四胸椎，横刺，腰骶部及关节周围；痛经取腰骶部；功能性子宫出血取腰骶部，乳房周围；荨麻疹取腰骶部，一至七颈椎；横刺；带状疱疹取神经根部，局部穴位；神经性皮炎取皮损局部。

（三）注意事项：

治疗前检查针具，针尖必须平齐、无锈蚀和弯钩，进行常规消毒。皮肤感染、烧伤以及病情危重需要急救的，均不宜用本法施治。初次接受治疗或小儿，宜用轻刺，以后逐渐加大刺激量。

拔火罐疗法

拔火罐是我国民间广泛流传的一种治疗方法，通过燃烧加温使罐内空气减少，利用罐内外压力的差别，吸附在一定部位，造成局部血管扩张或淤血，起到治疗的作用。常用的有陶瓷、玻璃罐两种。

拔罐的方法：

把一块薄软易燃的纸点燃后放入罐内，等快要完全燃着时迅速扣在选定的部位。另一种方法是用镊子将烧着的酒精棉球（火罐距离选定部位约3寸远处），在火罐内一摇幌，迅速叩在皮肤上，注意棉球上酒精不宜过多，免损伤皮肤。扣上火罐后根据病情酌用走罐法和固定法。在肺炎时可用走火罐：拔上火罐后一手按着皮肤，一手把着火罐上下左右移动。在关节炎时可用固定法：拔上火罐后固定在原处不动，停留十五分钟。拔罐时间不要过多。

适应症和选拔的部位：

头痛拔太阳穴、印堂穴、项背部、肩背部；落枕拔项部、肩背部；颈神经根炎拔项、肩背部；背痛拔背部，用走罐法；肋间神经痛拔背部和侧胸部；腰痛可拔腰区和背的下部及下肢；关节炎可拔周围组织处；风湿性肌炎在患处拔走罐；百日咳拔胸背部；支气管喘息和气管炎拔胸背部；慢性胃炎可拔腹背部；肝炎拔背部及侧胸下部；痛经拔腰荐部。

注意事项：

出血性疾患、水肿、消瘦不宜应用；在毛发处、眼睛、肚脐部均不宜使用。

新医疗法部份

·白页·

十四、新医疗法篇

新医疗法是

简便廉验、花钱少、疗效高、易学易用，不仅可治疗常见病、多发病，而且可以治疗疑难病，在推广使用过程中，深受广大工农兵欢迎，对于落实毛主席“**备战、备荒、为人民**”的伟大战略方针；对于巩固受到贫下中农热烈欢迎的合作医疗制度；对于保护劳动人民身体健康都具有重大意义。同时对促进中西医结合，为创造我国新医学、新药学是一个良好的开端。

新针疗法

新针疗法是在针灸疗法的基础上发展和产生的新事物

。

（一）新针疗法在操作上的特点：

1.取穴少：一般取1～3穴。选穴抓住主要矛盾，贯彻少而精的原则。

2.透穴多：一般四肢部位常用透穴的方法。如上肢曲池透少海；下肢阳陵泉透阴陵泉；头面太阳透率谷；躯干鸠尾透中脘等。

3.进针深：比传统的针刺深，感应大，疗效好。但重要器官部位，不宜过深，要注意安全。

4.刺激量大：进出针快，捻转角度大。

5.一般不留针，剧痛、痉挛，只暂短留针，因而施治时间不长。

（二）适应症：

新针疗法可以治疗多种常见病，多发病，普遍存在的病，当前对聋哑、瘫痪、眼病、精神病、甲状腺肿大等疾病，治疗尤为显著。

（三）新针疗法治疗

感冒和流行性感冒：

主穴：合谷、风池、大椎、外关。

配穴：天突、曲池、迎香。

方法：一般可单刺合谷，用提插法，针后病人前额有微汗时为止。亦可加针风池、大椎。鼻塞重的加迎香，发高烧的加曲池，咽喉痛或咳嗽频繁的加天突。手法随病人身体强弱，采用强刺激或中等刺激，每天一、二次。

刺天突时，进针5分后，针尖要斜向胸骨柄下，一般进针1～1.5寸，不宜过深，亦不宜左右偏斜，防止刺伤气管或主要血管。

流行性腮腺炎

取穴：翳风、颊车、合谷、曲池。

方法：针刺翳风、颊车用中、强刺激，发热时加曲池。每日一次。并发睾丸炎时加血海，三阴交。

急性传染性肝炎

取穴：

一组：胆俞、至阳、足三里。

二组：肝俞、翳明、中封。

方法：两组交替应用，每日一次，十五天为一疗程。重症黄疸的病人可针合谷透后溪、中封、太冲、翳明。

百日咳

主穴：定喘、天突。

配穴：大椎、丰隆。

方法：先针定喘，后针天突，操作6～8分钟，用中刺激手法。然后于大椎拔火罐，痰多加丰隆。

细菌性痢疾

主穴：上巨虚、天枢。

配穴：内关、关元、曲池。

方法：上巨虚针后使感应放散到足部留针30分钟，用间歇运针法。有恶心呕吐加内关，里急后重加关元，发热加曲池，每日治疗一次，症状消失后仍应继续治疗一星期。

肺结核

取穴：

一组：大椎透结核穴、华盖透璇玑、尺泽。

二组：肺俞透天柱、膻中透玉堂、足三里。

方法：可根据病情、体质，采用中强刺激。每日一组，交替使用。30天为一疗程。

高　烧

取穴：

一组：安眠2、大椎。

二组：曲池、复溜。

方法：两组交替使用。若发烧无汗的可选大椎、曲池。发烧有汗的可针复溜、曲池，伴有烦燥不安的可针安眠2。

急性支气管炎

主穴：天突、丰隆。

配穴：尺泽、足三里。

方法：天突穴沿胸骨后侧斜刺。痰多加丰隆，用大幅度捻转，出针后喉部及呼吸有轻松感。咳嗽不止加定喘，效果不显著时可在大椎穴拔罐。

慢性支气管炎

取穴：

一组：天突、曲池。

二组：定喘、合谷。

三组：膏肓、丰隆。

方法：每次取一组，三组轮流使用，每日一次，十至十五次为一疗程。一般用强激刺和中等刺激。年老病人、体衰的可用弱刺激加灸膏肓 。

大叶性肺炎

主穴：内关、大椎、肺俞。

配穴：合谷、曲池、丰隆。

方法：轻刺激。除针治外，还应针对病情综合治疗。

支气管哮喘

主穴：定喘（或外定喘）、膻中、肺俞、中喘、百虫窝。

配穴：体虚畏寒，多在冬春发作的加足三里、肾俞；多在夏天发作的加中府，云门、痰多的加丰隆；咳嗽频繁者加天突。

方法：每次取一、二个主穴辩证配穴，每日一次，十至十五次为一疗程。手法轻重因人及体质而异。

发作严重的，取定喘、外定喘、天突、内关、鱼际、强刺激，留针15～30分钟，留针时要间断捻转。

溃疡病、慢性胃炎

一方：

取穴：中脘、内关、足三里。

方法：强刺激，不留针。

二方：

取穴：落零五。

方法：强刺激、不留针。

三方：

取穴：胃乐穴。

方法：进针7分～1寸，强刺激，不留针。

四方：

取穴：胃舒。

方法：进针2～3寸，强刺激，不留针。

以上各方，对解除溃疡病，胃痉挛，胆石症等引起的剧痛、均有良好效果。溃疡病出血时可针孔最、太溪。

胃酸过多症

取穴：水上、至阴下半寸。

方法：水上穴进针，向剑突方向透针2寸，退至皮下，再转向胆囊方向透针2寸。至阳穴下半寸进针，向下透针2寸。

均取强刺激，不留针，每日一次。

急性胃肠炎

主穴：足三里、天枢、止泻。

配穴：发热加曲池，呕吐加内关，吐泻烦燥不安加人中、十宣、委中放血，吐泻四肢冰冷并出冷汗的可加灸神阙、关元。

方法：首先用强刺激，便次减少后，逐渐减轻手法，每日一次。

慢性肠炎（包括肠功能紊乱）

取穴：

一组：中极、足三里。

二组：关元、三阴交。

三组：上脘、内关。

方法：三组交替使用，每日一次，中等刺激，十二天为一疗程，亦可采用艾条灸，每次灸15～20分钟。

便　秘

主穴：支沟、阳陵泉。

配穴：气海、天枢。

方法：先针支沟、阳陵泉，强刺激，不留针。效果不佳时可加针配穴。

慢性肝炎

取穴：

一组：至阴、足三里。

二组：胆俞、太冲。

方法：两组交替使用，每日一次，中刺激。肝区痛的加期门，阳陵泉、丘墟。每次一、二穴，转氨酶增高的加大椎、肝俞、脾俞、阳陵泉、太冲、中封，每日二、三穴。各种肝功能变化的加肝炎穴，太冲，每次一、二穴，肝脾肿大的加痞根(肝脏肿大针右侧、脾脏肿大针左侧)，脾俞、肝俞、每次一、二穴。

心绞痛

主穴：内关。

配穴：间使、足三里。

方法：针内关须透外关，用强刺激，针感要传导至肘，肩部。疼痛不止时可加配穴。

高血压

一方：

主穴：曲池。

配穴：风池、印堂、安眠2、神门、三阴交、足三里。

方法：针曲池时可透少海，针感好，刺激强、效果更明显。头痛、头晕的加风池或印堂，失眠的加安眠2或神门、三阴交，食欲减退的加足三里。每天一、二次，十至十五次为一疗程。

二方：

取穴：

一组：内关、太冲。

二组：合谷、足三里。

三组：泽前、三阴交。

方法：每天一组，三组交替使用，中强刺激，十至十五天为一疗程。

低 血 压

取穴：

一组：人迎、人中、太冲。

二组：内关、素髎。

方法：浅刺人迎5～8分。两组穴交替使用，第一组穴用弱刺激，第二组穴用弱或中刺激。

血小板减少性紫癜

主穴：公孙、委阳。

配穴：曲池、足三里。

方法：每次二、三穴，每日一次。亦可用艾灸。

过敏性紫癜

主穴：曲池、足三里。

配穴：合谷、血海。

方法：先用主穴，效果不佳时改用配穴。针血海要用2～3寸针，针尖斜向上侧，使针感达到臀部。腹痛的加三阴交、太冲、内关。

急、慢性肾炎

一方：

取穴：

一组：三焦俞、气海俞、大肠俞、足三里。

二组：肾俞、关元俞、天枢、三阴交。

方法：两组交替使用，每天一次，弱刺激，针后可加艾灸。

二方：

取穴：

一组：子宫、复溜配耳针肾区。

二组：肾俞、飞扬配耳针膀胱区。

三组：水分配耳针肾上腺区。

方法：每日一次，每组针刺3～5天，三组轮换，中强刺激。耳针找反应区最疼点，留针2～4小时。

三方：

取穴：

一组：水分、三阴交。

二组：三阴交、肾俞。

方法：两组交替使用，每天一次，中等刺激，10天为一疗程，疗程间隔三天。伴有高血压的加曲池、内关、太冲。

遗精、阳萎、早泄

取穴：

一组：关元、曲骨、三阴交。

二组：中极、横骨、阳陵泉。

方法：两组交替使用，中、强刺激，每天一次，10天为一疗程，疗程间隔5天。

针关元、中极穴时针感应达到外阴部，体弱的可加针足三里，亦可用艾条灸法于前述各穴施治。

糖尿病

取穴：

一组：肾俞、关元、足三里。

二组：肾俞、水道、中脘、三阴交。

方法：每天一次，两组交替使用，强刺激，十天为一疗程。一般经治两疗程后，自觉症状改善，血糖、尿糖均减少。

神经衰弱

一方：

取穴：安眠2、神门、内关。

方法：中、强刺激，每天一次，最好在睡前针刺。疗效不佳时可加翳明、足三里、三阴交。

二方：

取穴：山根、安眠1、安眠2。

方法：山根向下斜刺，强刺激，不留针，每晚睡前一次，7～10天为一疗程。

癫　痫

一方：

主穴：风池、风府。

配穴：通里、三阴交、内关、太冲。

方法：每天针一主穴，两个配穴，用强刺激手法。十天为一疗程，疗程间隔3天。发作时针人中、涌泉。

二方：

主穴：大椎、陶道。

配穴：安眠1、安眠2。

方法：用强刺激手法，大椎、陶道要刺达脊髓硬膜。每日一次，取主、配穴各一。

头　痛

取穴：

前头痛：印堂透阳白、列缺。

后头痛：风池透风池、安眠2。

偏头痛：太阳透率谷、内关。

或头维、合谷、内关、风池。

头顶痛：百会、风池、涌泉。

全头痛：风池透风池、太阳、合谷。

方法：先针肢体穴位，再针头部穴位，强刺激，每天一次，10～15天为一疗程，疗程间隔3～5天。脑震荡后遗症之头痛可针合谷、三阴交、足三里。血管神经性头痛可针安眠2、内关。

多汗症

主穴：合谷透后溪。

配穴：复溜。

方法：主配穴交替使用、每日一次，强刺激，对于手掌多汗症效果较好。

三叉神经痛

一方：

主穴：三间、合谷。

配穴：根据疼痛的部位选配穴。第一枝痛取太阳、上关、阳白、攒竹。第二枝痛取瞳子髎、四白、下关、颧髎，巨髎。第三枝痛取颊车、大迎、听会。

方法：每次取一主穴、一配穴，每天1～2次，中强刺激。

二方：

主穴：巨髎、太阳、落枕、下关。

配穴：大迎、合谷、翳明、翳风。

方法：巨髎向颧髎横刺1.5～2寸，太阳斜刺下关。配健侧落枕穴。如不止痛时改用大迎斜刺颊车，提针至皮下再针向下关，配健侧合谷。刮针手法，中强刺激。

胸　痛（包括肋间神经痛）

取穴：丘墟、照海。

方法：取健侧穴，强刺激。适用于胸胁痛、肝痛、神经官能症、风湿病等引起的胸痛。

二方：

取穴：阿是穴、阳陵泉、悬钟、内外、外关。

方法：胸部压痛为阿是穴，向肋骨方向针刺，强刺激。

小儿麻痹后遗症

适应症，适于大部分小儿麻痹后遗症病人，尤以年龄小、病程短、肢节萎缩不甚明显，无严重畸型的效果显著。

取穴、手法及疗程，原则上以取瘫痪部位的穴位为主，同时选用有调节全身功能作用的强壮穴（如足三里、内关、曲池、合谷等）和靠近中枢及健侧肢体的穴位。手法要因时制宜，开始用强刺激，取得疗效后改用中刺激，巩固疗效用弱刺激，每针力求取得好的针感，穴位要适时轮换，每次取三至五、六或更多，10～15天为一疗程。疗程间隔3～5天。

不同部位瘫痪的常用处方：

1.举臂困难：

主穴：肩三针、肩井、巨骨。

配穴：曲池透少海、合谷透劳宫、抬肩、举臂、养老、肩髃、臑上、外关透内关。

2.伸屈肘无力：

主穴：臂臑、臑上、肱中、少海上1.5寸。

配穴：手三里、曲池透少海、外关透内关。

3.垂腕：

主穴：四渎透臂中、外关透内关、阳池。

配穴：尺泽、手三里、合谷透劳宫。

4.抬腿困难：

主穴：肾脊、环跳、髀关、伏兔、迈步。

配穴：髂前上棘下1寸、健膝、足三里、殷门、委中、鼠蹊、华佗夹脊（腰段）。

5.膝关节过伸：（后弓腿）

主穴：膝外透阴谷、直立、殷门、委中、膝阳关。

配穴：肾脊、承扶、足三里、承山、华陀夹脊（腰段）、环跳、秩边。

6.膝关节屈曲弯缩：

主穴：肾脊、殷门、鹤顶、亦可透刺肌腱，如透半腱肌、半膜肌肌腱、股二头肌外侧头肌腱或透小腿三头肌内侧头肌腱。

配穴：环跳、解剪、后血海、承扶、承筋。

7.垂足：

主穴：阳陵泉透阴陵泉、足三里、上巨墟、

解溪透申脉。

配穴：肾脊、下巨墟、环跳透承扶、脑清、胫下、髀关、伏兔、冲阳透涌泉。

8.足外翻、外旋。

主穴：肾脊、承间、环跳、下巨墟、阴陵泉透阳陵泉、公孙下一寸。

配穴：髀关、足三里、三阴交透悬钟、殷门、承山、华陀夹脊（腰段）、上巨墟。

9.足内翻、内旋：

主穴：肾脊、环跳、阳陵泉透阴陵泉、然谷透照海。

配穴：秩边、丰隆、膝阳关、悬钟透三阴交、风市、上风市、承山、丘墟、前进、上髎透下髎、华佗夹脊（腰段）、太溪透昆仑、照海透足心。

10.马蹄内翻足：

主穴：解溪透申脉、昆仑透太溪、承山。

配穴：环跳、承扶、殷门、上巨虚、亦可透刺跟腱。

呃 逆

一方：

取穴： 内关、天突。

方法： 呃逆时针刺、强刺激、捻转3分钟。

二方：

取穴： 人中。

方法： 强刺激。

小儿高热惊厥

取穴：

一组： 人中、合谷。

二组： 太冲、内关。

方法： 两组交替使用，中等刺激。

小儿单纯性消化不良

一方：

取穴： 脐下5分。

方法： 进针3～5分、中刺激、不留针，每天一次。

二方：

主穴：天枢、足三里。

配穴：少商、四缝。

方法：每天一次，中等刺激，单纯腹泻只针主穴就可使症状消失。有发热的加少商，慢性消化不良的针四缝。

遗尿症

一方：

取穴：

一组：曲骨、横骨（左）、归来（右）。

二组：中极、横骨（右）、归来（左）。

方法：两组交替使用，每日一次，强刺激。同时取五倍子粉敷脐部，外用胶布固定。1～2天换一次。

二方：

取穴：

一组：关元、三阴交。

二组：中极、阴陵泉。

方法：每天一组，交替使用，中弱刺激，使腹部穴针感达阴部，疗程间隔3～5天。

急性乳腺炎

取穴：膻中、合谷。

方法：针刺膻中5分，合谷1～1.5寸，中刺激，发烧加曲池。每日一次。

胆道蛔虫症

一方：

取穴：灵台。

方法：进针2.5寸，强刺激，不留针。

二方：

主穴：迎香透四白、人中。

配穴：足三里、曲池、至阳。

方法：疼痛发作时，先针迎香透四白，用捻转法。后刺人中，曲池。有稳痛时针至阴。疼痛缓解后口服食醋3～4两，驱虫时可针大横、关元、天枢。

三方：

取穴：胆囊点，并配耳针胆囊区敏感点。

方法：均用强刺激手法。

麻痹性肠梗阻

主穴：气海透关元、足三里。

配穴：支沟，大肠俞。

方法：主配穴交替针刺，每日一次，中等刺激，大肠俞针2～3寸深。

急性阑尾炎

取穴：阑尾穴、足三里、曲池、天枢、外关。

方法：先针阑尾、足三里，强刺激5分钟，疼痛反复发作时，可配天枢、外关或于厉兑放血1～3滴，发热加针曲池。每日一、二次。

腰扭伤

取穴：扭伤穴。

方法：垂直进针约1～2寸，强刺激，针刺同时活动腰部（活动频率由慢到快，活动幅度由小到大）。

风湿损伤性腰腿痛

一方：

取穴： 龈交。

方法： 进针5分，向上斜刺，留针10分钟，并帮助病人活动腰部。

二方：

取穴： 鹤顶上4寸。

方法： 进针1～2寸，中强刺激。

腰椎间盘突出症（包括坐骨神经痛）

一方：

取穴： 痛点、环跳、阳陵泉、殷门、承山。

方法： 先于脊柱两侧压痛最明显处直刺进针3～4寸，病人可立即出现肌颤抖或强烈的触电感，从腰部到足趾。此时，将针稍提起，休息一分钟再刺，如此反复3～4次，退针。然后针环跳、殷门、承山或阳陵泉透阴陵泉。此法适用于腰椎间盘突出症，可每隔2～3天治疗一次，每次针后让病人休息片刻。

二方：

取穴：

一组：命门。

二组：环跳、阳陵泉、足三里、次髎、关元俞、三阴交。

三组：白环俞、殷门。

方法：可任选一组或交替使用，针命门时取腰椎穿刺部位，深刺1.5～2寸，强刺激，使针感放散到患肢趾部。针二、三组穴时用中强刺激，此法适用于坐骨神经痛。

类风湿性关节炎

主穴：肩髃、曲池、臂中、合谷、环跳、足三里。

配穴：指关节取八邪；腕关节取阳溪、大陵；肘关节取曲泽；肩关节取肩髎；髋关节取风市；膝关节取膝眼；踝关节取昆仑；趾关节取八风；脊椎取大椎，哑门。

方法：根据关节患病情况选用主、配穴，用强刺激。

肘关节疼

一方：

取穴： 曲池透少海。

方法： 强刺激。

二方：

主穴： 曲池。

配穴： 外关、肩疼点。

方法： 强激刺。可用于肩、肘、腕部扭伤疼痛。

膝关节痛

一方：

取穴： 内、外膝眼，阳陵泉。

方法： 中、强刺激。

二方：

主穴： 阳陵泉。

配穴： 足三里。

方法： 强刺激。多用于急性扭伤。

急性附睾炎

主穴：维胞、关元。

配穴：三阴交、太冲。

方法：主、配穴交替使用，每天一次、中等刺激，针刺维胞时须沿腹股沟方向斜刺2～3寸深，使病人有睾丸抽动感、效果不显时可针关元透中极，针感要放射到外生殖器。

前列腺炎

取穴：关元、中极、三阴交。

方法：急性者取强刺激，慢性者取中、弱刺激，每天一次，10～15天为一疗程。

针关元、中极穴时针感应达到外阴部。

尿路感染

一方：

主穴：关元、三阴交。

配穴：归来、太溪、飞扬。

方法：主配穴交替使用，中、强刺激，每日一次，有发烧时加曲池。

二方：

主穴：气海、中极、曲泉。

配穴：三阴交、足三里、阴包、肾俞。

方法：每次针一主穴及一配穴，每天一次，强刺激，主穴留针20分钟。尿频、尿急、尿痛严重的，每天可针两次。

尿 潴 留

一方：

主穴：曲骨、中极。

配穴：三阴交、水道。

方法：先针主穴，中等刺激，针感达到外生殖器常收到良好效果。如无效可加三阴交、水道，也可针悬钟透三阴交。

二方：

取穴：气海透中极。

方法：强刺激、不留针。

三方：

取穴：关元、列缺。

方法：强刺激，不留针。

脱 肛

一方：

取穴：旁强。

方法：向上斜刺，可深刺3～5寸，强刺激，刺后肛门有数小时强烈收缩感，每天一次，十天为一疗程。

二方：

取穴：长强、承山。

方法：进针1.5～2寸，强刺激，不留针，加艾灸百会穴10分钟。每日一次，十天为一疗程。

麦 粒 肿

取穴：阳白、四白、太阳、合谷、足三里、阴陵泉。

方法：每次取二、三穴，强刺激。

急 性 结 膜 炎

主穴：太阳、四白。

配穴：曲池、合谷。

方法：每次取主、配穴各一。

迎 风 流 泪

取穴：睛明、下睛明、球后。

方法：每次取一、二个穴，强刺激。

夜 盲

主穴：睛明。

配穴：肝俞、光明。

方法：主、配穴交替使用，中刺激。

眼 底 出 血

取穴：翳明、安眠1、安眠2、三阴交。

方法：每日一次，强刺激，5天为一疗程。

聋 哑

原则：先治聋，后治哑。

取穴：以耳区穴位为主，配取近端穴。穴位要经常轮换，还要根据听力恢复程度适当增减。

治聋常用穴位：

耳前穴位：听宫、听会、耳门、听灵、听穴、听聪、听敏。

耳后穴位：翳风、后听会、后听穴、后听宫、后聪、池前、翳明下。

远端穴位：中渚、合谷、外关、会宗、四渎、鹰下、足益聪、陵下。

治哑常用穴位：

哑门、廉泉、上廉泉、增音、强音。但应以语言训练为主。

手法：针刺手法要求准、深、好。准即取穴定位要准，进针方向要准。深即针到适当深度，耳区穴位，一般针2寸左右。好即针感要好，针耳区穴位，要使针感传导至耳内。

刺激强度，通常是先强后弱，但初次接受治疗的，不宜刺激太强，随着听力的逐渐恢复的程度，改用中等或弱刺激。

中耳炎

取穴：一组：翳风、合谷。

二组：下关、风池、外关。

方法：两组交替使用，弱或中等刺激。在针刺的同时，要清除外耳道的浓液。发热时加曲池。

耳　鸣

主穴：听宫、听会。

配穴：内关、冲门。

方法：每天取主、配穴各一个，主穴刺1.5～2寸、中等刺激，每天一次。

美尼攸氏综合症

一方：

取穴：百会、曲鬓、安眠、内关、足三里。

方法：每次二、三穴，交替使用，中等刺激，每天一次，十次为一疗程。

二方：

取穴：听宫、风池、大椎、八花穴（即肝俞、脾俞、胃俞、肾俞）。

方法：每次三、四穴，中强刺激，每天一次，7～10次为一疗程。

鼻衄

取穴：

一组：合谷、内庭。

二组：上星、少泽。

方法：两组交替使用，中等刺激。针上星穴时可留针10分钟，同时在患侧踇趾甲两侧行点刺方血。

慢性鼻炎

一方：

主穴：上迎香、夹鼻、鼻流。

配穴：合谷、迎香、列缺、攒竹、手三里、足三里、脾俞。

方法：每次针三个主穴加二个配穴，每日一次，中等刺激，不留针。

二方：

主穴：印堂、巨髎透迎香。

配穴：上星、风池。

方法：主、配穴交替使用，中等刺激，每日一次。

急性扁桃体炎

取穴：合谷、内庭、曲池、少商。

方法：针主穴合谷、内庭，每天一次，强刺激，不留针。发烧加曲池、少商，也可于少商点刺放血。

牙　　痛

取穴：颊车、牙痛、劳宫、合谷、下关、太阳。

方法：针患侧一、二穴，多可立即止痛，强刺激，不留针。

月经不调、闭经、痛经

主穴：关元、中极。

配穴：三阴交、足三里、血海、阴陵泉。

方法：每天取一个主穴，两个配穴，交替使用，中等刺激，每天针一、二次，留针15～20分钟。三周为一疗程，疗程间隔7天。针血海、三阴交时，宜两侧同时捻转，针感能达到小腹部的效果好。痛经以下腹痛为主的，可按上法取穴；以腰骶痛为主的加八髎，用强刺激手法。

白 带 过 多

取穴：

一组：关元、三阴交。

二组：气海、归来、复溜。

三组：子宫、中极。

方法：三组交替使用，中等刺激。10天为一疗程，休息3～5天再进行第二疗程。

子 宫 脱 垂

一方：

主穴：维胞、维胞上2寸。

配穴：悬钟、三阴交、横骨。

方法：每次用主穴一对，配穴二、三个，每天一次，强刺激，不留针。针横骨时，应在排尿后，可进针2寸。

二方：

主穴：维胞。

配穴：曲骨、关元、阴陵泉。

方法：强刺激，不留针，每天一次。针维胞穴时应沿腹股沟方向 斜刺2～2.5寸。大幅度捻转，使病人有子宫上提之感。则效果明显。

功能性子宫出血

一方：

取穴：足三里、三阴交、关元、中极、太溪、孔最。

方法：每日一次，每次针三、四穴，中等刺激，30次为一疗程。

二方：

主穴：八髎。

配穴：足三里、三阴交、血海、阴陵泉、肾俞、关元。

方法：每次取一对主穴，二、三个配穴，中等刺激，每日一次。

三方：

主穴：关元、三阴交。

配穴：中极、血海、子宫。

方法：主、配穴交替使用。三阴交，血海用强刺激，关元、中极用中等刺激。也可用中极透曲骨或子宫透曲骨。

缺乳症

主穴：乳根、膻中。

配穴：足三里、少泽。

方法：主、配穴交替使用，中、强刺激。

荨麻疹、湿疹、皮肤搔痒症

一方：

取穴：大椎、血海、三阴交。

方法：大椎刺1～1.5寸，血海3寸，三阴交2～2.5寸，中等刺激，不留针。每天一次，7天为一疗程。针刺过程中可不服抗组织胺类药物。

二方：

主穴：曲池、足三里、风池。

配穴：三阴交、风市、合谷、血海、百虫窝。

方法：腰部以上病变针曲池或风池，腰以下病变针足三里，全身性病变则三穴均针，并各取配穴一、二个，每日一次，强刺激。

三方：

取穴：曲泉上2寸，肩贞上1寸。

方法：强刺激，每日一次，食物引起的加曲池、足三里、气候引起的加血海、三阴交。

四方：

取穴：风门。

方法：直刺、得气后，埋针12～48小时。

耳针疗法

耳壳与人体各部分存在着一种生理的内在联系，因此在病理上就表现出一定的反应规律。耳针疗法就是在耳壳上针刺治疗疾病的一种方法，这种疗法具有适应症广，奏效迅速，副作用少，操作简便，经济适用，易于掌握和推广等优点。

耳壳的表面解剖及其名称

耳轮：耳壳最外圈卷曲的部份。

耳甲(耳甲窝)：耳壳前中部之最深凹陷处。

耳轮脚：耳轮深入到耳甲内的横行突起部。

耳轮结节：耳轮后上方稍突起处。

对耳轮：位于耳轮之前且与其平行，上段分叉的隆起部份。

对耳轮上脚：对耳轮向上分叉的一支。

对耳轮下脚：对耳轮向下分叉的一支。

三角窝：介于对耳轮上下脚之间的三角形凹窝。

耳舟（舟状窝）：耳轮和对耳轮之间的弧形沟。

耳屏：耳壳前面的瓣状突起处，又称耳珠。

屏上切迹：耳屏上缘和耳轮脚之间的凹陷。

对耳屏：对耳轮之下，与耳屏相对的隆起处。

屏间切迹：耳屏与耳屏之间的凹陷。

耳垂：耳壳最下部，无软骨的皮垂。

耳甲艇：耳轮脚以下的耳甲部分。

耳甲腔：耳轮脚以下的耳甲部分（包括外耳道开口）。

外耳道口：在耳甲腔内（图4—1）

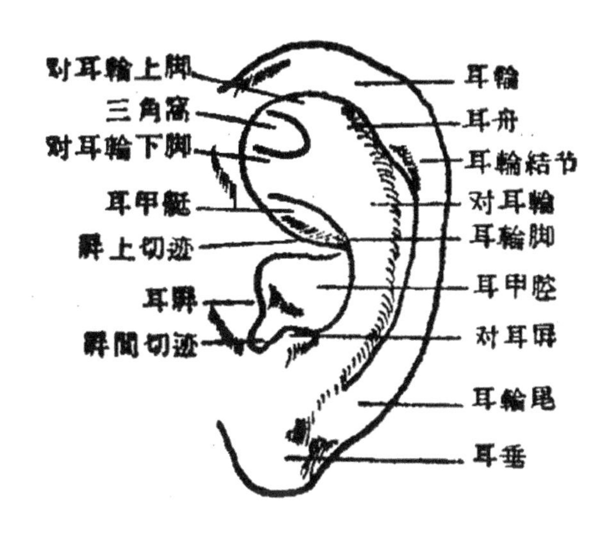

图4—1　耳壳的表面解剖名称

一、耳针的穴位

所谓耳穴，就是当人体内脏或躯体患病时，在耳壳上一定的部位出现的反应，如压痛点，电阻变低等。这些部位就是针刺点，叫做耳穴。

二、方法和步骤

1.对初诊病人必经说明耳针疗法的性质，解除病人顾虑，使病人思想有准备，预防晕针的发生。

2.通过诊断决定针刺点，用探针轻、慢均匀地探找反应点，然后将针刺部位与针具（28号0.5寸毫针），用酒精消毒，在反应点上刺入，以不穿透耳壳为原则。

3.一般留针20～30分钟左右，慢性病可留针1～2小时，也可以用埋针法。治疗关节疾患时每十分钟捻转一次，同时活动该关节，可增强疗效。

4.埋针法：

用皮内针或钳针，刺入耳穴后，上用胶布固定，此法可起持续刺激作用，对某些慢性病及发作性疾病较适用，对路程远工作忙治疗不便的病人较方便，并嘱其定时按压加强刺激，增强疗效。留针时间7～15日。

三、禁忌症

1.妊娠期2～5月最好不针，5～9月最好不采用子宫、卵巢、内分泌、腹等穴位。

2.过度疲劳和衰竭的病人，如必须要针刺最好平卧。

3.耳壳冻伤或有炎症应禁针，以免炎症扩散。

四、各系统取穴配穴参考

1.消化系统

胃、大肠、小肠、胰、胆、肝、脾、交感、腹、内分泌、神门。

2.呼吸系统

平喘、气管、肺、胸、枕、神门、内分泌、交感。

3.循环系统

心、肺、肾上腺、交感、内分泌、神门。

4.生殖泌尿系统

肾、膀胱、内分泌、肾上腺、交感、神门、

枕。

5.神经系统

皮质下、枕、额、神门、心、胃、肾。

6.妇产科

子宫、卵巢、内分泌、肾。

7.五官科

（1）耳——耳道、枕、神门、肾、肾上腺。

（2）鼻——内鼻、肾上腺。

（3）咽喉——咽喉、内分泌、屏尖、心、肾上腺、神门。

8.眼科

眼、目1、目2、肝。

9.消炎止痛

相应部位穴位：神门、枕、肾上腺、皮质下。

10.皮肤病

相应部位取穴：内分泌、肺、枕、肾上腺、神门。

附耳针穴位示意图：

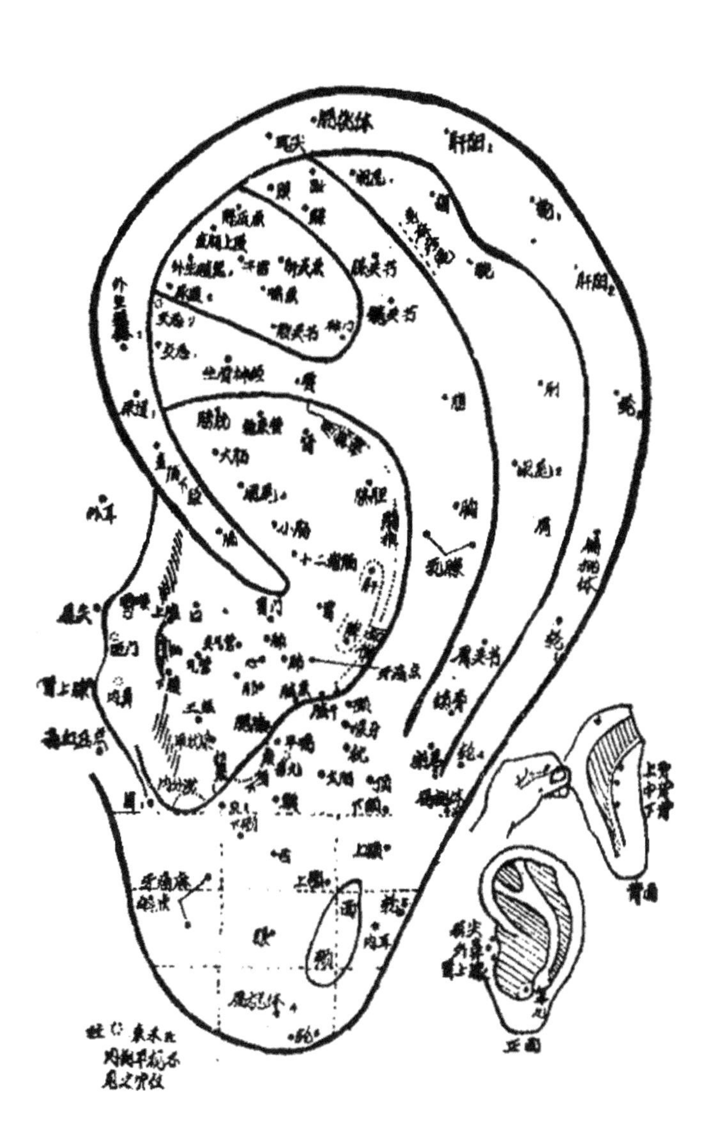

图4—2 耳针穴位示意图

耳穴的具体解剖部位参考表

耳壳各部	耳穴	具体解剖部位
耳轮部分	支点	在耳轮脚末端，约位于脑点与膀胱穴联线之中点。
	膈	即耳轮脚之大部分（从耳屏内缘延长线开始至支点）。
	直肠下段	在与大肠穴同水平的耳轮部。
	尿道$_1$	在与膀胱穴同水平的耳轮部。
	外生殖器$_1$	在与对耳轮下脚同水平的耳轮部。
	耳尖	将耳轮向耳屏对折时，耳壳上面的尖端处。
	肝阳$_{1、2}$	分别在耳轮结节的上、下方。
	轮$_{1、2、3、4、5、6}$	自耳轮结节自耳垂中部下缘等分成6点，分别为轮$_{1、2、3、4、5、6}$。
	扁桃体$_{1、2、3、4}$	在耳轮顶、侧、尾及耳垂共四穴。
耳舟部分	阑尾$_1$	在耳轮与对耳轮上脚交界处的耳舟部。
	指	在耳轮结节上缘的耳舟部。
	腕	在耳轮结节突起处的耳舟部。
	寻麻疹区	在指、腕两穴之间并偏对耳轮一侧。
	肘	在腕穴与肩穴之间。

—608—

耳穴的具体解剖部位参考表(续)

耳壳各部	耳穴	具体解剖部位
耳舟部分	肩	在与屏上切迹同水平的耳舟部。
	阑尾$_2$	在肩穴与肘穴之间。
	锁骨	在与颈穴同水平的耳舟部。
	肩关节	在肩穴与锁骨穴之间。
	阑尾$_3$	在锁骨穴下方。
对耳轮部分	跟	在对耳轮上脚近耳轮处的内上角。
	趾	在对耳轮上脚近耳轮处的外上角。
	踝	在跟穴稍下偏外处。
	膝关节	在对耳轮上脚的中点处。
	髋关节	在对耳轮上脚，膝关节穴的外下方。
	交感$_1$	在对耳轮下脚与耳轮交界处。
	坐骨神经	在对耳轮下脚中点稍偏内方处。
	臀	在对耳轮下脚外侧端。
	腹	在对耳轮上，与对耳轮下脚的下缘同水平处。
	胸	在对耳轮上，与屏上切迹同水平处。
	乳腺	在对耳轮上，胸穴稍下，共二穴。
	颈	在对耳轮与对耳屏交界的切迹处。

耳穴的具体解剖部位参考表(续)

耳壳各部	耳穴	具体解剖部位
对耳轮部分	腰骶椎	对耳轮的耳甲缘为脊柱。在与直肠下段同水平处及与肩关节同水平处作两个分界线，将脊柱分成三段，自上而下分别为腰骶椎、胸椎和颈椎。
	胸椎	
	颈椎	
耳屏和对耳屏部分	外耳	在屏上切迹微前凹陷中。
	高血压点	在屏间切迹前稍上凹陷中。
	外鼻	在耳屏外面中点处。
	咽喉	在耳屏内面，内对外耳道口，外与屏尖穴同水平。
	内鼻	在耳屏内面，咽喉穴之下方，外与肾上腺穴同水平。
	哑门	在耳屏内面，咽喉穴与屏尖穴之间稍下方。
	屏尖	在耳屏边缘上面一个隆起处（如耳屏只有一个隆起，则在隆起的上方）。
	肾上腺	在耳屏边缘下面一个隆起处（如耳屏只有一个隆起，则在隆起的下方）。

—610—

耳穴的具体解剖部位参考表(续)

耳壳各部	耳穴	具体解剖部位
耳屏和对耳屏部分	额	在对耳屏前下方。
	枕	在对耳屏后上方。
	太阳	在额穴、枕穴联线的中点处。
	腮腺	在对耳屏的尖角，若此尖角不明显，则取对耳屏边缘的中点。
	平喘	在对耳屏的中部，腮腺穴下稍后方。
	脑干	在对耳屏边缘的后段上，邻近颈穴。
	脑点	在对耳屏边缘上，脑干穴与腮腺穴之间。
	喉牙	在颈穴的下方。
	皮质下	在对耳屏的内壁，睾丸穴的前下方。
	睾丸	在对耳屏的内壁，皮质下穴的后上方。
	卵巢	在对耳屏的内壁，皮质下穴的前下方。
	内分泌	即屏间切迹底部。
	目1.2	在屏间切迹下方两侧，前为目$_1$，后为目$_2$。

耳穴的具体解剖部位参考表（续）

耳壳各部	耳穴	具体解剖部位
三角窝部分	神门	在对耳轮上，下脚分叉处。
	子宫	在三角窝的最凹陷处。
	交感2	在对耳轮下脚上缘与耳轮内侧缘交界处。
	降压点 直肠上段 外生殖器2 尿道2	在三角窝近耳轮的边缘部，自上至下分别为降压点、直肠上段、外生殖器2、尿道2。
	喘点	在子宫穴的下后方。
	肝炎点	在子宫穴的后方。
	股关节	在喘点穴的下后方。
耳甲部分	口	在外耳道口的后壁。
	食道	在耳轮脚下方偏内的二分之一处。
	贲门	在耳轮脚下方偏外的二分之一处。
	胃	在耳轮脚消失处。
	大肠	在耳轮脚上方偏内的二分之一处。
	小肠	在耳轮脚上方偏外的二分之一处。

耳穴的具体解剖部位参考表（续）

耳壳各部	耳穴	具体解剖部位
耳甲部分	阑尾4	在大肠穴与小肠穴之间。
	十二指肠	在小肠穴与胃穴之间。
	膀胱	在大肠穴的上方。
	输尿管	在膀胱穴的后方。
	肾	在小肠穴的上方。
	肝	在胃穴的后方。
	脾	在左耳肝穴的下半部（在右耳仍为肝穴）
	胰胆	在肾穴与肝穴之间（左耳为胰，右耳为胆）
	牙痛点	在肝、脾穴的下前方。
	心肺	在耳甲腔内最凹陷处为心穴，心穴的周围为肺穴（上为右肺，下为左肺）。
	气管	在心、肺穴与外耳道口之间。
	支气管	在心穴之上下稍偏内侧。
	三焦	在内鼻、心和内分泌三穴之间。
	甲状腺	在三焦穴的后下方。

“经络”疗法

有些疾病在经穴上引起阳性反应点，本疗法就是在这些阳性反应点中注射药物，并施用手法以进行治疗。

“经络”触诊方法

就是以指腹的触觉能力，来检查“经络”经穴上的异常变化——即阳性反应。

1.阳性反应物：常见圆形、扁平形、棱形、椭圆形、条索、连珠形气泡以及不规则形等类形。不同形状的结节、反应在不同部位，表示不同病症。如梭状形及粗条索的出现表示是急性病，即中医的实症。扁圆形和细条索多为慢性病即中医的虚症。

2.有关俞穴和某些特定穴：

血压点：第6、7颈椎两侧旁开二寸。

结核穴：大椎旁开三寸五分。

牵正穴：耳垂前五分至一寸处治面瘫。

溃疾点：十二胸椎旁开四至五寸处。

肝炎穴：内踝上一至二寸处。

胃下垂点：足三里下2寸（健胃穴）。

定喘穴：七颈椎旁开二寸。

经穴注射方法

一、首先向病人做好思想工作，讲明治疗后所出现的正常反应。（如酸胀、沉重疲乏无力等。）

二、每次选用与疾病有关的阳性反应点，皮肤常规消毒，执笔式持针，注射一毫升，针头25号，每穴位注射药0.2毫升即可。并可选用某些穴位配合针刺。

三、每日或间隔日注射一次，七天或十四天为一疗程，两疗程中间休息四至七天。

四、注意事项：

1.胸背部采取斜刺不可过深，以免伤及内脏或引起气胸。

2.年老体弱者或首次治疗者少选穴位，以防晕针。

3.注意药物反应。严格无菌操作。

4.头面部和四肢某些俞穴，配合针刺疗法，不宜经穴注射。

经穴注射药物

一、药物选择，应具备以下条件：

1.容易吸收，无副作用。

2.具有一定刺激性。

3.注意药理作用。

临床治疗具备前两个条件是主要的，用一种药广泛治疗多种病。有时为了提高疗效，混入少量对症药物。

二、当前常用的经穴注射药物有：

银花、连翘、甘草液；菊花、桑叶、甘草液；胎盘组织浆；维生素B_1；维生素B_{12}。

割治疗法

割治疗法是祖国医学遗产之一，民间流传很广，获得了新的发展。其方法是在病人身体的一定部位或穴位，按常规外科手术切开皮肤，摘除少量皮下组织，并在切口周围进行一定的机械刺激，借以调动机体内在的抗病能力，从而达到治疗某些疾病的目的。

（一）割治部位，适应症和操作法：

1.手掌割治，常用的有五处（见图4—3）

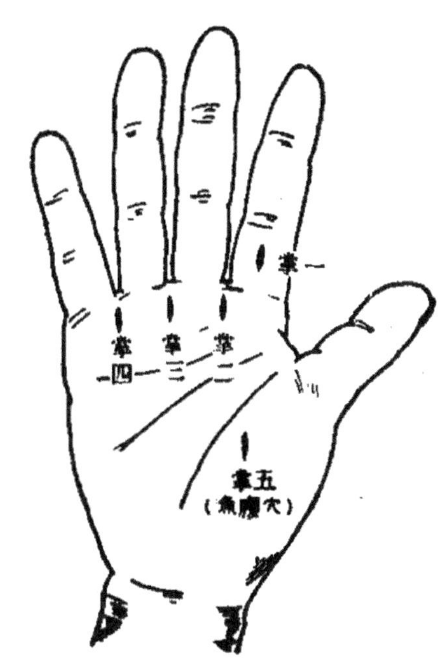

图4—3 常用手掌割治部位

其体表位置和适应症如下：

(1)掌一：食指第一指节掌面正中，主治支气管哮喘。

(2)掌二：第二、三掌骨间隙掌侧，食指与中指根部联合下约0.5厘米处，主治慢性气管炎，支气管哮喘。

(3)掌三：第三、四掌骨间隙掌侧，中指与无名指根部联合下约0.5厘米处，主治支气管哮喘，支气管炎。

(4)掌四：第四、五掌骨间隙掌侧，无名指与小指根部联合下约0.5厘米处，主治神经衰弱、头痛、胃肠病等。

(5)掌五：即鱼腹穴，位于掌面大鱼际肌尺侧边缘并拢的食指、中指间引线的交点上。主治支气管哮喘，小儿疳积。

2.穴位割治：

对某种疾病选择特定穴位进行割治，常用的有：

膻中：支气管哮喘，慢性支气管炎。

鸠尾：颈淋巴腺结核。

天枢：肠系膜淋巴结结核。

百会、前顶：神经衰弱。

上脘、中脘：慢性胃病。

脾俞、肺俞：溃疡病。

涌泉：颈淋巴腺结核。

3.操作方法：

(1)常规消毒，局麻，用手术刀纵行切开皮肤（不宜过深，切开皮层即可），切口约0.5～1.0厘米左右（小孩应短些）。

(2)用剪刀或刀切除皮下脂肪少许。

(3)用镊子伸入切口，轻夹数次皮下组织或附近神经末梢，或用刀柄在骨膜上滑动（如膻中割治），使病人有强烈的酸、麻、胀感，并向一定方向传导。

(4)复盖消毒纱布、包扎。

两次割治的间隔为七天，可在原割治部位左右旁开约一厘米处或另选一部位进行，方法同上。

（二）注意事项：

1.割治前询问病史，做好体检。如果切口处有化脓感染，过敏体质、疲劳、饥饿的暂不宜割治。局麻时要做普鲁卡因过敏试验。

2.割治中如病人自诉头晕、恶心，应立即停止操作，让病人平卧休息，注意观察病情。

3.加强无菌观念，严格消毒，手术部位5～7天内不要沾水或其他污物，以免感染。

4.防止伤及深部血管，神经和韧带。

附一：耳割治疗法治疗顽固性牛皮癣

割治方法：

1.双耳常规消毒用手术刀或刮脸刀，每次在耳朵上割三个横型切口，切口长约0.5～0.8厘

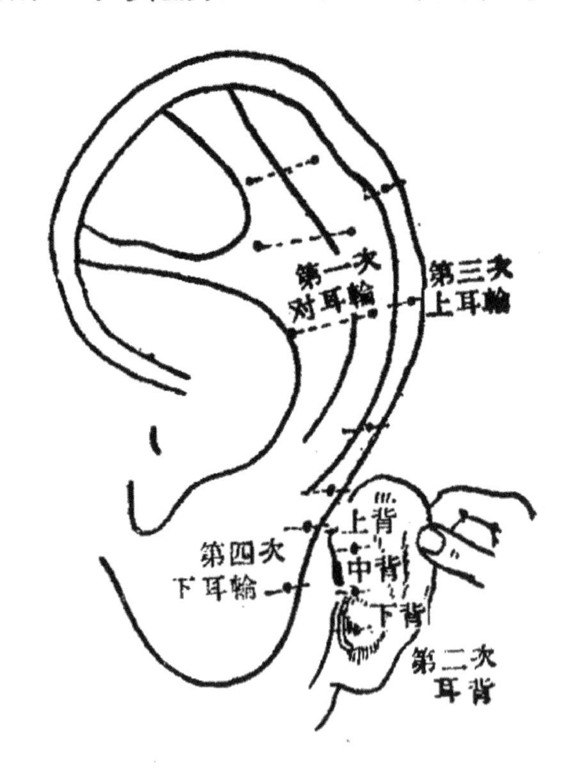

图4—4 耳割治疗法

米，不要割深，一般以划破表皮到耳软骨处，双耳同时割。

2.一般需割三次，必要时可割四次，每次间隔一星期，（割治部位详见示意图）。

第一次对耳轮，第二次耳背近耳根上部突起处，第三次耳轮上半部，第四次耳轮下半部。

3.割治后使其少量出血，若出血过少可用手挤揉，用消毒棉花将血擦去，直至不出血为止。

4.配合治疗：用碗渣将癣皮刮一刮，涂擦伢猪油（阉过的公猪）一日二次。

5.注意事项：忌头茬韭菜、辛辣刺激、鸡、鱼、酒、公猪肉、公羊肉。

附二：放血疗法

用针或刀刺破身体某一部位的浅静脉或穴位，放出少量血液，以治疗疾病的方法，叫做放血疗法（刺血疗法）。这种疗法有退热、开窍、止痛、解毒、止痒、祛风、镇吐、止泻等作用。

（一）适应症

急性扁桃体炎、慢性扁桃体炎急性发作、神经性皮炎、过敏性皮炎、癫痫、急性扭挫伤、中暑、疔疮、高热、头痛、暴聋、麦粒肿、湿疹、淋巴管炎、丹毒、牛皮癣、急性结膜炎、急性角膜炎、肋间神经痛、肢端麻木、鼻炎、痔疮等。

（二）治疗方法

1.放血工具：

三棱针、毫针、缝纫用针、大号注射针、刀片等。

2.放血方法：

（1）缓刺：用针缓慢的刺入静脉半分或1分深，随即缓慢拔出。适用于肘窝、腘窝部等处放血。

（2）速刺：用针迅速刺进半分或1分深，挤出少量血液。适用于刺十二井（少商、商阳、隐白、厉兑、少冲、少泽、涌泉、至阴、中冲、大敦、窍阴、关冲），十宣等穴。

（3）挑刺：用三棱针挑破细小静脉，挤出少量血液。适用于胸背部和耳后等处。

（4）围刺：用三棱针于痈肿周围点刺放血。

（5）密刺：用梅花针叩打局部，使局部微微出血。

3.放血部位：

（1）穴位放血：如委中放血可治湿疹。

（2）患处放血：如患淋巴管炎时，沿红线的经路每1寸距离挑刺一点。

（3）耳部放血：如耳前耳背静脉放血可治牛皮癣、神经性皮炎。

（4）外踝小静脉放血：可治疗脚癣。

（三）注意事项

1.平素易于出血的病人，体质虚弱伴有低热或贫血的病人，以及妇女产前或产后，禁用此法。

2.放血前局部用75%酒精消毒，挤出的血用消毒棉球拭去，防止感染。

穴位刺激疗法

这种疗法主要用于小儿麻痹后遗症及其他原因引起的瘫痪，也适用于支气管哮喘、溃疡病等多种常见病、慢性病的治疗。

一、穴位选择

1.抓主要矛盾：选穴采用“主带次”“上带下”的原则，如上肢麻痹，主要矛盾在于三角肌、肱二头肌等麻痹。下肢麻痹主要矛盾在于臀大肌及股前，外侧肌群萎缩，选穴重点应首先放在这些部位。

2.具体问题具体分析：年久病例常伴有肢体畸形，原因是肌力失去平衡，麻痹肌群萎缩，原因是被对抗肌组长期牵引或由于重力作用所致，如下肢内收挛缩，主要因为外展肌群麻痹，这些麻痹的肌群就是主要矛盾所在。取穴应以这些穴位为主。

3.治疗与功能锻炼：毛主席教导我们“**唯物辩证法认为外因是变化的条件，内因是变化的根据……**”，因此，治疗只是促进肌体内部发生一系列变化，从而导向恢复健康的条件。而肢体功能恢复的巩固和疗效的继续增强，又需依靠治疗后主动的长期的功能锻炼。

二、穴位的选择与组合

十四个新穴位。

①抬肩：肩峰前下1.5寸。

②举臂：抬肩穴下2寸。

③纠外翻：三阴交穴下0.5寸。

④迈步：髀关穴下2.5寸。

⑤跳跃：髂嵴后下2寸。

⑥跟平：内外踝连线交跟腱处。

⑦趾平：趾跟上中点。

⑧落地：腘窝横纹中点直下9.5寸（或小腿下三分之一后中点）。

⑨前进：风市穴上2.5寸。

⑩阴亢：承扶穴内侧1.5寸。

⑪直立：委中穴上4.5寸，偏内0.5寸。

⑫腓肠：委中穴下4寸，偏外1.5寸。

⑬四强：髌骨上缘直上4.5寸。

⑭上阳关：阳关穴上1寸。

—625—

穴 位

部位 / 病情 / 穴位 / 次数	下	肢	
病情	腿细无力，发凉能走，易摔跤，跛行。 脚趾不能伸直，足下垂，外翻，膝关节屈曲。	腿软弱，无力，发凉，扶拐或扶腿慢行，易摔跤。足跟离地，足内翻膝关节后弓变形，腿不能内收。	下肢完全病瘫软如面条，发凉，卧床不起或扶物能站不能走，生活不能自理。
一	下髎、风市、迈步、落地、足三里。	伏兔、上髎、脾关、绝骨、鹤顶、阳关。	命门、风市、足三里、四强。
二	趾平、伏兔、纠外翻、上髎。	箕门、血海、四强、丰隆、下髎。	维道、伏兔、下髎。
三	跟平、承扶、直立。	腓肠、殷门、上阳关。	迈步、血海、三阴交、阴亢。
四	环跳、前进、丰隆。	承山、下髎、跟平、四强。	上髎、阳关、殷门、腓肠。

＊注：1.趾平穴（治趾屈曲挛缩）、跟平穴（治足下垂）仅能穿线，不作结扎，可当备用穴位。
2.各组穴位可循环及交叉使用，每次结扎选用一组。
3.前次穴位结扎之羊肠线未吸收前（约15天内），

—626—

组　　合

上	肢		腰　部
上肢细，无力，尚能活动，但手握力小。	上肢软弱，无力，发凉，上肢抬举困难，肘部伸屈困难，手腕不能伸展。	上肢完全瘫痪软如面条，发凉，肌肉严重萎缩。	腰部前后或左右弯曲变形，不能坐起，或不能直腰及臀肌萎缩。
肩髃、手三里、臑会。	肩贞、抬肩、肩井、曲池。	大椎、肩髃、肩贞、举臂。	命门、大椎、跳跃、阴亢、血海、落地。
举臂、外关、合谷。	阳池、臑会、四渎、天宗。	天宗、手三里、合谷。	维道、中髎、风市、丰隆、心俞。
肩贞、曲池、鱼际、后谿。	肩髃、肩贞、手三里。	天井、外关、肩井。	上髎、承扶、箕门、绝骨。
肩髃、天井、青灵。	大椎、外关、手三里。	大椎、肩髃、手三里。	前进、下髎、足三里。

不能重做。

4. 重要神经血管走行之表浅部位，尽可能避免取穴，以免损伤。肩外俞、肩中俞二穴因接近肺尖，应慎重使用。

挑治疗法治疗翳状胬肉

1.病人体位：病人坐在凳子上，两手扶于腿上，暴露出背部，凡患翳状胬肉的病人，在背部必显有特点。

2.翳圈的部位：上起第七颈椎，下至第八胸椎，两侧至腋后线。在此范围内，均系翳圈出现的部位，但多见于上中部。

3.翳圈的特点：上述部位在正常日光下可显示略带色素的之圈状，大小不等，多见灰白、暗红、棕褐、浅红色不等，压之不退色。

4.寻找方法：可用两手在背部磨擦，注意翳圈的出现，在背部同时可以出现二个翳圈，选择其明显的一个，每次只挑一个，翳圈越靠近脊柱，越靠大椎穴附近，效果越好。

5.操作方法：翳圈确定之后，用碘酒，酒精消毒皮肤，用三棱针挑破翳圈之中心点表皮，然后向内深入，可达浅筋膜，可挑出白色纤维样物数条，此时，病人微感疼痛，挑尽之后，用碘酒消毒，置消毒棉球，贴以胶布。

6.注意事项：

①注意无菌，防止感染。

②挑治患眼对侧翳圈。

③挑治当日禁止重体力劳动，尽量少吃刺激性食物。

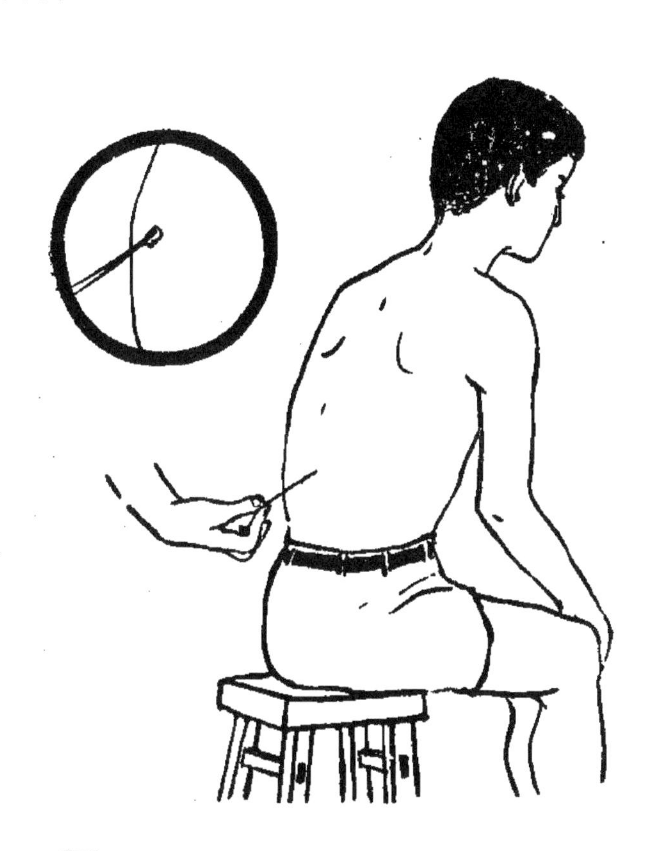

图4—5 挑治图（挑断皮层纤维）

内痔结扎法

内痔结扎疗法适用于中期内痔或部份三期内痔，手术简便。结扎后送回肛门，待其自然坏死脱落。也可剪除所结扎的痔块。

操作方法：

病人侧卧，消毒后局部用1％普鲁卡因浸润麻醉，待肛门松驰后，用环形钳拉出内痔或让患者增加腹压"努劲"使痔脱出，用大弯止血钳夹住痔基底部，以粗丝线在止血钳下方进行结扎。结扎时必须扎紧，决不能滑脱。（详见图4—6）术后把痔送回肛门。术后每日服麻仁丸三～六钱，以保持软便，或每日注入九华膏（九华散20克、凡士林80克，香油适量）（附：九华散：滑石20两，月石三两，龙骨四两，川贝六钱，朱砂六钱）

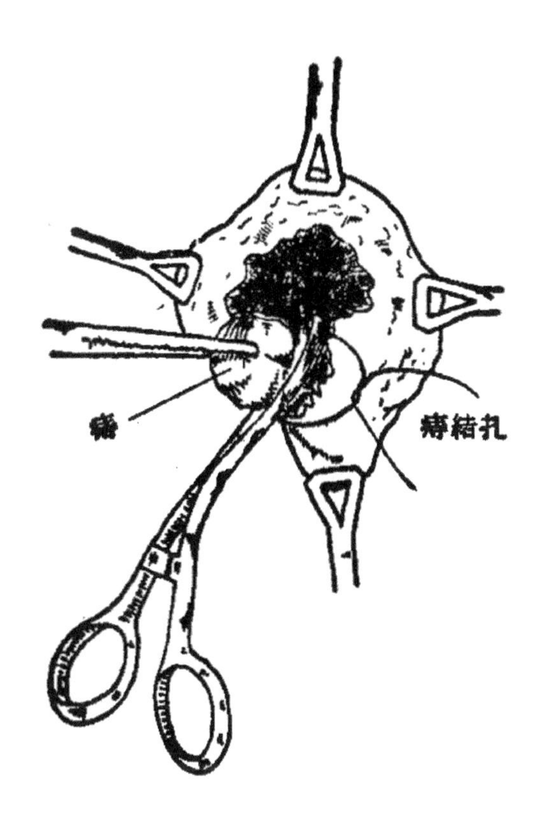

图4—6 内痔结扎法

埋线疗法

（一）适应症：

穴位埋线治疗胃及十二指肠溃疡病。

（二）操作方法：

1.标定穴位：埋线用透穴的方法，即由双侧胃俞穴分别至双侧脾俞穴；中脘穴透上脘穴。

取穴法：

①胃俞穴在十二胸椎与第一腰椎间左、右旁开1.5寸取之。

②脾俞穴在十一、十二胸椎间左、右旁开1.5寸取之。

③中脘穴在脐上4寸，上脘穴在中脘穴上1寸取之。穴位取好后，用甲紫液棉签做好标记。标定穴位必须准确，方能保证疗效。

2.皮肤常规消毒：范围约20～25公分，后用0.5%～1%奴佛卡因麻醉，标定好穴位处，如有条件可铺术巾和戴橡皮手套。

3.埋线：局麻后，用不锈钢三角直针（规格

9×65毫米为好），穿以铬制00号至1号肠线。左手抓起皮肤，在腹部由中脘穴进针，上脘穴出针，把线拉入中脘皮下后，在上脘穴贴紧皮肤处把线剪断，左手放开断端即自动退入皮下。（注意线头不可留得过长，否则易发炎，然后再令病人俯卧）。在背部由双侧胃俞分别在至双侧脾俞穴以同样的方法进行埋线，术后，盖以消毒纱布即可。

4.注意事项：埋线后症状消失，但病理愈合尚需较长的时间。因此埋线后必须注意。

①不得暴饮暴食。

②不吃酒、辣椒、糯米食品等刺激性食物。

③埋线后疲倦无力，周身不适、畏寒、局部疼痛，个别胃痛加剧时，不要怕，七日内自然消失，一般不需治疗。

穴位注射疗法

用一定的药物注射于穴位中以治疗疾病的一种方法。

（一）适应症：

适用于多种常见病、多发病。

（二）治疗方法：

1.取穴原则与新针疗法相同，另外还可用耳穴位注射治疗。

2.常用药物有抗菌素、安乃近、阿托品、冬眠灵、普鲁卡因、胎盘组织液、维生素B_1、B_{12}，注射用水等，可根据病人的具体情况决定用药及剂量。

3.用1～10毫升的注射器，16～18号的注射针头。

4.先在穴位局部作皮肤消毒，再将已装好药液的注射针对准穴位快速刺入，通过皮下后，慢慢进针，有针感后推药。注射速度要慢，将药推完后，迅速拔针。注射用量一般为0.5～2毫升。

5.疗程：根据病情决定，可每日一次。一般五至十次为一疗程，疗程之间休息5～7天。